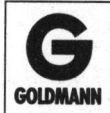

Buch

Die Form der Füße, die Größe, Haltung und Hautbeschaffenheit der Zehen, der Zehennägel, des Spanns bzw. der Ferse sind Indikatoren sowohl für den Charakter als auch für die psychische und physische Gesundheit eines Menschen. So wie der Mensch auf seinen Füßen steht und sich fortbewegt, so steht er auch im Leben.

Avi Grinberg, ein Experte ganzheitlicher Heilmethoden, führt anhand vieler Zeichnungen und Übersichtstafeln in die Kunst der Fußanalyse ein. Er erklärt auf anschauliche Weise, wie jeder diese Methode dazu nutzen kann, mehr über sich selbst zu erkennen und auch andere Menschen einschätzen zu lernen.

Autor

Avi Grinberg ist ein Spezialist für Körperbewußtsein und Körperarbeit. Er kombinierte östliche Weisheit mit von ihm selbst entwickelten Heiltechniken und gründete 1986 in Haifa das Center for Alternative Studies, an dem die Grinberg-Methode ganzheitlicher Körperarbeit gelehrt wird. Der Autor lebt heute in Frankreich und bildet international Schüler aus.

AVI GRINBERG
Fuß-Diagnose

Die Füße – Spiegel der Seele
Ein praktisches Arbeitsbuch

Aus dem Amerikanischen von Monnica Hackl

GOLDMANN VERLAG

Die Originalausgabe erschien 1993 unter dem Titel
»Foot Analysis. The Foot Path to Self-Discovery«
bei Samuel Weiser, York Beach/Maine

Deutsche Erstausgabe

Umwelthinweis:
Alle bedruckten Materialien dieses Taschenbuches
sind chlorfrei und umweltschonend.

Der Goldmann Verlag
ist ein Unternehmen der Verlagsgruppe Bertelsmann

Deutsche Erstausgabe Februar 1996
© 1996 der deutschsprachigen Ausgabe Wilhelm Goldmann Verlag, München
© 1993 der Originalausgabe The Grinberg Method Holland B. V.
Umschlaggestaltung: Design Team München
Druck: Presse-Druck Augsburg
Verlagsnummer: 13846
Lektorat: Olivia Baerend
Redaktion: Christine Schrödl
kf · DTP-Satz und Herstellung: Barbara Rabus
Made in Germany
ISBN 3-442-13846-9

10 9 8 7 6 5 4 3 2

Inhalt

Vorwort 7

1. Die Methode der Fußanalyse 11
2. Die Landkarte der Füße 36
3. Technische Aspekte der Fußanalyse 69
4. Die Untersuchung der Körpersymptome . . . 118
5. Elemente mit einem Überschuß 133
6. Das Verhältnis der Elemente zueinander . . . 144
7. Die Aufteilung des Fußes 177
8. Die Wirbelsäule und der Fuß 182
9. Energiemuster 194
10. Die Zeitschiene 209
11. Die Zehen 218
12. Das emotionale Potential 248
13. Die Technik der Fußanalyse 268
14. Liebe und Kreativität 302
15. Das Lösen von Mustern 320
16. Vom Nutzen der Fußanalyse 329

Vorwort

Die Fußanalyse ist der zentrale, aber nicht der einzige Bestandteil einer Methode, die von Avi Grinberg entwickelt und während der letzten zehn Jahre unterrichtet wurde. Inzwischen wendet auch sein engagiertes und einfallsreiches Team sie praktisch an.

Ich kenne Avi Grinberg und sein Team gut, und obwohl ich anfangs dieser Methode skeptisch gegenüberstand, faszinierte mich, was ich da sah und hörte. Schließlich begann ich, mich intensiv mit den theoretischen Grundlagen seiner Arbeit zu beschäftigen, um wenigstens eine Idee davon zu bekommen.

Als Wissenschaftler überraschte es mich, eine solide westliche Medizintheorie vorzufinden, die eine ganzheitliche Sicht des Menschen bietet und der es gelingt, eine Antwort auf die vielen existentiellen Fragen zu finden, zu denen die moderne Medizin und auch die moderne Psychiatrie wenig zu sagen haben. Ich hatte lediglich erwartet, formuliert zu finden, was unserem modernen oder postmodernen Verständnis des Menschen fehlt, sowie einige kreative Lösungsvorschläge, die auf unsere Bedürfnisse zugeschnitten sind. Tatsächlich habe ich das Beste von beidem gefunden, zusammen mit einem begrifflichen System, das den Praktiker mit der nötigen konzeptionellen Grundlage ausrüstet.

Der Praktiker der Fußanalyse betreibt keine Einmischung in die rein medizinischen Aspekte der Gesundheit. Er behauptet nicht, bestehende Krankheiten, Krebswachstum oder Immundefizite heilen oder wegzaubern zu können, wenn es auch oft geschieht, daß gerade solche Beschwerden bei der Fußanalyse aufgedeckt werden. Die Betreffenden werden daraufhin zum Arzt geschickt.

Die Anwender der Grinberg-Methode behaupten – und ich habe das immer wieder bestätigt gefunden –, *gemeinsam* mit dem Klienten zu arbeiten, um seine inneren Energien (körperliche und geistige) zu mobilisieren und das Ungleichgewicht im System zu überwinden. Sie nähern sich systematisch und mit viel Einfühlungsvermögen jenem vernachlässigten Gebiet zwischen Körper und Seele, zu dem die moderne Medizin keinen Zugang hat. Und wie oft hören wir in der Tat medizinische Experten sagen, daß die Heilung letztendlich von Faktoren wie Entschlossenheit, Vertrauen und Optimismus des Patienten abhängt. Unglücklicherweise kann die Medizin nur wenig darüber sagen, wie man eine solche Haltung kultiviert. Und das ist genau das Gebiet, auf dem die Grinberg-Methode so hervorragend arbeitet.

Die Einsicht in den Patienten ist erstaunlich genau. Die geistige, körperliche und psychische Geschichte einer Person wird so detailliert entschlüsselt, daß die Interpretation ihres Gesundheitszustandes und der voraussichtlichen zukünftigen Entwicklung glaubhaft den Tatsachen entspricht.

Ich habe wiederholt alte und junge Menschen gesehen, die ihr Leben geändert und ihr Inneres mobilisiert haben, um zu Ausgeglichenheit zu finden. Durch die Intervention und Hilfe der Fußanalyse erreichen Männer und Frauen den Punkt, an dem ihr inneres Gleichgewicht wiederhergestellt wird und sie mit sich selbst ins reine kommen.

Ich weiß genug über östliche Philosophie, um ihren Einfluß auf die Grinberg-Methode zu erkennen; die Methode selbst ist jedoch sehr bodenständig und in keiner Hinsicht mystisch. Auch die östliche Medizin ist meist nicht mystisch; sie schreibt aber den Kräften, die hier am Werk sind, eine viel tiefere Bedeutung zu, als es die Grinberg-Methode tut. Anders als die meisten Praktiker, die versuchen, das zu verallgemeinern, was sie diagnostizieren, bleibt die Fußanalyse immer auf das Individuum ausgerichtet.

Mein Vertrauen in diese Methode, um anderen zu helfen und sie zu unterstützen, ist im Laufe der Jahre größer geworden. Alles in allem handelt es sich um ein hochwirksames, ausgeklügeltes System mit dem Ziel, das Wohlbefinden des Menschen zu steigern. Sie bietet eine faszinierende Annäherung an das sich ständig verändernde Bild des Menschen.

Yehuda Elkana

Professor Elkana ist der Direktor des Van-Leer-Instituts in Jerusalem. Er lehrt am Crohn-Institut für Philosophie- und Wissenschaftsgeschichte der Universität Tel Aviv.

1. Die Methode der Fußanalyse

Im Laufe der Geschichte wurden verschiedene Techniken entwickelt, mit deren Hilfe man ein Gesamtbild der Person erhält, indem man nur einen Aspekt betrachtet: etwas, was diese Person geschaffen hat, oder ihre Reaktionen auf eine bestimmte Situation. Jede dieser Methoden hat ihre eigene Philosophie und ihre Regeln, um zu schlüssigen Resultaten zu kommen.

Die Fußanalyse basiert auf dem Prinzip, daß der Fuß uns zeigt, wie eine Person durchs Leben geht. In der Fußanalyse werden physische, emotionale und spirituelle Dimensionen zu einem Ganzen verbunden. Sie arbeitet holistisch, und die Prinzipien der Methode beruhen auf einer Philosophie, in der östliches und westliches Denken miteinander verschmelzen. Sie befaßt sich mit den Körperteilen, die am weitesten von unseren Sinnesorganen entfernt sind. Die Füße sind außerdem beim modernen Menschen zumeist bedeckt und nicht zu sehen, dadurch entwickeln sich hier nur Tarnungen und Schutzschilde. Die Füße werden eben nicht für wichtig gehalten und deshalb meist vernachlässigt und weniger gepflegt.

Ein wichtiger Punkt in der menschlichen Entwicklung ist der Übergang vom hilflosen Liegen und Krabbeln zum Laufen auf den eigenen Füßen. Das ist auch die Zeit, in der sich unsere individuelle Persönlichkeit klar auszudrücken beginnt. Der Mensch ruht auf den Sohlen seiner Füße.

Jede wahrnehmbare Veränderung, kognitiv oder emotional, beinhaltet auch eine Veränderung darin, wie eine Person in der Welt steht. Sogar abstrakte Veränderungen wie ein Wechsel des Status oder des Selbstbildes wirken sich auf die Bewegung, Haltung und Ausdrucksweise eines Menschen aus. Daher hinterlassen lang andauernde oder starke Ereignisse klare und unmißverständliche Zeichen auf den Fußsohlen. Die Fußanalyse ist eine Technik, die versucht, solche Zeichen auf allen Ebenen zu verstehen und sie zu einem Gesamtbild der Person zu verschmelzen.

Als wir einst dem Wasser entstiegen, von den Bäumen herunterkletterten oder aus dem Weltall landeten, war das erste, was wir taten, ein Schritt, der unsere Fußspur im Sand hinterließ. Die Fußspuren sind in der Zwischenzeit verblichen, aber die Erinnerungen daran bleiben im Fuß erhalten, wenn sie wirklich bedeutend im Leben dieses Menschen waren.

Menschliche Energie

Jede menschliche Zelle ist umgeben und erfüllt von Energie, die sie am Leben erhält. Die Zelle selbst ist ein manifester Ausdruck der atomaren Ebene. Diese Energie existiert im Körper und um den Körper herum. Heute ist es möglich, sie mit Hilfe der Kirlian-Photographie sichtbar zu machen. Die Energie ähnelt einer Blase, die den menschlichen Körper umgibt, und trägt die verschiedensten Bezeichnungen: Aura, kosmisches Ei, Biofeld usw. Man kann diese Energie an etwa 650 Körperpunkten fokussiert wahrnehmen. Die Punkte werden Akupunkturpunkte oder Nadis genannt. Sie befinden sich in einem zentralen System, dem Chakra-System, das Ähnlichkeit mit dem System der endokrinen Drüsen hat. Jeder Teil und jedes Organ des Körpers besitzt seine eigene spezifische Energiefrequenz.

Wenn diese Energie harmonisch ist, bedeutet das Gesundheit auf allen Ebenen: mental, spirituell, emotional und physisch. Disharmonie entsteht durch einen Überschuß oder einen Mangel in einem speziellen Körperteil oder Organ im Vergleich zur bestmöglichsten Harmonie. Eine andere Möglichkeit ist, daß sich eine Energiequalität (Frequenz) von einem bestimmten Körperteil auf einen anderen verlagert, das heißt, die Energie, die einen Körperteil kontrolliert, entspricht diesem nicht.

Die Vitalenergie besteht aus denselben Elementen wie das Universum. Die Philosophie hat diese Elemente seit alters her gekannt und definiert – die alte chinesische Philosophie ebenso wie der Hinduismus, der Islam und das Judentum. In diesem Buch wird die Energie in vier Elemente aufgeteilt, von denen jedes einzelne eine bestimmte Frequenz jener Energie darstellt. Zusammengenommen machen sie das gesamte Lebewesen aus. Diese Elemente sind Erde, Wasser, Feuer und Luft. Es gibt noch ein fünftes Element, den Äther, der auf mystische Weise mit dem Schicksal und der einzigartigen Persönlichkeit eines jeden Individuums verbunden ist. Er vereint uns alle in einem einzigen Kosmos, und gleichzeitig trennt er uns auch in einzelne Lebewesen.

Jeder Körperbereich braucht seine eigene Frequenz, um harmonisch zu arbeiten und voll funktionstüchtig zu sein. Jede Abweichung vom Gleichgewicht wirkt sich auf das betreffende Organ oder die betreffende Körperzone aus. Wenn die Abweichung chronisch ist und lange anhält, kommt es zu Krankheit, und das drückt sich in einem speziellen Muster auf dem Fuß aus.

Nach der alten Einteilung der Energiezentren ist der Körper in acht ineinander verwobene Schichten unterteilt, und jede hat ihre eigene spezifische Funktion: physiologisch, spirituell, mental und emotional. Alle Schichten zusammen bilden die besondere Persönlichkeit eines Menschen. Das energetische Verständnis einer Person beruht auf dem Wissen, daß diese Energie (diese Person) geboren wurde, um sich zu entwickeln und um der Quelle ihrer Energie so nahe wie nur möglich zu kommen. Jede der großen Religionen beschreibt dieses Geschehen entsprechend der jeweiligen Kultur mit anderen Worten.

In der Fußanalyse sehen wir im Prinzip den Menschen als Energie im Entwicklungsprozeß: Jedes Hindernis ist gleichzeitig auch eine Gelegenheit zu Wachstum. Aus dieser Perspektive können wir das Leben mit einem Fluß vergleichen: An einigen Stellen ist die Strömung stärker, an anderen schwächer, an einigen geht der Fluß in einen Sumpf über, und an anderen wird er zu einem See oder Meer. An den Füßen können wir erkennen, wie disharmonische Zustände versuchen, wieder zur ursprünglichen Harmonie zurückzufinden.

Veränderungen in der Energie, die eine Abweichung vom harmonischen Zustand sind und chronisch über einen längeren Zeitraum hinweg bestehen, oder solche, die akut und traumatisch genug waren, um eine anhaltende Veränderung bei der Person zu bewirken, drücken sich im Fuß aus. Diese Zeichen geben die zugrundeliegende Schwäche oder den Überschuß wieder, die zusammen das Muster des Energieverhaltens bilden. Die Art des Zeichens, seine Lage und die Beziehung zwischen ihm und anderen Zeichen auf dem Fuß zählen zu den wichtigen Bestandteilen der Fußanalyse. Was sehen wir also, wenn wir die Fußsohle analysieren? Wir sehen die körperliche, emotionale, mentale und kreative Ebene; wir sehen die Vergangenheit, die Gegenwart und zukünftige Tendenzen.

Wer kommt zur Fußanalyse?

Weshalb kommen Klienten zur Fußanalyse? Es gibt zahlreiche Gründe dafür. Manche kommen nur aus Neugier und weil sie etwas über sich selbst herausfinden wollen. Oft möchten Menschen, die an einem Scheideweg im Leben stehen, eine Fußanalyse, um sich entscheiden zu können, welchen Aspekt ihrer selbst sie wählen und beachten sollen. Wir können mit der Fußanalyse keine Entscheidungen für andere treffen, aber wir vermögen ihnen zu zeigen, welche Kräfte stark und wichtig sind, so daß sie sie bei ihrer Wahl in Betracht ziehen können. Wir zeigen ihnen, was sie aufgeben, wenn sie einen Aspekt zugunsten eines anderen vernachlässigen. Wir bringen Licht in einige Persönlichkeitsaspekte, die der Betreffende bis jetzt ignoriert hat.

Manchmal kommen die Klienten, weil sie wissen wollen, weshalb sie sich nicht wohl fühlen. Oberflächlich gesehen, scheint alles in Ordnung zu sein, aber der Betreffende ist einfach nicht glücklich. Wir finden dann möglicherweise heraus, daß er von gewissen Aspekten seiner selbst entfremdet ist, und das führt unausweichlich zu Leid und Schmerz. Schmerz kommt in unser Leben, weil wir etwas tun sollen und weil wir etwas ändern müssen, um ganz zu werden. Wir können aber die Probleme anderer nicht stellvertretend für sie lösen, denn das ist unmöglich.

Wenn Menschen vor einer inneren Entscheidung stehen, fühlen sich viele wie in einem Teufelskreis gefangen. Sie suchen Hilfe, um über den Punkt, an dem sie festsitzen, hinauszukommen. Wir empfehlen ihnen in diesem Fall die Behandlungsmethoden, die für sie geeignet sind und am besten zu ihnen passen. Mittels der Fußanalyse entscheiden wir, was unterstützend für sie wirken könnte.

Manchmal kommt ein Klient mitten in einer Krise zur Fußanalyse. Krisen erlauben dem Betreffenden, neu geboren zu werden. Er kann dann wie ein kleines Kind die Welt mit neuen Augen sehen. Die Krise zeigt dem Menschen, wo er steht und was hinter ihm liegt, so daß er den gleichen Fehler nicht noch einmal macht. Bestimmte Verhaltensmuster können sehr früh geprägt worden sein, zum Beispiel während der Empfängnis oder der Schwangerschaft. Hinter unseren Mustern und Entscheidungen, die wir heute treffen, können Faktoren stecken, die uns seit frühester Zeit beeinflussen, ohne daß sie uns bewußt sind.

Es ist unser Ziel, dem Klienten diese Hintergründe zu veranschaulichen und ihm einen klaren Spiegel vorzuhalten, der so wenig wie möglich von unserer eigenen Meinung enthält. Wir neigen nämlich dazu, uns selbst in anderen zu sehen. Um das zu vermeiden, muß die Fußanalyse mehrmals in vielen Aspekten überprüft werden, damit sichergestellt ist, daß wir tatsächlich den Klienten meinen und nicht nur einen Teil von uns selbst.

Zeichen des Ungleichgewichts

Die Fußanalyse beinhaltet folgende Aspekte:

1. *Berührung:* Wir müssen den Fuß sorgfältig und ziemlich tief abtasten. Der Zustand des Gewebes, das wir berühren, ist für die Analyse sehr aufschlußreich.
2. *Dermatologische Unterschiede:* Wir stellen Unterschiede nicht nur im Gewebe und in den Linien, sondern auch in der Farbe fest. Sich abschälende Haut, Flecken und ähnliche Charakteristika sagen etwas über den Zustand der Person aus.
3. *Temperatur:* Die Zonen des Fußes unterscheiden sich durch unterschiedliche Temperaturen, die von Person zu Person verschieden sind. Eine heiße oder kalte Zone

zeigt eine Neigung zu Überschuß oder Mangel im Energieniveau des entsprechenden Körperbereichs an.
4. *Struktur:* Die Struktur und die Beziehung der Knochen zueinander deuten auf das grundsätzliche Potential der Person hin.

Wenn wir auf diese Weise das Energieniveau des Körpers betrachten, können wir zweierlei erreichen: Wir erkennen krankhafte Zustände und verstehen – durch die spezifischen Energiephänomene der betreffenden Zone oder des Organs – die damit verbundene tiefere Bedeutung. Ein deutliches Ungleichgewicht in der Leberzone zeigt zum Beispiel nicht nur ein körperliches Problem des Organs Leber an, sondern auch einen wahrscheinlich noch unterdrückten Ärger. Jedes Organ und jeder Körperteil hat eine energetische Bedeutung in bezug auf die nichtphysischen Aspekte der menschlichen Existenz. Wir ordnen diese Zonen den vier Elementen zu und untersuchen ihre Beziehung zueinander. Von dem Energiemuster, das wir am Fuß erkennen, können wir sowohl Schlüsse über den körperlichen Zustand ziehen als auch über Aspekte der Persönlichkeit wie Verhalten, Gefühle usw.

Was wir messen können

Die Fußanalyse läßt uns das Potential einer Person erkennen und den Weg, wie sie es verwirklichen kann. Wir sehen, wie der Betreffende sein Potential bereits zu nutzen versteht, und nehmen jede Disharmonie wahr, die sich in zahlreichen körperlichen Beschwerden äußert.

Wir schreiten auf unseren Füßen durchs Leben. Alle wichtigen Angelegenheiten, die sich über einen längeren Zeitraum hinweg erstreckten und uns in gewisser Weise aus der Harmonie brachten, zeigen sich am Fuß, denn wir sind da *durchgegangen*. Auch die Narben eines schmerzhaften Schrittes sind zu sehen. Einige verblassen mit der Zeit, andere bleiben unser ganzes Leben lang erhalten.

Im Prinzip erschaffen wir unsere Persönlichkeit vom Augenblick der Empfängnis bis zu unserem Tod selbst – sei es nun durch eingefleischte Gewohnheiten oder emotionale Muster oder irgendwelche Muster anderer Art. Die Mehrzahl dieser Muster entsteht aufgrund von schmerzhaften, angstmachenden Erfahrungen des Versagens und der Frustration.

Wir müssen jede Abweichung von der Harmonie als einen Zyklus betrachten, der bis zu seinem Ende durchlaufen werden muß, um ihn aufzulösen, und als Muster, das den freien Fluß der Energie behindert. Das Schöne an der Fußanalyse ist – wenn sie sorgfältig, gründlich und mit viel Erfahrung durchgeführt wird –, daß sie uns den gesamten Lebensprozeß eines Menschen erkennen läßt. Wir entdecken alle Ereignisse, mit denen er nicht fertig geworden ist, auch wenn er sich nicht mehr daran erinnert und sie ihm heute völlig bedeutungslos erscheinen. Unsere Füße zeigen Ereignisse, die wir vergessen haben, die aber immer noch unsere Lebensenergie beeinflussen; sie bilden und formen die sich wiederholenden Wege unseres Lebens. Es ist möglich, Muster, von denen der Betreffende nichts weiß, zu enthüllen, und die Analyse selbst kann als Katalysator fungieren, der diese Muster an die Oberfläche bringt und erlaubt, sie zu betrachten.

Vom Moment der Empfängnis an ist jede Lebenssituation am Fuß abzulesen. Während der Schwangerschaft sind wir in einer symbiotischen Beziehung mit unserer Mutter verbunden, und wir treten mit einer reichen Sammlung von Energiemustern, die genetischen Ursprungs sind und die unser Grundpotential enthalten, in die Welt ein. Von diesem Punkt an zeigt der Fuß, wieviel von diesem Potential wir verwirklicht haben und wie wir durchs Leben gegangen sind: ob wir müde und schwerfällig waren, ob wir uns treiben ließen, ob wir uns selbst treu geblieben sind oder nur auf der Stelle treten und wie sich wahrscheinlich die Zukunft gestaltet – denn der Weg, den wir schon gegangen sind, weist oft auf die Zukunft hin, auf die wir ausgerichtet sind.

Grundpotential und tatsächlicher Zustand

Viele von uns erfahren ein großes Ungleichgewicht zwischen ihren Fähigkeiten und deren Umsetzung. Wir spüren, daß wir ein anderes Leben führen könnten. Wir wünschen uns, anders zu sein – nicht nur in bezug auf Verhalten und sozialen Status, sondern auch in bezug auf Selbstausdruck und Vitalität.

Die Forschung weiß, daß wir nur einen kleinen Teil unserer Gehirnkapazität nutzen. Die meisten von uns nutzen darüber hinaus nur einen geringen Anteil ihrer körperlichen Fähigkeiten, und nur wenige wenden all ihre kreativen Möglichkeiten an. Die Diskrepanz zwischen Potential und Umsetzung wirft ein Licht auf die Quellen menschlichen Leidens. Es gibt nur wenige Menschen, denen es gelingt, sich ihren Vorstellungen entsprechend selbst zu verwirklichen.

Die erste Zelle des Embryos besteht aus den Energien der Eltern und enthält alle Informationen für ein vollständiges Individuum, das tatsächlich vom Augenblick der Konzeption an darum kämpft, das Ererbte zu verwirklichen. Es ist wie bei einem Samen, der den ganzen Baum schon enthält. Der Baum ist das Potential des Samens, die Verwirklichung, um die sich der Samen bemüht. Durch Schnee erfrieren einige Samen und sterben ab, einige werden zu kleinen, schwachen und andere zu riesigen Bäumen, obgleich sie alle dieselbe Größe haben und dazu gedacht sind, dieselben Bäume hervorzubringen. In ähnlicher Weise beeinflußt alles, was der Zelle vom Beginn ihrer Schöpfung an begegnet, die Essenz und die Erfüllung ihres Potentials.

Das Grundpotential will sich im Leben einer Person verwirklichen, und es hilft, Verletzungen zu korrigieren oder zu heilen, die eine Verwirklichung verzögern oder vereiteln würden. Schäden, die nicht korrigiert oder ausgeglichen werden können, wie persönliche Behinderungen, erlauben nur eine teilweise Verwirklichung. So definiert unser Potential seine Grenzen selbst und bildet ein neues Muster, um sich zu verwirklichen.

Das Grundpotential enthält das Grundmuster der menschlichen Energien, die sich mit der Person manifestieren, und es definiert die ursprüngliche Kraft, die in diese Energien investiert wurde und die sich im Leben der Person zu verwirklichen sucht. Die Intensität und die Wichtigkeit verschiedener Aspekte eines Lebens sind auf dieser grundlegenden menschlichen Ebene festgelegt. Kultur, Erziehung, Umgebung und Familie sowie andere Faktoren können einen Menschen davon abbringen, sein grundlegendes Potential umzusetzen. Es ist das Schicksal des Menschen, sich im Leben selbst zu verwirklichen, und zwar in einem kontinuierlichen Kampf zwischen dem Drang nach Verwirklichung und anderen Kräften, die ihn davon abbringen wollen.

Wir können die ererbten Kräfte einer Person in vier Grundenergien einteilen, die wir Elemente nennen: Erde, Wasser, Feuer und Luft (Abb. 1). Wir sind in der Lage, den Zustand dieser grundlegenden Energien eines Menschen in jedem Moment zu untersuchen und ihn mit dem Zustand seines Potentials zu vergleichen. So messen wir den Grad

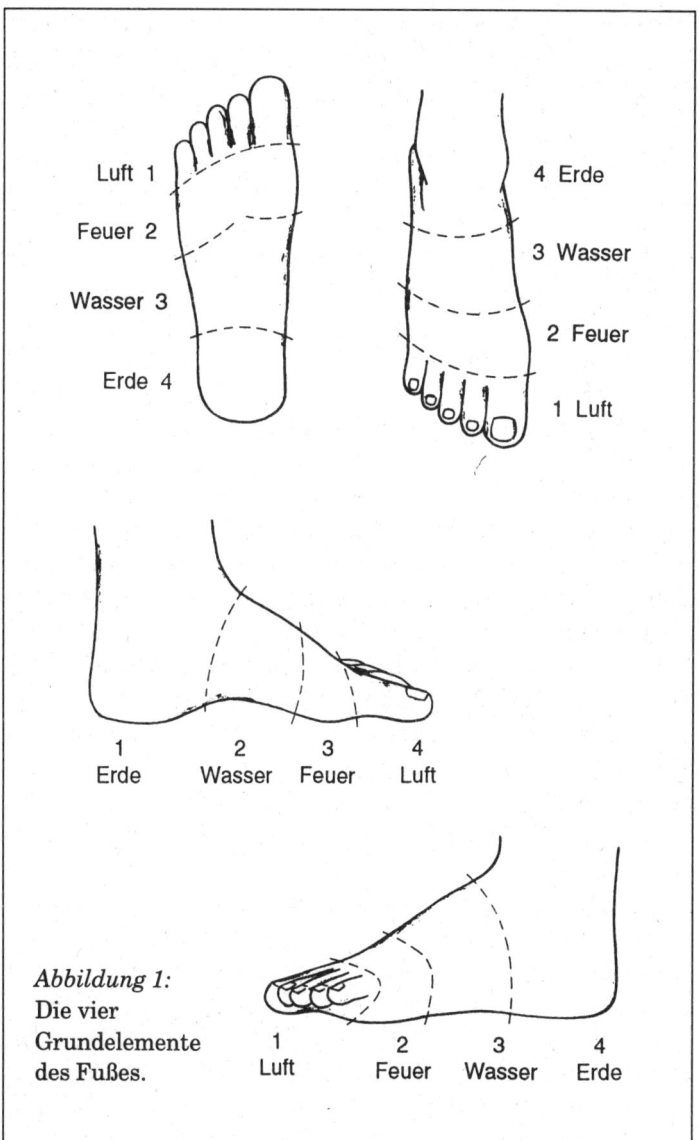

Abbildung 1:
Die vier Grundelemente des Fußes.

der inneren Harmonie, der Frustration des Kampfes – und natürlich auch des Leidens, das abhängig vom Grad vollkommener Erfüllung entsteht.

Wenn wir die innere Einteilung der vier Elemente vornehmen, sollten wir zwischen den folgenden drei Grundstadien unterscheiden:

1. *Gleichgewicht:* Das Element ist vollkommen verwirklicht. Es spielt genau die Rolle im Leben einer Person, die vom Grundpotential her vorgesehen ist.
2. *Überschuß:* Das Element nimmt einen größeren Raum ein als vorgesehen, und das bedeutet auch, daß es einen Platz einnimmt, der anderen Elementen vorbehalten war.
3. *Mangel:* Das Element hat sich nicht verwirklicht. Es besitzt keine Kraft und besetzt nicht den Raum, der vom Grundpotential vorgesehen ist. Dadurch lädt es andere Elemente zu Übergriffen ein und bringt die Energien aus dem Gleichgewicht.

Die Fußanalyse wurde geschaffen, um ein Porträt einer Person zu zeichnen, das aus dem verwirklichten Potential und den blinden Flecken besteht, die die Verwirklichung verhindern. Wenn die Aufmerksamkeit auf diese unverwirklichten Kräfte gelenkt wird, eröffnen sich neue Möglichkeiten. Situationen, die als Probleme und Störung erlebt werden und nach einer Korrektur verlangen, können sich jetzt als neue Gelegenheiten für Wachstum und Entwicklung des Potentials erweisen.

Das verwirklichte Potential schafft Harmonie und Erfüllung, es schenkt Vitalität und Lebensfreude. Diesen Zustand nennen wir Gesundheit. Unverwirklichtes Potential führt zu Leiden, Schmerzen, Frustrationen und chronischen Beschwerden; diese Dinge sind nur erfolglose Versuche unserer Energien, sich selbst zu verwirklichen. Sie hören nie damit auf und versuchen, uns dazu zu bringen, daß wir unser Potential leben. Jedes Symptom des Leidens will eine fehlende Verwirklichung anzeigen und weist auf eine fehlende Korrespondenz hin zwischen der Realität, die wir erfahren, und den Bedürfnissen, die in unser Wesen eingeprägt sind.

Da alles, was wir erleben, uns durch den Körper erreicht, manifestiert der Körper seine ungelösten Punkte oder blinden Flecken auf allen menschlichen Ebenen, eingeschlossen diejenigen, die nicht körperlicher Art sind. Intensive Angstanfälle können zum Beispiel zu ernsthaften körperlichen Erkrankungen wie Diabetes führen. Langwierige Ängste, mit denen eine Person nicht fertig wird, führen zu bestimmten Haltungsschäden. Es handelt sich dabei um chronische Muster, die auch von körperlichen Symptomen und Empfindungen begleitet werden. Deshalb betrachten wir die körperlichen Symptome als Manifestationen eines Ungleichgewichts zwischen dem Grundpotential und dem tatsächlichen Zustand in allen Lebensbereichen.

Tatsächlich ist jeder Schmerz oder jedes Symptom eine Gelegenheit, um aufzuwachen und den Weg zur Erfüllung des eigenen Grundpotentials zu gehen. Weil dieses Potential niemals aufgibt, können wir verstehen, weshalb chronische Leiden sich so ausbreiten. Jeder Versuch, sie zu behandeln, kratzt nur an der Oberfläche. Er kann nur Erleichterung bringen, aber keine Lösung. Dazu kommt noch, daß der Versuch, eine Störung zu unterdrücken, häufig zu neuen Symptomen führt. Der Mensch neigt dazu, seine Fehler zu wiederholen und sich immer wieder an denselben Stellen zu verletzen. Es handelt sich hier um Fehlleistungen im Verwirklichungsprozeß. Wir investieren viel Energie, wenn wir versuchen, unser Grundpotential umzusetzen. Wenn wir versagen, gerät diese Energie in einen

Teufelskreis; sie entzieht sich unserer Kontrolle und kann nicht mehr genutzt werden. Dadurch büßen wir an Antriebsstärke und Kraft unseres Grundpotentials ein.

Die Analyse der Elemente

Der Fuß zeigt unser Grundpotential durch seine Struktur, den Knochenbau und angeborene Male. Sowohl der Zustand des Gewebes als auch die veränderlichen Kennzeichen oder Verletzungen geben uns nähere Aufschlüsse. Wir können jedes Element für sich betrachten und feststellen, ob es sein Grundpotential verwirklicht hat oder nicht.

Erde: Das Erdelement ist auf der Ferse lokalisiert. Es dehnt sich dreidimensional um den Knöchel herum und reicht von dort etwa zehn Zentimeter hinauf. Um die Begrenzung des Grundpotentials in der Ferse zu erkennen, drücken wir den Fuß nach innen zusammen, so daß die Zehen in Richtung Ferse zeigen (Abb. 2). Die Grenzlinie zwischen Erde und Wasser erscheint dann klar und deutlich, und wir können ablesen, ob das Element im Augenblick kleiner oder größer als sein Grundpotential ist. Wenn es sich im Gleichgewicht befindet, sehen wir ein volles gesundes Gewebe, das die ganze Ferse ausfüllt. Dieses Gewebe sollte rötlichbraun sein, dunkler als der übrige Fuß, und die Haut sollte etwas gröber sein als in der Feuerzone.

Wasser: Das Wasserelement hat seinen Platz am Fußgewölbe zwischen der Ferse und dem Fußballen. Wir erkennen die Grundgröße des Wassers, wenn wir die Elemente Erde und Feuer beurteilt haben, die dieses Element begrenzen. Wenn Wasser sich im Gleichgewicht befindet (das heißt, wenn es ein Gebiet einnimmt, das seinem Grundpo-

Abbildung 2:
Wie wir das Potential des
Erdelements feststellen.

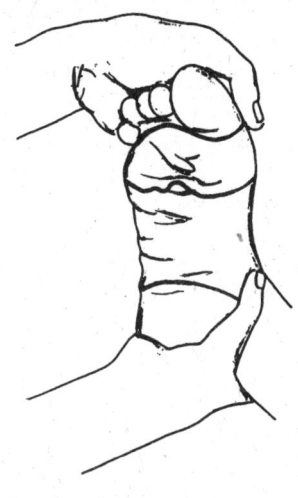

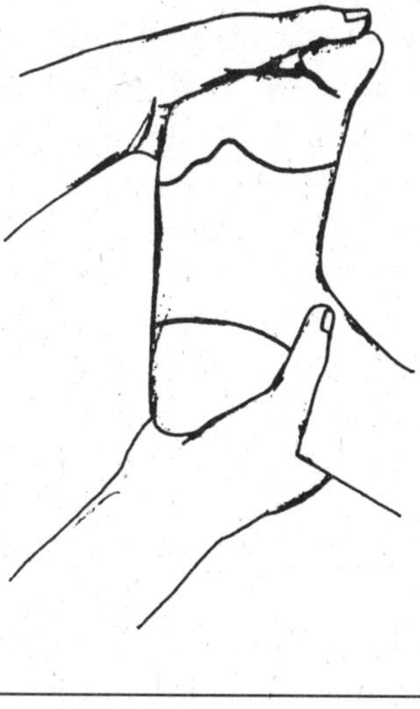

Abbildung 3:
Wie wir das Potential des
Feuerelements feststellen.

tential entspricht), ist sein Gewebe das hellste am ganzen Fuß. Die Haut ist zart, weich, kühl und ein wenig feucht. Eine fortlaufende Linie, die sich über ein Viertel der Fußbreite erstreckt, ist an der Außenseite sichtbar.

Feuer: Das Feuerelement erscheint am Fußballen unterhalb der Zehen. Um herauszufinden, ob dieses Element das vorgesehene Gebiet ausfüllt oder es überflutet, biegen wir die Zehen nach hinten, so daß sich der Fußballen vorwölbt (Abb. 3). Dadurch stellen wir die Grundgröße des Elements fest. Wenn wir die Zehen wieder loslassen, können wir den Unterschied zwischen dem Potential und der tatsächlichen Größe erkennen. Wenn das Feuerelement im Gleichgewicht ist, sehen wir ein volles, gesundes, rötliches Gewebe, das das Grundgebiet des Fußballens ausfüllt, aber nicht darüber hinausgeht. Die Haut sollte gröber sein als die der Wasserzone, aber nicht so grob wie die der Erdzone.

Luft: Das Gebiet des Luftelements erstreckt sich von der Zehenwurzel bis zur Zehenspitze. Um die Größe des vollen Potentials der Luft zu beurteilen, strecken wir die Zehen und ziehen sie zu ihrer vollen Länge aus. Der Unterschied zu dem natürlichen Zustand zeigt den Unterschied zwischen dem Grundpotential und den tatsächlichen Gegebenheiten. Wenn Luft im Gleichgewicht ist, zeigen die Zehen ihre volle Größe. Sie sind gerade, biegsam, leicht gespreizt, stehen aber nicht zu weit auseinander. Das Gewebe sollte voll, aber nicht geschwollen sein; die Nägel sollten gesund sein. Die Haut ist heller als die des Feuergebietes, aber dunkler als die des Wassergebietes.

Energiemuster

Ein Energiemuster kommt aufgrund eines chronischen Ungleichgewichts zustande. Personen, die verschiedene Stadien von Ungleichgewicht aufweisen, weil sie so wenigstens ein wenig Harmonie spüren können, neigen dazu, das zu einem festen Bestandteil ihres Lebens zu machen. In ihrem Denken, Gefühl und Verhalten nehmen sie ihren Zustand als harmonisch wahr und glauben, daß sie sich im Gleichgewicht befinden. Wahrscheinlich sind diese Zustände von Ungleichgewicht auf Situationen und Lebenslagen zurückzuführen, an die sich die Betreffenden nicht mehr erinnern können, wie zum Beispiel die Zeit im Mutterleib oder die frühe Kindheit.

Da sie schon lange mit diesen Blockaden leben, akzeptieren sie sie als Teil ihrer Persönlichkeit und erkennen weder das Ungleichgewicht noch den Verlust der persönlichen Kraft, noch den Mangel an Vitalität und das Fehlen verschiedener anderer Aspekte im Leben. Diese Muster definieren den einzelnen und seine Grenzen, wie er leben kann und wie nicht, was richtig oder gut ist und wie er sein sollte: »Ich kann, ich will, ich muß.« Diese Muster schaffen und enthalten das, was wir Ego, Persönlichkeit und Verhalten nennen.

Menschen, die in ihrer Jugend lange Zeit an Angst litten, bildeten ein dauerndes Muster in ihrer Einstellung, Haltung und Muskulatur, das heißt eine besondere Pulsfrequenz, eine besondere Art des Atmens, eine eigene Sicht der Welt, bestimmte Spannungen in den Organen, einen besonderen Stoffwechsel usw.

Wenn wir diese energetischen Gesetzmäßigkeiten beherzigen, erkennen wir, daß jede lang anhaltende Disharmonie im Körper Fuß faßt und auch dann noch weiterbesteht, wenn sich die Bedingungen geändert haben. Diese Muster entstehen aufgrund bestimmter Voraussetzungen, und sie können auf jeder möglichen Ebene der Persönlichkeit zutage treten.

In Hinblick auf die Energieverteilung sprechen wir von den acht Energieebenen eines Menschen. Auf jeder dieser Ebenen finden wir auch Muster von einem Ungleichgewicht zwischen den Ebenen. Menschen mit einem starken Überlebenstrieb werden zum Beispiel noch viele Jahre später in bestimmten Situationen spontan aus diesem Überlebenstrieb heraus handeln und nicht aufgrund sorgfältiger Erwägungen oder Entscheidungsfindungen – und das, obwohl ihr Überleben jetzt gar nicht mehr auf dem Spiel steht.

Die meisten wissen nichts von diesen Mustern, oder sie kennen sie nur aufgrund der Symptome. Wenn sie die Disharmonie überhaupt wahrnehmen, dann weil sie sie daran hindert, sich so zu benehmen, wie sie es für normal halten. Schmerzen, Funktionseinschränkungen, Kontrollverlust, Verhalten, das stark von sozialen Normen abweicht, oder alle anderen Gefühlszustände, die schwer zu bewältigen sind, fallen darunter. Wenn diese Symptome nicht besonders hervortreten oder kaum bemerkt werden, fühlen sich die Betroffenen gut und halten sich für gesund, aber das bedeutet nicht, daß sie tatsächlich frei von unharmonischen Mustern sind.

Krankheit ist ein Ungleichgewicht, das einen Höhepunkt oder eine Krise erreicht hat. Es ist die symptomatische Manifestation eines Musters. Diese Definition betrachtet jede gesundheitliche Störung ganzheitlich, das heißt als die ganze Person betreffend. Nehmen wir zum Beispiel einen Schmerz an der Hand. Um ihn zu behandeln und dieses oberflächlich erscheinende Symptom zu verstehen, untersuchen wir die tieferen Muster und Stadien des Ungleichgewichts. Die Unterdrückung eines Symptoms führt meist zu einer Verschlimmerung und dazu, daß eine tiefer liegende Ursache vernachlässigt wird, die später zu stärkeren Beschwerden führen kann.

Chronische Muster entstehen durch andauernde oder wiederholte Stadien des Ungleichgewichts in der menschlichen Energie. Wenn wir diese Muster am Fuß betrachten, sehen wir tatsächlich eine dauernde oder sich immer wiederholende Situation im Leben der Person. Chronische Muster können als Teile der Lebensgeschichte bezeichnet werden, die sich nicht selbst wieder ins Gleichgewicht bringen konnten. Dabei können wir verschiedene Phasen deutlich wahrnehmen: unvollständige Erfahrungen (unerledigte Angelegenheiten), familiäres und genetisches Erbe sowie Gewohnheiten.

Unvollständige Erfahrungen

Unter unvollständigen Erfahrungen verstehen wir alle sich wiederholenden Lebenssituationen, die die Energie einer Person betreffen, insbesondere zählen auch Vorgänge dazu, die nicht abgeschlossen wurden. Einer der häufigsten Zustände entsteht, wenn panischen Reaktionen nicht genügend Aufmerksamkeit gewidmet wird, um den Körper wieder zurück ins Gleichgewicht zu bringen. Hierzu ein Beispiel:

Ein Kind reagiert mit Panik, indem es schreit, und provoziert damit eine warme, besänftigende oder sonstige Antwort von außen zusätzlich zu seiner eigenen persönlichen Reaktion (zuerst schreit es, und später beruhigt es sich wieder). Eine besondere Energie entsteht in seinem Körper und durchfließt ihn. Folgende physische Phänomene treten auf: vermehrte Adrenalinausschüttung ins Blut, Veränderung des Atemrhythmus, eine besondere Stellung des

Zwerchfells und ein muskulärer Status, der im ganzen Körper unterschiedlich ist. Indem es schreit und diese Energie ausdrückt, kann das Kind sie wieder aus dem Körper entlassen. Die Hormone im Blut werden abgebaut und ausgeschieden. Indem es sich die Zeit nimmt, die sein Körper braucht, um wieder ins Gleichgewicht zu kommen (entspannte Muskeln und lockeres Zwerchfell), schafft das Kind sich Raum. Die entstandene Energie kann entlassen und das Gleichgewicht wiederhergestellt werden.

Dem Erwachsenen gelingt es im Gegensatz dazu nicht, den Punkt des körperlichen und verbalen Ausdrucks zu erreichen. Manchmal dringt die Angst nicht einmal bis ins Bewußtsein der Person. Sie unterdrückt die Angst, anstatt sie loszulassen. Sie ignoriert sie und erlebt sie deshalb nicht. Wiederholte Ängste oder ein andauernder Zustand der Anspannung können zu Erscheinungen führen, die wir Angstanfälle nennen. Der Körper fühlt und handelt aus einer Angst heraus, auch wenn gar kein Grund dazu besteht.

Zusätzlich zu den Ängsten gibt es viele andere Situationen, in denen Menschen aufgrund ihrer Erziehung oder Lebenssituation nicht in der Lage sind, eine Erfahrung voll auszuleben. Daher können sie den Energiezyklus nicht schließen und das Gleichgewicht nicht wiederherstellen. Jeder Energiestatus, der sich wiederholt oder so traumatisch war, daß er jemanden aus dem Gleichgewicht gebracht hat – zum Beispiel die Nachwirkung eines akuten Schocks, eines Unfalls, einer Verletzung oder Vergewaltigung oder jeder andere drastische Eingriff in die Energie, der nicht wieder zum Gleichgewicht geführt hat –, besteht als chronisches Muster in der Person. Solche Zustände gibt es auf der mentalen, emotionalen, körperlichen und auf allen anderen Ebenen.

Der Fuß enthüllt die unerledigten Angelegenheiten einer Person. Wenn diese Situationen vollendet oder wieder ins

Gleichgewicht gekommen wären, würden wir sie nicht am Fuß sehen. Die Zustände, die am Fuß zu sehen sind, drücken ein Ungleichgewicht aus. Ein sechzigjähriger Mann leidet beispielsweise an einer Laryngitis. Er sagt, daß er die letzten fünfzig Jahre nichts davon gespürt habe, aber sein Fuß weist auf ein Ungleichgewicht in diesem Gebiet hin. Es wird sich wahrscheinlich in einem anderen Symptom manifestieren, das Teil des allgemeinen Musters ist.

Familiäres und genetisches Erbe

Ein bestimmtes Ungleichgewicht wiederholt sich zwar in einer bestimmten Familie, aber es wird nicht über die Gene weitergegeben. Leider bestehen noch keine Möglichkeiten, das auch zu beweisen. Daneben werden Zustände in der Familie genetisch vererbt. Beides kann dazu führen, daß eine Person in einer bestimmten Familie mit einem tiefen Ungleichgewicht auf die Welt kommt. Selbst wenn dieser Mensch seine Höchstform an Balance erreicht, wird er im Vergleich zu anderen immer im Ungleichgewicht bleiben.

Die Fußanalyse erlaubt uns viele Manifestationen von genetischem oder familiärem Erbe zu betrachten. Schwere genetische Abweichungen zeigen sich auf einem speziellen Abschnitt des Fußes (siehe Kapitel 2). Die familiäre Situation erscheint am Fuß, auch wenn die Person selbst nicht an den damit verbundenen Symptomen leidet. Dieses Familienerbe ist mit bestimmten Strukturen des Fußes verbunden wie der Form und Anordnung der Knochen, der Form des Fußgewölbes oder Anzeichen von allgemeinen Mustern, die nicht bei der Person selbst, sondern bei ihren Blutsverwandten bestehen. Je ausgeprägter diese Situation und je früher ihr Ursprung ist, desto schwerer wird es, wieder ins Gleichgewicht zu kommen.

Genetisches oder familiäres Erbe liegt auf der tiefsten Ebene, und wir erfahren es als unser eigenes, besonderes Ich auf allen Ebenen der Psyche. Stets führt ein solches Erbe zu einem gravierenden Ungleichgewicht bei den Elementen. Bei anderen Ursachen trifft das weniger zu. Außerdem wirken sich chronische Erkrankungen in einer Familie vor allem auf die Kinder aus. Sie sind schon sehr früh einem Ungleichgewicht ausgesetzt, das Teil der sie umgebenden Energie ist.

Nehmen wir beispielsweise einen Mann, der in einer Familie aufwuchs, in der ein Mitglied Asthmatiker war. Er selbst ist kein Asthmatiker, aber wahrscheinlich wird eines seiner Kinder an Asthma leiden. Er wuchs in einer Familie auf, die seine Energie aus dem Gleichgewicht brachte, was jetzt über eines seiner Kinder zum Ausdruck kommt und sich möglicherweise später bei dessen Nachkommen wiederholt.

Ähnlich ist es mit einer Mutter, die übertriebene Angst hat, daß ihr Kind hinfallen könnte, und ständig schreit, es solle vorsichtig sein. Sie bringt ihr Kind unter einen solchen Druck, daß es dadurch tatsächlich zu einem Sturz kommen kann. Diese »self fulfilling prophecy« ist eine Manifestation eines situationsgebundenen Ungleichgewichts, das alle individuellen Energien, die darin verwickelt sind, beeinflußt. Die meisten Stadien des Ungleichgewichts werden nicht erkannt, weil sie einen integralen Bestandteil der Persönlichkeit bilden und von der betreffenden Person und den anderen für normal gehalten werden.

Gewohnheiten

Eine Gewohnheit ist ein wiederholtes Verhaltensmuster, durch das ein chronisches Ungleichgewicht geschaffen wird. Nicht alle schädlichen Angewohnheiten werden von der westlichen Kultur auch als gefährlich angesehen (Rauchen, Drogen- und Genußmittelmißbrauch, Süchte, Verzehr von fetten Speisen, das Einatmen von verschmutzter Luft usw.), dennoch führt jede von ihnen aus dem Gleichgewicht heraus.

Wenn wir die Füße betrachten, werden wir viele ganz individuelle Verhaltensweisen entdecken. Der Begriff »Verhalten« beinhaltet hier physische, mentale, emotionale oder andere Aspekte, die sich im Fuß ausdrücken. Diese Gewohnheiten manifestieren sich auf jeder Funktionsebene des Menschen.

Bewegungsgewohnheiten: Jede Bewegung oder jede Körperhaltung, die häufig oder über längere Zeit gemacht oder eingenommen wird, führt zu einem chronischen körperlichen Muster und zu einer anhaltenden Muskelspannung. Als Folge davon werden einige Muskeln stärker und andere schwächer. Einige Muskelgruppen verlieren ihren Tonus dadurch, weil sie zuviel oder zuwenig arbeiten. Chronische Bewegungsmuster lassen sich an der Spannung der Muskeln und Sehnen ertasten und zeigen sich auch daran, wie der Fuß auf dem Boden aufliegt. Wenn man viel sitzen muß, wie viele Menschen im modernen Berufsleben, so zeigt sich das in hochgezogenen und gekrümmten Zehen und in hervortretenden und gespannten Sehnen des Oberfußes. Gleichzeitig damit kommt es auch zu Spannungen im unteren Rücken und im Nacken (Abb. 4).

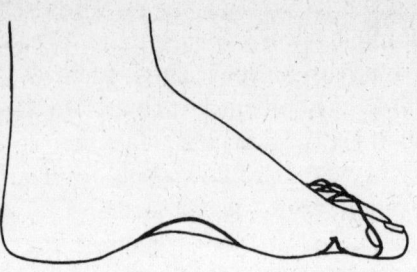

Abbildung 4: Hochgezogene und gekrümmte Zehen weisen auf Spannungen in Nacken und Schultern hin.

Gewohnheiten der Sinnesorgane: Die meisten Menschen gebrauchen hauptsächlich ihren Kopf. Sie verwenden einen großen Teil ihrer Aufmerksamkeit darauf, die Sinnesorgane im Kopf zu kontrollieren. Dabei schneiden sie sich von ihren Gefühlen und Emotionen ab. Die meisten Menschen überanstrengen dazu noch ihre Augen und erzeugen damit ein Ungleichgewicht im ganzen Kopf. Das geschieht beispielsweise, wenn man viele Stunden täglich vor dem Computer oder Fernseher sitzt.

Emotionale Gewohnheiten: Jedes emotionale Ungleichgewicht, von dem sich Menschen manchmal nicht lösen können, betrachten wir als schädliche emotionale Angewohnheit, zum Beispiel zwanghaftes Essen aufgrund von mangelnder innerer Befriedigung. Solche Angewohnheiten zeichnen sich in zweierlei Weise auf dem Fuß ab: Ein Zeichen drückt den Schaden, der durch diese Gewohnheit entsteht, aus, und das andere weist deutlich auf den emotionalen Ursprung des Problems hin.

Es gibt zu viele Variationen und Kombinationen von schädlichen Angewohnheiten, um sie hier alle aufzählen zu können. Im Prinzip drückt sich jedes wiederholte Verhalten, das zu Ungleichgewicht führt, auf dem Fuß aus und erregt bei der Analyse unsere Aufmerksamkeit, denn das Aufeinandertreffen solcher Gewohnheiten führt zu körperlichen Symptomen und Funktionsstörungen. Wenn wir die Füße untersuchen, halten wir nach solchen Angewohnheiten Ausschau, indem wir die Füße des Betreffenden mit seiner Arbeit und anderen Gewohnheiten in Zusammenhang bringen; dazu zählt jede Angewohnheit, mit der er nicht zurechtkommt. Der Fuß einer Person, die zehn Stunden täglich sitzt und nie spazierengeht, sieht anders aus als der einer Person, die zwar zehn Stunden sitzt, aber täglich zwei Stunden herumläuft. Wir sehen also, daß es Gewohnheiten gibt, die einander wieder ausgleichen.

2. Die Landkarte der Füße

Dieses Kapitel beschäftigt sich mit den Energiezonen des Fußes und der ursprünglichen Zuordnung der Elemente. Man unterscheidet vier Energiequalitäten, die sich miteinander verbinden, um Leben zu erschaffen. Dazu muß man verstehen, daß keine dieser Energien unabhängig von den anderen bestehen kann; nur im Zusammenspiel miteinander bilden sie das fünfte Element, das die Gesamtheit unserer Lebensenergie darstellt. Wir betrachten den Zusammenschluß dieser Elemente als einen Vorgang, der uns zum Menschen macht. Das Gleichgewicht zwischen den Elementen charakterisiert die Person als Individuum.

Die vier Elemente

In jeder Person ist ein besonderes Element mehr oder weniger dominant vertreten. Es sind die verschiedenen Kombinationen, die eine Persönlichkeit auf physischer und psychischer Ebene entstehen lassen. Seit frühester Zeit wurden diese Elemente definiert und beschrieben, und zwar von Gedankensystemen, die sich mit der Essenz des Menschen, der Religion, der Heilung und der Astrologie befassen. (Wenn Sie daran interessiert sind, diese philosophischen Ansätze zu verstehen, sollten Sie die entsprechende Literatur hinzuziehen.) Wir beschreiben jedes der vier Elemente in seinen physischen und energetischen Merkmalen, um zu einem Gesamtverständnis zu gelangen.

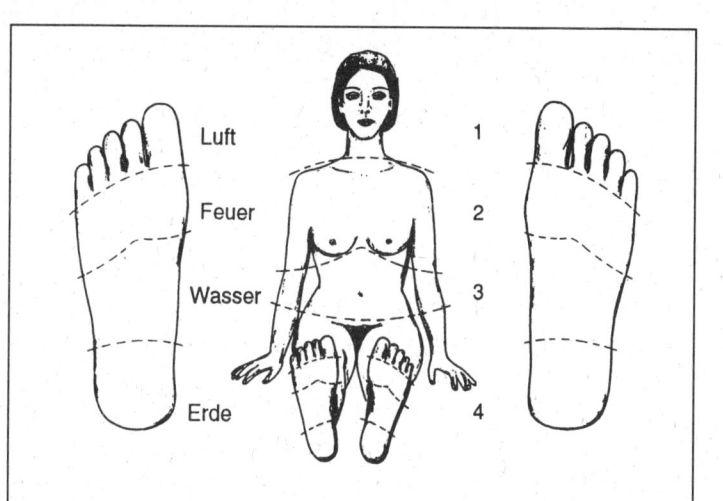

Abbildung 5: Die vier Elemente, wie sie im Fuß und im Körper repräsentiert sind.

Die Elemente sind Erde, Wasser, Feuer und Luft. Die Aufteilung wird vertikal vorgenommen: von der Erde, die wir mit unseren Füßen berühren, bis hin zur Luft und zum Himmel, die der Kopf repräsentiert (Abb. 5). Erde und Wasser sind passive Energien, Feuer und Luft sind aktiv.

Erde – das schwere Element: Das tiefste Element aus der Perspektive des aufrecht gehenden Menschen ist auch die Stelle, von der aus wir die Person betrachten: der Fuß. In der Sprache des Körpers ist dort das Erdelement dominant. Es beginnt am Fuß und erstreckt sich bis zu den Hüften. Es umfaßt das Becken, die Beine und die Schenkel. Das Skelett ist die allgemeine Manifestation des Erdelements (Abb. 6). Sein Hauptmerkmal ist die Fähigkeit, zu absorbieren und zu empfangen. Es steht für Körperlichkeit, Stabilität, Verwurzeltsein, Häuslichkeit, Ausdauer, Sinnlichkeit, Sexua-

Abbildung 6: Die Organe im Erdelement

- 1 = Dünndarm
- 2 = Ileozökalklappe
- 3 = Blinddarm
- 4 = Rektum
- 5 = After
- 6 = Blase
- 7 = Hüftgelenk
- 8 = Ischiasnerv
- 9 = Beine
- 10 = Oberschenkel
- 11 = Knie
- 12 = Becken
- 13 = Genitalien
- 14 = Eierstöcke
- 15 = Hoden
- 16 = Eileiter
- 17 = Uterus
- 18 = Prostata
- 19 = Kreuzbein
- 20 = Steißbein
- 21 = Lendenwirbelsäule

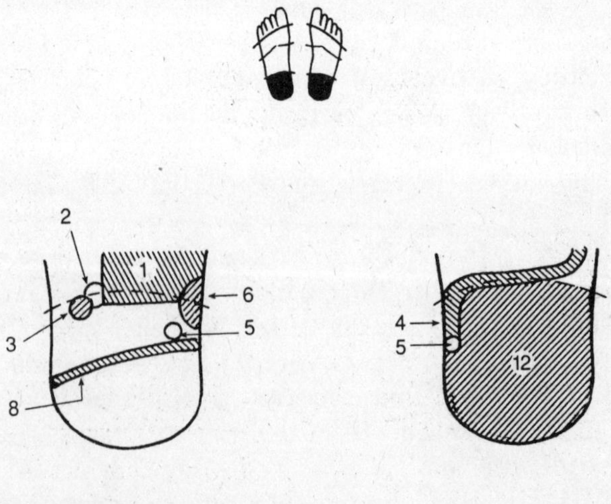

39

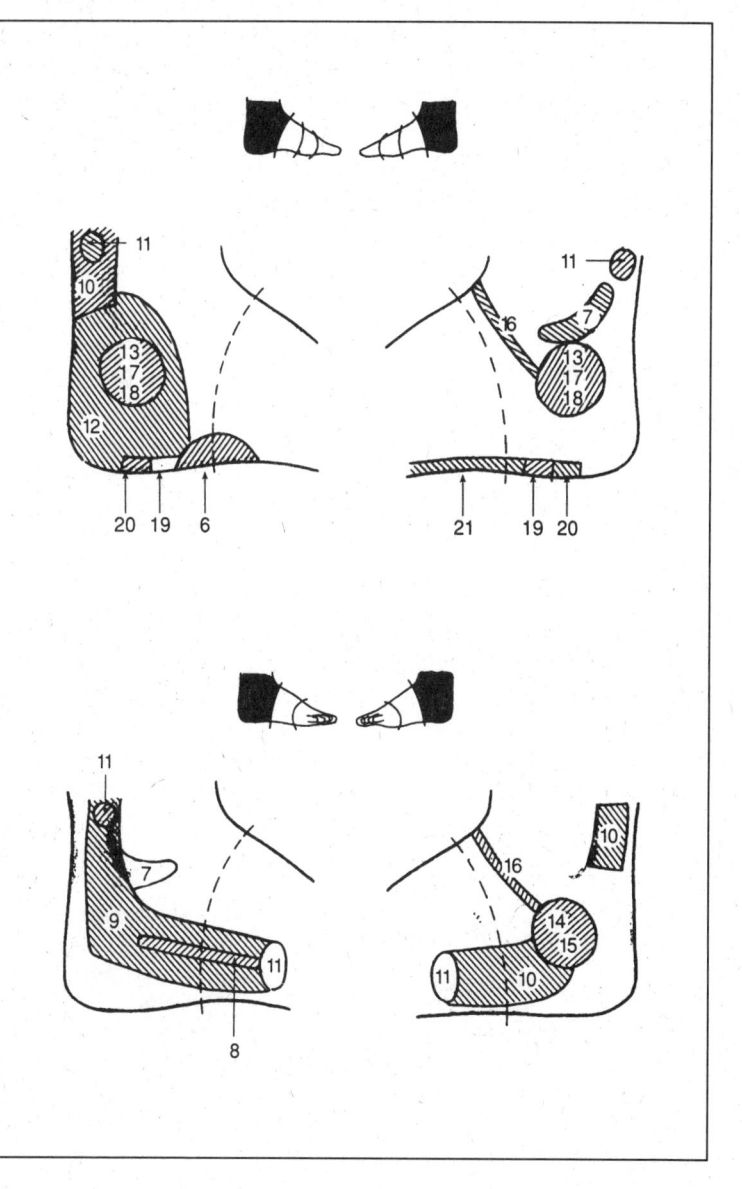

lität, Fruchtbarkeit, Überlebenstrieb, Erhaltung der Art, Urenergie und Gewalt oder Unterwerfung, um zu überleben. Die Erde erhält sich selbst. Sie ist undynamisch und langsam; sie ist das Element, in dem sich die Schwerkraft besonders ausdrückt: Sie ist der Ort, auf den die Dinge fallen. Sie ist verbunden mit den Ausscheidungen des Körpers; durch sie wird das nicht mehr gebrauchte Material ausgeschieden und gereinigt. Habgier, Besitzgier, das Bedürfnis, Dinge anzuhäufen, Reinlichkeit und Schönheit sind weitere Attribute der Erde, dazu kommt der Mutterinstinkt, erhöhte Sinnlichkeit, langsame und lang dauernde Veränderungen sowie dichte Energie in dunkelfarbigen Wellen wie beispielsweise Dunkelbraun oder Rotbraun.

Die Erde trägt den Instinkt, neues Leben zu erschaffen, in sich und beherbergt die echte Kraft des Menschen. Wir haben aber nur eine dürftige Vorstellung von ihrer Macht und wenig Kontrolle darüber. Der wichtigste Aspekt dieses Elements in der Fußanalyse bezieht sich auf das Überleben und die innere Stärke eines Menschen, um das Leben zu bewältigen. Sie ist ein passives Element und zeigt die Stabilität im Leben einer Person an, ihre Fähigkeit, auf der Erde zu stehen (ich bin verantwortlich für meine Existenz).

Erde = »Ich brauche.«

Wasser – das Meer der Gefühle: Wasser liegt über dem Element Erde. Körperlich bezieht es sich auf den Bauch und diejenigen inneren Organe, die Körperflüssigkeiten enthalten wie Nieren, Darm und Blase. Im Darm herrscht eine ständige Bewegung. Wasser repräsentiert alle Körperflüssigkeiten: Blut, Urin, Darmsäfte, Lymphe, Galle, Hormone und die Cerebrospinalflüssigkeit (Abb. 7).

Diese Energie ist ursprünglich gelb. Wasser ist das Element, das unwillkürliche Bewegungen im Körper anzeigt – über das parasympathische Nervensystem und die glatte

Muskulatur der Därme. Wasser wird benötigt, um eine Person zu reinigen. Wasser löst. Es kann seine Fließrichtung ändern und in verschiedene Richtungen strömen. Es kann gefährlich und erschreckend sein. Angst und ähnliche Emotionen kommen aus dem Wasserelement. Wasser ist emotional, romantisch, tief, geheimnisvoll, impulsiv. Es versickert bei Trockenheit, steht bewegungslos und kann stagnieren. Wasser kann einen starken Druck haben, Blasen bilden und in der Tiefe oder an der Oberfläche brodeln. Es steht für die emotionale Welt eines Menschen.

Wasser symbolisiert auch Erneuerung, Geben und Nehmen, die Notwendigkeit der Bewegung und kraftvolles Fließen. Wasser ist das Medium der Verdauung. Es verdünnt andere Substanzen. Es ist das Element, mit dem gefiltert und gelöst wird. Wasser kann gefrieren, kochen und verdunsten. Wasser zeigt sein wahres Gesicht nicht – um es verstehen zu können, muß man mitten in es hineingehen. Es spiegelt die Emotionen einer Person wider. Wasser ist ein weibliches Element: geheimnisvoll, aber nicht mütterlich und beschützend wie die Erde, sondern schattig und verführerisch, und es wirkt durch seine geheimnisvolle Seite anziehend. Es ist das Element der Intuition und der Fähigkeit, das, was andere fühlen, ohne Worte zu verstehen.

Die Emanationen von Luft und Feuer werden durch dieses Element »verdaut«. Seine Bewegungsrichtung geht nach unten und versucht, immer noch tiefer zu dringen. Es kann mit sich selbst im Widerstreit stehen und auf jemanden wütend sein, der ihm gleichzeitig leid tut. Dinge geschehen in ihm, ohne daß sie von außen sichtbar werden. Es ist so gefährlich wie das stürmische Meer. Es kann sich in einen Sumpf verwandeln. Es kann lange Zeit aufgewühlt sein: Aufruhr der Gefühle. Erde und Wasser ergänzen einander. Erst wenn sie sich vermischen, wird Wachstum möglich.

Wasser = »Ich fühle.«

Abbildung 7: Die Organe im Wasserelement

- 1 = Herz
- 2 = Schultergelenk
- 3 = Lunge
- 4 = Speiseröhre,
- 5 = Zwerchfell
- 6 = Magen
- 7 = Bauchspeicheldrüse
- 8 = Gallenblase
- 9 = Nieren
- 10 = Harnleiter
- 11 = Leber
- 12 = Arme
- 13 = Ellbogen
- 14 = Zwölffingerdarm
- 15 = Milz
- 16 = Dünndarm
- 17 = aufsteigender Dickdarm
- 18 = Querdarm
- 19 = absteigender Dickdarm
- 20 = Rektum
- 21 = Ileozökalklappe
- 22 = Blinddarm
- 23 = Brustwirbelsäule
- 24 = Lendenwirbelsäule

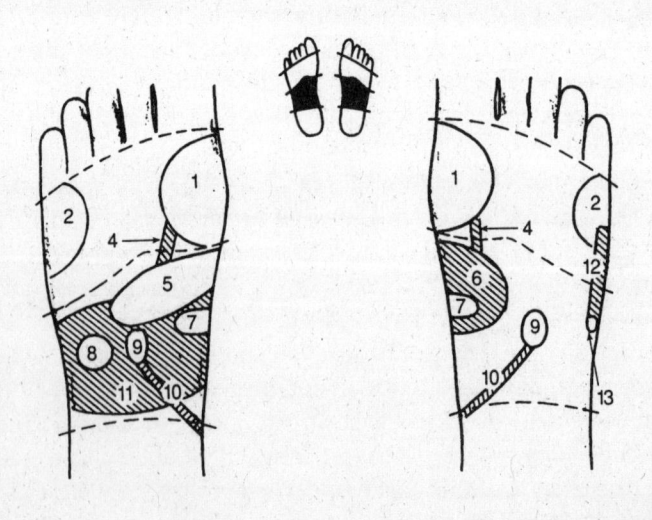

43

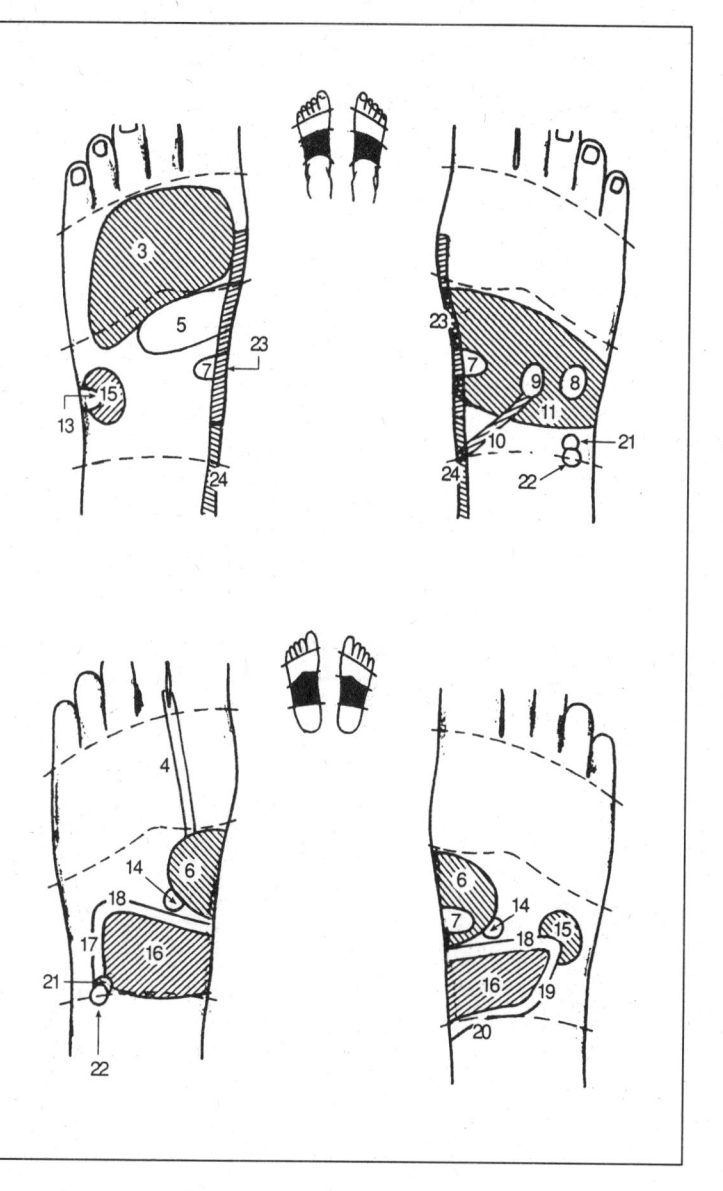

Abbildung 8: Die Organe im Feuerelement

- 1 = Schilddrüse
- 2 = Augen
- 3 = Ohren
- 4 = Innenohr
- 5 = Mund
- 6 = Kiefer
- 7 = Zähne
- 8 = Nebenhöhlen
- 9 = Halswirbelsäule
- 10 = Kehle
- 11 = Thymusdrüse
- 12 = Schultergelenk
- 13 = Luftröhre
- 14 = Speiseröhre
- 15 = Lunge
- 16 = Herz
- 17 = Magen
- 18 = Brustwirbelsäule
- 19 = Arme
- 20 = Rippen

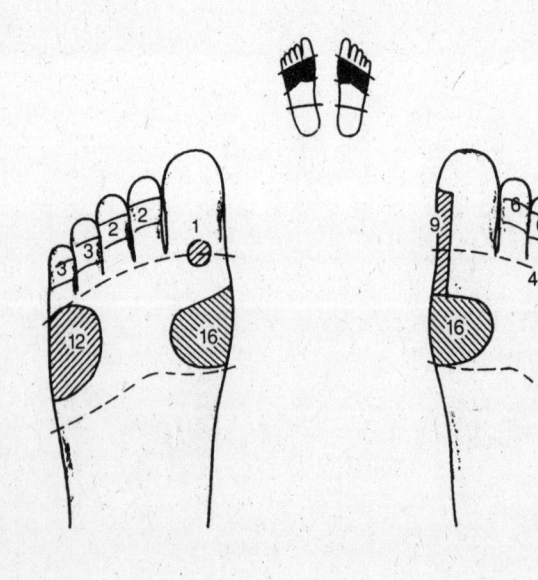

45

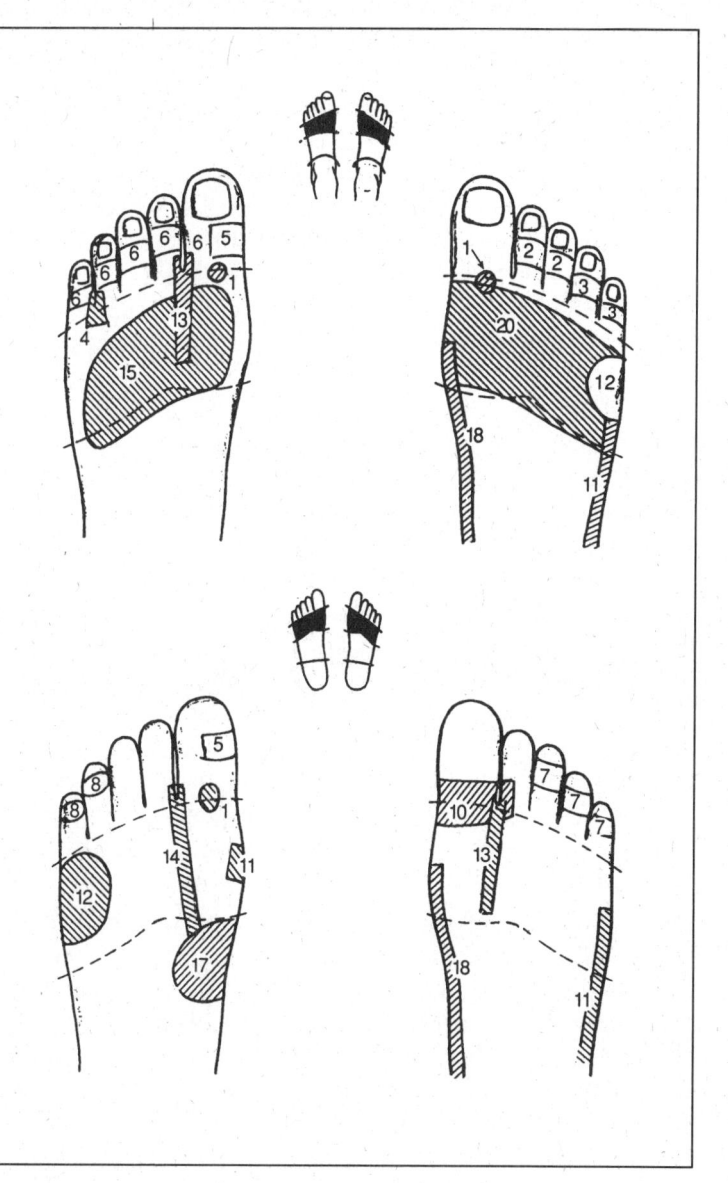

Feuer – das brennende, leuchtende Element: Die Feuerzone reicht von der Brustbeinspitze bis zu den Schlüsselbeinen. Sie umfaßt den Brustkorb, die Lungen, das Herz, die Rippen, die Brustmuskeln und den oberen Rücken. Feuer repräsentiert das Muskelsystem (Abb. 8). In der Feuerzone wird der Sauerstoff verbrannt und das Blut mit Sauerstoff angereichert; dadurch wird der Körper erwärmt und mit Energie versorgt. Feuer ist ein männliches, positives, dynamisches, forderndes Element, das sich vermehren und immer heftiger brennen will. Es steht für Ehrgeiz, Mut und Mangel an Überlegung. Es ist schwierig und dominant. Es brennt, erleuchtet, sucht das Dynamische in anderen Menschen, nimmt von anderen, um zu verbrennen, erwärmt andere mit seinem Feuer oder verbrennt sie. Dieses Element steht für das Ego, die innere Kraft der Persönlichkeit.

Feuer entspricht der Welt des Handelns. Die Hände sind ein Ausdruck des Feuers: geschäftig, tätig, dynamisch und scharf – Bewegung ohne Vorwarnung. Feuer steht für Zwanghaftigkeit in Verbindungen, die Neigung, im Mittelpunkt zu stehen, die Neigung, mit anderen zu kämpfen, und verbale Ausbrüche. Aus der Ferne betrachtet, sieht es grünlich aus. Es versucht sein Gebiet, seinen Einfluß, seine Wichtigkeit und seine Stellung auszudehnen. Die Dinge werden im Feuer verbrannt. Es steht für schnelle, impulsive Entscheidungen und die Möglichkeit, von einem Moment zum anderen zu verbrennen – wie zum Beispiel bei einem Herzanfall. Weil es stolz ist, kann es nicht um seiner selbst willen bestehen, sondern braucht andere, die es sehen. Es versucht Eindruck zu machen. Es verwischt und verdunkelt die echte Wahrnehmung. Es leuchtet von weitem in der Dunkelheit und läßt Spuren hinter sich. Es steht für die Hoffnung und einen Ort des inneren Gleichgewichts. Feuer kann scheinen und Licht verbreiten. Es kann einzig um des Gebens willen geben; es kann bedingungslos lieben.

Es steht für Individualität und Unabhängigkeit, Ich-Gefühl, den ursprünglichen Sitz des Ego und Selbstrespekt.

Es ist ein heißes Element und bemüht sich, hoch aufzusteigen. Ein Element, das immer weiterwachsen und sich ausbreiten will. Ein Element unseres Ego: »Ich will, und ich tue.« Ein Element, das Kraft und die Fähigkeit zum Selbstausdruck enthält. Die Menschen handeln aus der Feuerzone heraus.

Feuer = »Ich handle.«

Luft – das Element der Wahrnehmung: Dieses Gebiet erstreckt sich von den Schlüsselbeinen bis zum Scheitel und umfaßt Kopf und Schultern. Es repräsentiert das zentrale Nervensystem, das Gehirn und die Haut (Abb. 9). Luft hat charakteristische Merkmale wie Verstehen, Denken, Begreifen, Organisation, Gedächtnis, Fähigkeit zur Kommunikation und die Sinnesorgane. Es steht in Beziehung zu den Organen, mit denen wir unser Leben organisieren.

Die Luft ist männlich – ein positives Element von hellblauer Farbe. Es ist ein Element des Raumes in seinen zwei Grundfunktionen: dem begrifflichen und dem kommunikativen Raum. Es umfaßt die Sinne, durch die wir Informationen erhalten, die wir dann in unseren begrifflichen Rahmen einordnen. Jede Kommunikation läuft über dieses Gebiet. Verständnis, Begriffsvermögen, Organisationstalent, Intelligenz, Logik, Intuition, Bewegung – all das ist charakteristisch für das Element Luft.

Im Element Luft findet Kommunikation statt. Luft trägt Botschaften nach außen, und ihre Energie ist hell, leicht und flüchtig. Sie kann lästig sein, kalt, stürmisch, aufgewühlt und gefährlich. Luft hat eine besondere paranormale Kommunikationsfähigkeit. Sie ist kreativ, belebend und imaginativ. Sie dringt an jeden Ort, sie existiert aber nicht in einem Vakuum. Sie steht für Kritik, Hören, Sehen,

Abbildung 9: Die Organe im Luftelement

- 1 = Hypophyse
- 2 = Zirbeldrüse
- 3 = Augen
- 4 = Ohren
- 5 = Innenohr
- 6 = Mund
- 7 = Nase
- 8 = Schilddrüse
- 9 = Kehle
- 10 = Halswirbelsäule
- 11 = Nebenhöhlen
- 12 = Kiefer
- 13 = Zähne
- 14 = Luftröhre
- 15 = Speiseröhre
- 16 = Herz
- 17 = Lunge
- 18 = Schultergelenk

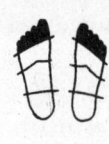

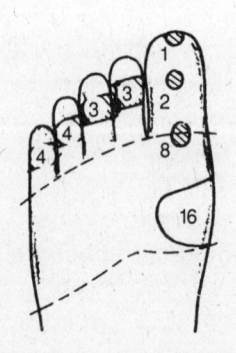

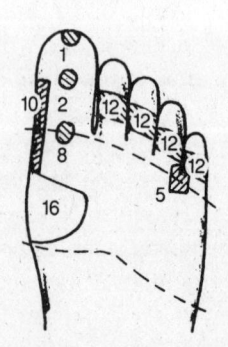

49

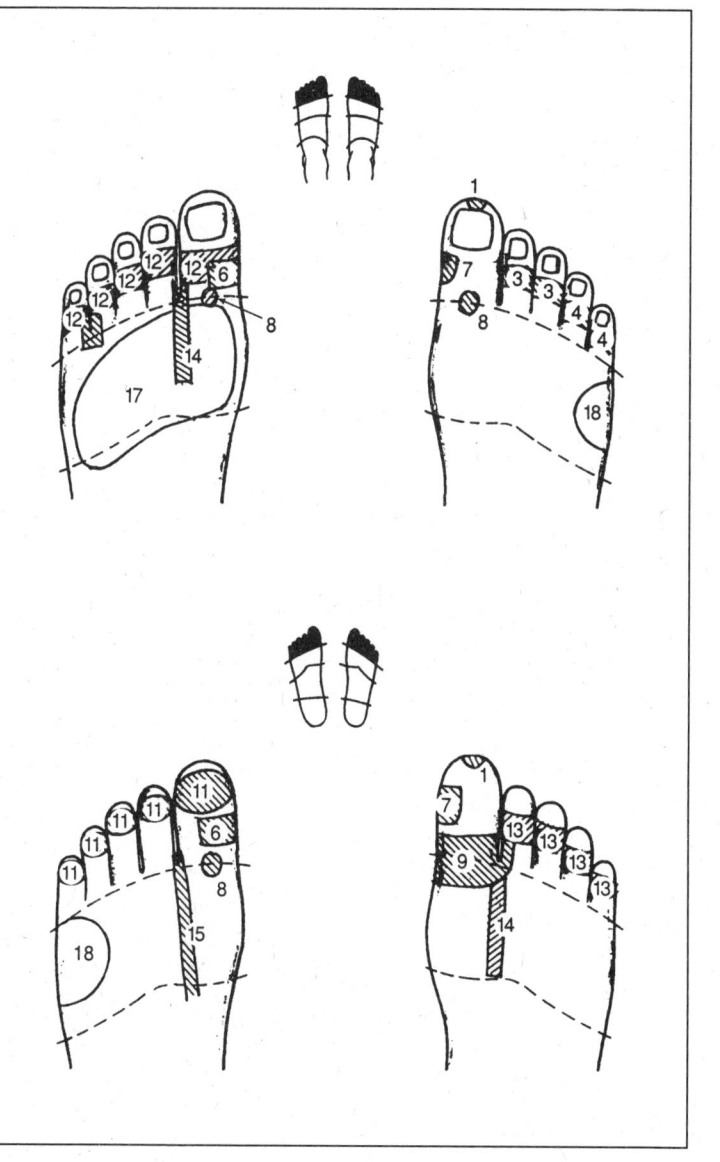

Schmecken, Riechen, Gedächtnis, Sprache und die Fähigkeit, Informationen zu verarbeiten.

Die Luft paßt sich an und umfaßt alle anderen Elemente. Sie kann etwas in sich tragen, klar oder nebelig sein; sie kann in die Irre führen, verwirren oder täuschen. Sie hat die Fähigkeit, zu schweben und zu fliegen. Sie steht für Geistesabwesenheit, Vergeßlichkeit, Ungeduld, Ignoranz, Flüchtigkeit und das Verlangen nach Veränderung. Durch sie drücken wir uns aus, erschaffen und kritisieren das, was wir und andere erschaffen haben. Dieses Element steht für Muster, Prinzipien, Theorien, Erklärungen, Worte, Sprechen und Schreiben. Luft muß in einem anderen System enthalten sein, denn sie neigt dazu, sich zu zerstreuen. Sie ist nicht einsam, aber allein. Luft ist schnell.

Die meisten Menschen in der westlichen Welt haben sehr viel Spannung in der Luftzone, weil alle Energien dieses Element durchqueren müssen. Wir halten uns die meiste Zeit in ihm auf. All unsere mentalen Vorgänge gehören zum Luftelement. Dieses Element ist äußerst wichtig, weil wir es heutzutage am meisten benutzen. Wir gebrauchen die tieferliegenden Teile unseres Körpers immer weniger und unseren Kopf immer mehr. Das Element Luft ist wie ein Computer und kann mit anderen Computern kommunizieren. Es ist voll von Software-Paketen wie zum Beispiel Vorurteilen.

Die Kommunikation findet im Luftelement statt. An den Zehen können wir sehen, wie eine Person in diesem Element lebt. Das Element kann auf Intuition hinweisen, auf besondere mentale Fähigkeiten, auf Geschehnisse, die den Kopf betreffen, und auf die Wahrnehmungsfunktion. Jeder Zustand im Luftelement, der eine chronische Abkehr von der Norm darstellt, manifestiert sich als Wahrnehmungseinschränkung.

Luft = »Ich denke.«

Das Feuerelement erwärmt die Luft und läßt sie nach oben steigen. Feuer und Luft sind maskuline Elemente und streben aufwärts. (Wenn ich etwas will, ist die nächste Stufe, darüber nachzudenken, wie ich es verwirklichen kann = Feuer erhitzt die Luft.) Luft ohne Hitze kann sich nicht bewegen, Feuer ohne Luft kann nicht brennen, beide Elemente bedingen einander.

Luft = hell, Feuer = heiß, Wasser = naß, Erde = schwer. Wir haben also zwei weibliche, absteigende und passive Elemente: Erde und Wasser; und zwei männliche, aufsteigende, aktive Elemente: Feuer und Luft.

Nehmen wir das Bild von der Trennung von Himmel und Erde, durch deren Wechselwirkung der Mensch erschaffen wurde: Über den Zehen liegt der äußerste Punkt des Denkvermögens und unter der Ferse der äußerste Punkt des Gefühls lokalisiert. Wir leben zwischen diesen beiden Polen. Zwischen ihnen muß sowohl Spannung als auch Gleichgewicht herrschen. Eine Störung hebt die Harmonie dieses Systems auf, dann steigt plötzlich die weibliche Energie auf – und die männliche Energie sinkt ab.

Die Zonen des Fußes

Bei einem ausgewogenen Gang liegen zwei Drittel des Gewichtes auf der Ferse und ein Drittel auf den Fußballen. In der letzten Zone gibt es noch eine zusätzliche Gewichtsverteilung: Zwei Drittel des Gewichtes sind auf den Ballen unter der großen Zehe und ein Drittel auf den Ballen unter der kleinen Zehe verteilt. Der Ballen unter der großen Zehe muß also zwei Neuntel des Körpergewichtes tragen und der Ballen unter der kleinen Zehe ein Neuntel.

Es zeugt nicht von Harmonie, wenn andere Zonen beim Gehen belastet werden, zum Beispiel beim Gehen auf den

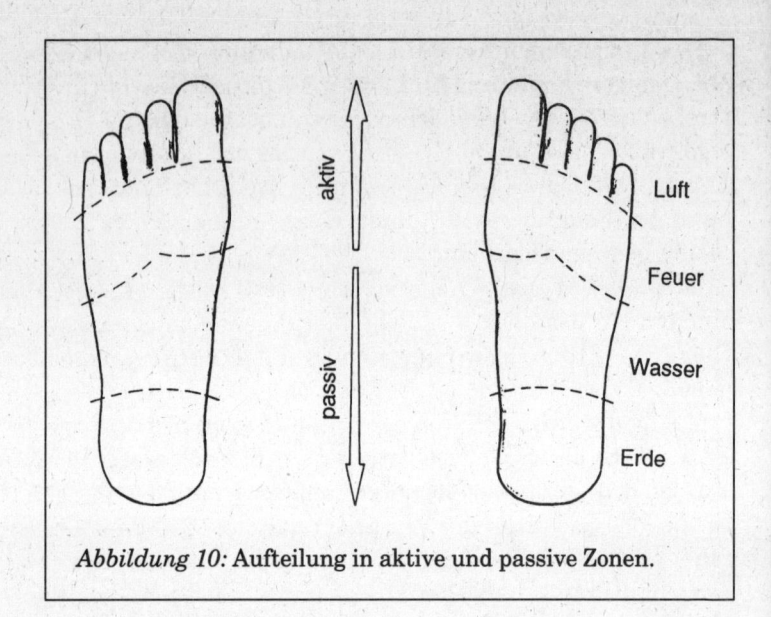

Abbildung 10: Aufteilung in aktive und passive Zonen.

Zehenspitzen. Trockene, rauhe Haut am Ballen zeigt, daß Druck in der entsprechenden Körperregion besteht und daß es sich um einen unharmonischen, nicht frei fließenden Zustand handelt. In der Praxis begegnen wir kaum den idealen Verteilungen, denn die meisten Menschen sind nicht in Harmonie.

Aktive und passive Energien: Der Fuß wird in aktive und passive Energiezonen eingeteilt. Die passive Kraft steigt herab, das ist der Teil in uns, der sich an einem Ort niederlassen und für immer dort bleiben möchte. Die aktive Kraft will aufsteigen, will Neues und Veränderung erleben (Abb. 10).

Die vier Elemente: Hier noch einmal die Zuordnung der Elemente (Abb. 11): Luft – hell, sucht Zerstreuung. Feuer –

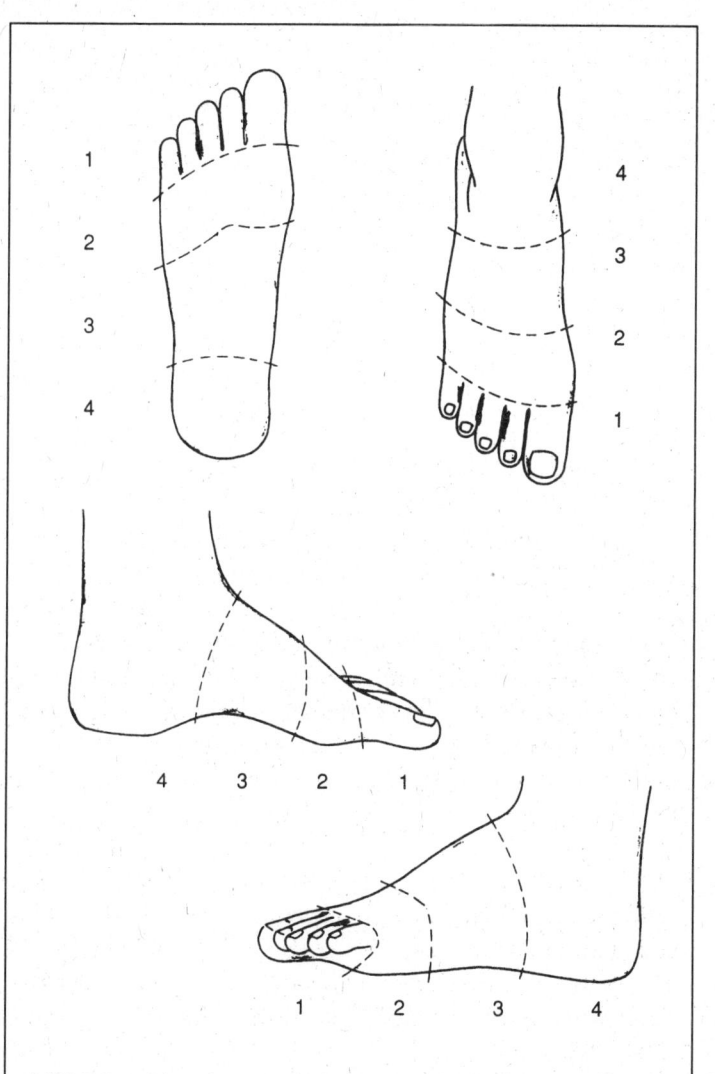

Abbildung 11: Die vier Elemente und ihre Zuordnung am Fuß: 1 = Luft, 2 = Feuer, 3 = Wasser, 4 = Erde.

heiß, will aufsteigen. Wasser – naß, kalt, fließt zum tiefsten Punkt. Erde – schwer, statisch, der Schwerkraft unterworfen.

Die Aufteilung in aktive und passive Zonen: Der Fuß wird noch weiter unterteilt, wobei jedem Element zusätzlich ein unterer und oberer Abschnitt zugeordnet wird, um die passiven und aktiven Aspekte darzustellen (Abb. 12).

1. Abschnitt – untere Erde, passiv: Das Gebiet zwischen den Genitalien und dem After betrifft folgende Organe: Geschlechtsorgane, Ischiasnerv, Sigmoid, Steißbein, Kreuzbein, Rektum, Hüften, Oberschenkel, Zervix, kleines Becken, Harnblase, Lymphsystem der Leisten und After.

Diese Energien stehen in Bezug zum Urtrieb des Überlebens. Diese Ebene existiert in jedem von uns, obwohl wir ihr in der modernen Zeit selten begegnen. Wir nutzen diese Energie nur im Krieg oder beim Sport, um Rekorde zu brechen oder Grenzen zu überschreiten. Wir brauchen sie auch, um aus einer lebensbedrohlichen Situation herauszukommen. Der Impuls zur Notwehr entspringt dieser Ebene.

Hier finden wir das Erdelement am machtvollsten: rauh, stark, voll von dichter Energie, die die Menschen dazu bringt, zu handeln, ohne an die Folgen zu denken. Es ist eine kraftvolle Energie, die uns retten kann, wenn wir sie zu nutzen wissen. Es ist unsere tiefstliegende Energie, die immer herabsinken will. Immer wenn sie ihre Richtung ändert und nach oben steigt, leiden wir mit extremer und unkontrollierbarer Heftigkeit. Ein Beispiel dafür ist die Gewalt eines psychotischen Anfalls.

Hämorrhoiden sind ein charakteristisches Zeichen von Druck. Das Gebiet ist vollkommen ausgetrocknet, wir sehen eine rissige und trockene Zone an der Fersenspitze. Das zeigt, daß sich die Energie in diesem Gebiet in starkem

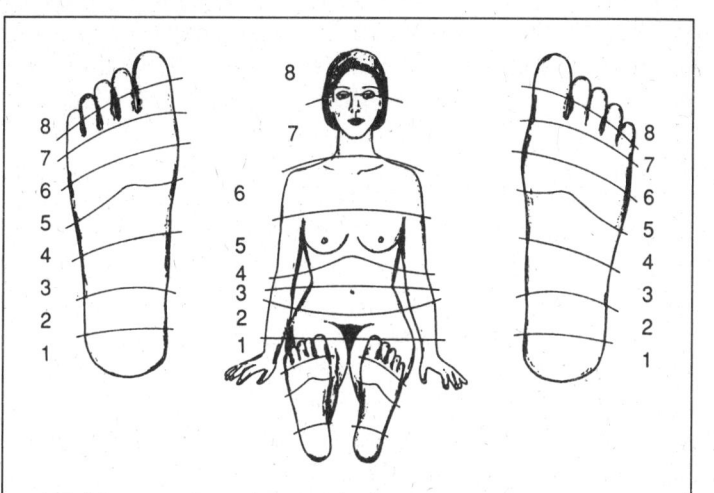

Abbildung 12: Die Aufteilung von Körper und Fuß in acht Abschnitte. Jedes Element zeigt einen aktiven und einen passiven Zustand.

Überschuß befindet und nicht mit den anderen Energien im Gleichgewicht ist. Diesen Zustand sieht man bei Menschen, die viel sitzen und die glauben, um ihr Leben kämpfen zu müssen, bei Personen, die unter finanziellem Druck stehen, und bei Frauen während der Entbindung.

In diesem Gebiet befindet sich eine sehr wichtige Unterzone: der Damm, der sich vom After bis zu den Genitalien erstreckt. Hier liegt ein größeres Energiezentrum, das den ganzen Unterleib und die Beine betrifft. Ein Leistenbruch zeigt ein Ungleichgewicht in der unteren Erdregion an. Das gleiche gilt für einen Kaiserschnitt, der als Linie zwischen dem ersten und dem zweiten Abschnitt erscheint.

2. Abschnitt – obere Erde, passiv: Das Gebiet erstreckt sich von der Schamhaargrenze bis zu den Hüftknochen. Es umschließt folgende Organe: Uterus, Eierstöcke, Eileiter, Prostata und Harnblase, absteigender Dickdarm, Teile des aufsteigenden Dickdarms, Teile des Dünndarms, Lendenwirbelsäule, Blinddarm, Ileozökalklappe, die Muskulatur des Bauches und des unteren Rückens.

Zu diesem Gebiet gehören: Sexualität, Fruchtbarkeit, Erhaltung der Art, Trost, Umhegen, Habgier, Ästhetik, das Bedürfnis, schön, ordentlich und sauber zu sein (in diesem Gebiet warten Stuhl und Urin darauf, den Körper zu verlassen). Es ist die Zone der lustvollen Sexualität. Wenn es entwickelt, warm und attraktiv ist, weist es auf eine Person hin, die körperliche Berührung liebt und Wärme ausstrahlt. Je blasser, dünner, enger und kälter es ist, desto weniger lustvoll lebt der Betreffende.

Das Erdelement neigt auch hier dazu herabzusteigen, aber weniger stark als im ersten Abschnitt. Hier im zweiten Abschnitt steigt es leichter nach oben. Wenn ein Mensch sexuelle Phantasien liebt, steigt Erde zu Luft auf. Bei Leuten, die beständig sexuelle Phantasien haben, steigt Erde zu Luft auf und bleibt dort oben.

Die obere Erde enthält Energie, die mit dem Ende der Schwangerschaft und der Entbindung verbunden ist. Die Entbindung bildet die Grenze zwischen den beiden Abschnitten. Vater und Mutter geben Energie, die aus diesem Gebiet austritt, und zwar jeweils vom weiblichen Anteil ihres gemeinsamen Potentials. Von dieser Schnittstelle zwischen den beiden Zonen wird Energie entlassen, wenn wir zeugen und wenn wir sterben. Unsere Knochen, die zur Erde gehören, bleiben am längsten von unserem Körper erhalten. Der erste und der zweite Abschnitt betreffen die niedrigste körperliche Ebene und besonders das Skelett und die Knochen. Die größten und schwersten Knochen, das Becken und die Oberschenkel, sind im Erdelement. Ein Beispiel für die Wirkung von Erde sind Frauen im Klimakterium, das durch

Kalziummangel gekennzeichnet ist (Verlust von Erdenergie). Auch schwangere Frauen verlieren Kalzium.

3. Abschnitt – unteres Wasser, passiv: Das Gebiet erstreckt sich von den Beckenknochen bis etwa drei Fingerbreit über den Nabel. Es umfaßt Anteile der Leber, des Querdarms, des Harntrakts, des auf- und absteigenden Dickdarms, der unteren Wirbelsäule sowie den Dünndarm, die Bauch- und Rückenmuskulatur und die Harnblase. Es ist der Abschnitt, in dem wir verdauen, Wasser ansammeln und alle Flüssigkeiten verarbeiten. Die Flüssigkeiten vermischen sich im Dünndarm und werden im Dickdarm absorbiert. Der dritte Abschnitt enthält hauptsächlich den Dünndarm, und daher sprechen wir hier eher vom Mischen, Zerkleinern und Hinzufügen von Substanzen als vom Absorbieren.

In dieses Gebiet können wir nicht so leicht Einblick nehmen. Es strahlt etwas Mysteriöses und Nebulöses aus. Es ist die Zone der Intuition. Es beherbergt unsere unbewußten Emotionen, deren Ursprung im dunkeln liegt. Hier erstreckt sich das dunkle Reich unserer Gefühle, hier sind die elementarsten Gefühlsmuster gespeichert, Lebenssituationen, für die wir blind sind.

Es ist die weichste Zone des Körpers. Sie wird kaum von Knochen oder Muskeln geschützt und ist deshalb sehr verwundbar. Unbewußte emotionale Handlungen sind auf dieses Gebiet gerichtet. Hier verdauen wir unsere unbewußten Emotionen, hier verarbeiten und ordnen wir unsere Erfahrungen. Das alles vollzieht sich nicht mittels eines bewußten Willensaktes, sondern geschieht ganz einfach.

Diese Zone enthält die Kraft emotionaler Ausdauer und Unerschütterlichkeit in schwierigen Situationen. Ein Überschuß in diesem Gebiet charakterisiert eine Persönlichkeit, die wenig Zugeständnisse machen will. Hier entstehen die ersten emotionalen Muster in der Kindheit.

Nach Freud erreicht man dieses Gebiet nur mittels Hypnose. Es beherbergt das emotionale Band zwischen Mutter und Kind, während die instinktive Verbindung zwischen beiden im Erdelement geschlossen wird.

4. Abschnitt – oberes Wasser, passiv: Das Gebiet erstreckt sich von drei Fingerbreit oberhalb des Nabels bis zum Solarplexus. Es enthält Teile des Magens, die Bauchspeicheldrüse, den Solarplexus, das untere Zwerchfell, den Zwölffingerdarm, den oberen Teil der Leber, die Milz, die mittlere Brustwirbelsäule, die Lymphdrüsen des Oberbauches, einen Teil des Querdarms, die Nieren, Anteile des Parasympathikus, den unteren Brustkorb und den unteren Teil der Lungen.

Das Wasser ist hier klarer und durchsichtiger. In diesem Abschnitt sind die bewußten Ängste zu Hause. Die Niere, verantwortlich für Absorption, Aufschlüsselung und Ausscheidung von Flüssigkeiten, steht in einem engen Bezug zur Angst und prägt diesen Abschnitt. Schwere Traumen wie Unfälle, Angriffe, Krieg, Vergewaltigung usw. hinterlassen hier ihre Zeichen. Die meisten von uns tragen Markierungen in diesem Gebiet. Schock und Angst können die Bauchspeicheldrüse, die sich in diesem Abschnitt befindet, an ihrer Funktion hindern, und es kommt zu Diabetes. Das Charakteristikum dieses Abschnitts ist die Angst. Im oberen Teil des Abschnitts befindet sich das Zwerchfell. Mit seinen Bewegungen bildet es die Schnittstelle zwischen Feuer und Wasser, zwischen männlich und weiblich. Wenn sich das Zwerchfell nicht bewegt, rührt sich auch der Magen nicht. Milz, Leber, Magen und Zwerchfell sind Organe, die zwischen Feuer und Wasser liegen. Wenn die Grenze unklar ist – wenn Wasser auf der einen Seite preßt und Feuer auf der anderen drängt –, dann können wir feststellen, ob eine Person aktiv oder passiv ist.

Die Ansammlung von Flüssigkeiten im Ober- und Unterkörper ist eine Funktion dieses Abschnitts und nicht der unteren Wasserregion. Das Gebiet ist mit dem Phänomen verbunden, daß Wasser in andere Räume eindringen kann. Eine Allergie zum Beispiel zeigt sich an den Augen und an der Nase. Sie weist damit auf einen Überschuß an Wasser im vierten Abschnitt hin, das sich ausgebreitet hat und nach oben gestiegen ist. Alle nach außen gerichteten Gefühle wie Lachen, Weinen und Wut haben ihre Wurzel in diesem Abschnitt. Hier entstehen chronische Krankheiten.

Es ist zwar nicht üblich, über die Dinge des Wasserelements zu sprechen, aber die meisten Menschen haben Probleme mit ihrem Verdauungstrakt, und sehr viele von uns leiden an Magenbeschwerden. Beim Wasserelement tritt sehr wahrscheinlich einer der folgenden Umstände auf:

– Wir werden von unseren Gefühlen überschwemmt und von unserem klaren Menschenverstand und unserem Willen getrennt. Wasser übernimmt vollkommen die Kontrolle und durchdringt den ganzen Fuß.
– Wir trocknen völlig aus und haben keine Gefühle mehr. Hier hat sich Wasser aus dem Fuß ganz zurückgezogen oder taucht nur noch in einem kleinen Gebiet auf.

Das Wasserelement ist problematisch für uns, denn es ist emotional und veränderlich. Es läßt die Menschen durch viele verschiedene und wechselhafte Zustände gehen. Jeder ungelöste Gefühlszustand erscheint im Wasserabschnitt. Viele Menschen, die sich sonst auf allen anderen Ebenen behaupten können, verfangen sich in ihren Gefühlen.

Soweit die Darstellung der passiven Elemente. Erde und Wasser können nichts erschaffen, sondern sie reagieren auf das, was um sie herum geschieht. Erde ist ein statisches

Element, das die schweren Dinge in unserem Leben repräsentiert. Wasser ist ein dynamisches und veränderliches Element, das von Natur aus abwärts fließt.

In der modernen Zivilisation neigen die Menschen dazu, sich von ihren passiven Anteilen abzuspalten, denn diese sind nur schwer unter Kontrolle zu bringen: Instinkt, Sexualität, wilde Triebe und Ängste. Wir haben uns ein System geschaffen, das diese Kräfte kontrolliert, damit sie uns nicht in ihrem Sog mitreißen. Viele Regeln und Gebote der Kultur sollten ursprünglich diese Energien im Zaum halten. Wir haben in der Folge davon ein düsteres Bild von Angst, Gewalt und wahllosem Sex.

Je mehr wir jedoch versuchen, die passiven Energien zu kontrollieren, indem wir aktive Energien anwenden, desto abhängiger werden wir von ihnen. Wenn wir während der Fußanalyse auf diese Zonen blicken, begegnen wir all unseren persönlichen Verletzungen und Behinderungen, die das Innere (auch des Verdauungstraktes) betreffen. Dieses Innere ist schwer und hat die Neigung herabzusinken. Schwere ist ein charakteristisches Merkmal der passiven Energie.

5. Abschnitt – unteres Feuer, passiv: Dieses Gebiet umfaßt das Zwerchfell, den Oberbauch, Teile der Leber, den unteren Teil der Speiseröhre, das Brustbein, den Solarplexus, der an der Grenze zwischen Feuer und Wasser liegt, die Rippen, den unteren Brustkorb, die Muskulatur und die größeren Blutgefäße der Brust, den unteren Teil der Wirbelsäule, die Thymusdrüse, die Muskulatur des unteren Rückens und der Schultern, das Brustbein und Teile der Luftröhre.

Feuer ist ein Element des Ego. Ein Teil des Ego hat mit Kontrolle und Aktion zu tun, während die anderen Anteile das ignorieren. Der untere Feuerabschnitt hat nichts mit

Kontrolle zu tun, sondern er enthält die Motive unseres Handelns und betrifft die Kraft, die hinter einer Handlung steckt. Er beherbergt nichts, was mit der Forderung »Ich sollte« zu tun haben könnte.

Dieser Abschnitt ist die Basis des Feuerelements. Feuer ist hier am heißesten (glühende Kohlen), aber nicht so aktiv. Es ist konzentrierter und zeigt weniger Eruptionen nach oben. Diese Hitze ist schwer zu kontrollieren. In diesem Abschnitt ist die Liebe zu Hause, die Fähigkeit, Wärme mit anderen zu teilen, und Gefühle, die mit innerer Kraft und Wärme zusammenhängen. Hier handelt es sich also um ein Grundpotential von Wärme, von der man abgeben kann.

Dieses Gebiet pulsiert mit der Kraft des Selbstvertrauens. Wenn wir aus dem Herzen heraus handeln, nicht um ein Ergebnis zu erzielen, sondern um der Tat selbst willen und zu unserer eigenen persönlichen Befriedigung, dann handeln wir aus dieser Zone heraus. Das zeigt sich in folgenden Redensarten: »Ich nehme es mir zu Herzen.« Oder: »Die Stimme des Herzens.« Von diesem Band aus kommunizieren wir mit anderen, und zwar nicht durch den Austausch von Worten oder Gefühlen, sondern indem wir die besonderen Merkmale unserer aktiven Persönlichkeit, unser Charisma und unsere Ausstrahlung zeigen. Die »Chemie« zwischen Leuten, die zusammenarbeiten, kommt von dort. Wir fragen uns eher, ob wir etwas *gemeinsam* tun können, als daß wir uns fragen, ob wir etwas füreinander tun können. Handlungen dieses Abschnitts entstehen vor Handlungen, die aus dem sechsten Abschnitt hervorgehen. Bevor wir handeln, treffen wir eine Auswahl. Die Wahl und die Fähigkeit auszuwählen haben ihren Ursprung in diesem Abschnitt.

Feigheit und Mut sind hier lokalisiert. Spontaner Mut erscheint als Überschuß, und Feigheit zeigt sich als Mangel. Wenn das Feuer sich selbst verzehrt, dann steigt das Wasser auf und löscht die Glut aus. (Es erfordert Mut zu lieben.)

Dieses Gebiet kann auch Haß als Ursache von Handlungen enthalten. In der Fußanalyse können wir die Narben von Trennungen sehen, die zu Herzen gegangen sind, Folgen der Trennung von einer geliebten Person. Das ist die Zone, wo sich eine Person als »Ich« empfindet, und zwar ohne Gefühle. Sie kann zu einem Gefängnis oder zu einem Zufluchtsort werden. Das ist der Ort, wo die meisten Menschen verletzt werden und wo sie sterben: Etwa fünfzig Prozent der Bevölkerung sterben an einem Herzanfall, der sich in diesem Gebiet ereignet. Ein kurzer, schneller Tod ist charakteristisch für diesen Abschnitt, chronische oder lange Krankheiten dagegen gehören zum vierten Abschnitt.

6. Abschnitt – oberes Feuer, aktiv: Dieses Gebiet umfaßt die Hände, die Schulterblätter, die Wirbelsäule vom letzten Halswirbel bis zum sechsten oder siebten Brustwirbel, die obere Speiseröhre, die Lungen, die Bronchialäste, die Rippen, die den Brustkorb und das Herz umschließen, die größeren Muskeln der Brust und der Schultern, die Kehle, die Nackenmuskulatur, den Trapezius, die Schultergelenke, die Schilddrüse, Anteile der Luftröhre, die Mandeln, das Lymphsystem, die größeren Blutgefäße, die Kopf und Körper verbinden, und Anteile des Parasympathikus.

Es ist die Zone von Aktion und Kreativität. Die Hände entsprechen einer Verbindung von Feuer und Luft. Sie bilden eine Brücke zwischen diesen beiden Elementen, die in einem kreativen Akt zusammenwirken. Hier ist das Feuer sehr aktiv. Das ist die Zone der Kontrolle, des Versuchs, sich auszubreiten, und des Drangs nach mehr Einfluß. Wir drücken unser Selbst durch diese Zone aus. Bei vielen Menschen ist dieses Gebiet empfindlich. Es erweist sich als problematisch bei Menschen, die etwas tun, was sie eigentlich nicht wollen. Asthma – ein typischer körperlicher Zustand, der in dieser Region entsteht – zeugt von einer ernsten Forderung an sich selbst, die jedoch nicht aus einem persönlichen Antrieb resultiert, sondern von der Umgebung gestellt wird. Häufig wird dieser Abschnitt zu einer »Erstickungszone«.

Eine Person, deren obere Feuerregion harmonisch und groß ist, hat geschickte Hände. Gewissen Menschen gelingt alles; sie besitzen Hände, die erfolgreich sind. Dieses Gebiet umschließt auch die Thymusdrüse, die ein wichtiger Faktor für unser Wachstum und unsere Entwicklung ist. Ihr Einfluß ist besonders intensiv in der Zeit, in der die Muster unseres Ego manifest werden; das geschieht meist, wenn wir etwa sechzehn Jahre alt sind. Viele Leute mit mentalen Entwicklungsproblemen haben eine eingesunkene Brust.

Feuer will aufsteigen, es reflektiert die Bedürfnisse des aufsteigenden Ego. Feuer hat damit zu tun, wie wir uns benehmen und ausdrücken. Es hat die Neigung, sich von dieser Region auszubreiten und in andere Gebiete einzudringen. Eine kraftvolle und dominierende Person hat hier einen Überschuß. Hier kommt es auch zu einer starken Verbindung zwischen Feuer und Luft, und zwar entlang der Schulterlinie, denn die Schultern bewegen sich zwischen Feuer und Luft. An der Grenze zwischen Feuer und Luft befindet sich die Schilddrüse, sie bildet einen Durchgang zwischen diesen beiden Elementen – zwischen der Kraft einer Person und der Art, wie sie sich nach außen bewegt und »nach oben« fliegt. Viele Menschen haben etwas in ihrem Feuerelement, was nicht herauskommen kann; es bleibt ihnen in der Kehle stecken, und ein Verschluß der Kehle zeugt von einer Blockade im Selbstausdruck.

7. Abschnitt – untere Luft, aktiv: Dieses Gebiet enthält das Kinn, die Kehle, den Mund, Ober- und Unterkiefer, die Zunge, den Gaumen, die Nase, die Kieferhöhlen, die Zähne, Teile der Augen und der Ohren, das Innenohr, Seh- und Hörnerven, den Gehirnstamm, die tieferliegenden Teile des Gehirns, einen großen Teil des Schädels und seiner Bestandteile, das Haar, den Gesichtsnerv und den Trigeminusnerv, die Wangen und Lider, die Gesichtsmuskulatur, die Tränendrüsen, die Augenbrauen, die Schläfen und die Hypophyse. In diesem Abschnitt liegt auch der obere Teil der Schultern, besonders bei Menschen, die dazu neigen, die Schultern hochzuziehen, und der Rachen.

Luft ist das Medium der Kommunikation. Der untere Luftabschnitt hat einen Bezug zur Kommunikation und Ausdrucksfähigkeit sowie zur Sprache. Der obere Abschnitt dagegen hat mit der nach innen fließenden Kommunikation zu tun. Beide Abschnitte sind häufig nicht miteinander verbunden. Die Menschen sagen nicht immer das, was sie wirklich fühlen. Die Abschnitte existieren unabhängig voneinander. Von der unteren Luftzone aus nehmen wir auf, indem wir die Nahrung herunterschlucken, und geben ab, indem wir sprechen. Wie wir schlucken und sprechen, hat viel miteinander zu tun. Manchmal findet dort spontan ein Ausbruch von Feuer statt, und ein andermal sagen wir nur das, was wir uns gut überlegt haben. Ein harmonischer Fluß nach außen entsteht aus der Kombination von Luft und Feuer.

Probleme mit diesem Abschnitt zeigen sich auf körperlicher Ebene in Form von Beschwerden mit den Zähnen, an Gaumen und Kiefer sowie in Form von Halsschmerzen. Die meisten von uns hatten als Kinder Hals- und Mandelentzündungen. Das geschieht zu einer Zeit, in der wir damit beginnen, lieber etwas für uns zu behalten, als es herauszulassen. Wenn wir aber nicht ausdrücken, was wir wollen und was wir nicht wollen, kommt es zu einem Überschuß in diesem Gebiet. Kinder können sich leicht in Angelegenheiten ausdrücken, die aus dem Wasserelement kommen wie Ärger, Angst usw. Die Eltern behalten meist bis zu einem gewissen Punkt ihre Geduld, dann erlauben sie dem Wasserelement des Kindes nicht mehr, die Situation zu beherrschen. Das führt zu Problemen in der unteren Luftregion. So sind zum Beispiel Schreien und Spucken verboten. Oder wir sind traurig: Wir möchten weinen, aber wir erlauben es uns nicht; unser Hals ist wie zugeschnürt. Wenn eine solche Situation immer wiederkehrt, führt das zu Halsbeschwerden: Alles, was wir nicht gesagt haben, lagert sich hier in Form eines Überschusses ab.

Von diesem Gebiet zweigen die Nerven zu den Händen ab. Die Kontrolle der Hände hat ihren Ursprung in der Luft. Spontane Kreativität kommt aus dem Feuer. Die nicht spontane Kreativität, die mit Gedanken und den Sinnesorganen verbunden ist, stammt aus der Luft. Tätigkeiten, die in der unteren Luft entstehen, sind sehr schnell. Der kürzeste Teil des Verdauungsprozesses findet im Mund statt, und auch die Sprache ist schnell. Nur die Gedanken sind noch schneller, und sie entstehen in der oberen Luftzone.

8. Abschnitt – obere Luft, aktiv: Dieses Gebiet umfaßt den oberen Schädel, das Gehirn, die Gehirnrinde, die Kopfhaut, die dortigen Blutgefäße, die Epiphyse und die Stirnhöhlen. Hier findet unser Gedankenleben statt. Es ist der Ort, an dem wir Ursache und Wirkung aufschlüsseln, Daten verarbeiten, der Ort des visuellen und verbalen Gedächtnisses, der Konzentration und der Fähigkeit, Schlußfolgerungen zu ziehen. Hier ist der nicht spontane Ausdruck angesiedelt – wie zum Beispiel das Schreiben –, der die Gedankenkraft braucht und sich auf frühere Informationen bezieht.

Hier sind die Organisation, der Gebrauch des Gedächtnisses und die Fähigkeit zum Ordnen lokalisiert. Wenn wir uns spontan ausdrücken, dann schreiben wir, ohne zu wissen, was wir schreiben, und denken dabei nicht an Grammatik, Rechtschreibung und sonstiges. Wir sprechen hier vom Schreiben in Alltag und Beruf und nicht vom Schreiben von Gedichten. Unstrukturiertes Schreiben kommt aus den unteren Feuer-, Luft- und Wasserregionen, die Intuition dagegen aus dem oberen Luftabschnitt. Im Westen ist die Gedankenwelt zu einem logischen Prozeß verkümmert: Hier gibt es für alles eine Erklärung. Diese Zone kann dementsprechend alles auf eine Gleichung reduzieren und zu Stereotypen machen. Hier werden jedoch auch, charakteristisch für Luft, Dinge erfunden, ohne daß die Person deren Ursprung kennt. In diesem Gebiet kann man alles erklären. Einige von uns nutzen dieses Band nur teilweise, indem sie die Vergangenheit analysieren und deuten. Das Denken dieser Leute ist dadurch gekennzeichnet, daß sie nur Informationen aus der Vergangenheit verarbeiten, sie denken weder kreativ, noch überschreiten sie je Grenzen.

Innerhalb dieses Elements gibt es einen paradoxen Zustand zwischen logischem Denken und einer Art Grenzenlosigkeit. Wir können die Bewegung der Zehen jenseits der Linie der großen Zehe sehen: Ein Teil des Luftelements hat die Luft transzendiert und damit die Logik. Dieses Element enthält das Konzept der Religiosität. Es ist klein, zart und das abstrakteste von allen Elementen. Es kommt der ätherischen Energie am nächsten. Hier finden wir ernsthafte Leute, die wissen wollen, warum sie existieren, und solche, die sich nicht mit logischen Erklärungen aufhalten.

Weil Luft sehr klar ist, bildet dieser Abschnitt die Verbindung zur Unendlichkeit. Hier können Dinge aus der Ewigkeit einströmen, daher vermögen wir etwas zu wissen, ohne zu wissen, wieso. Hier sind wir frei von unserem Körper.

Von hier aus erfahren wir religiöses Erwachen und Tagträume. Besonders spirituelle Fähigkeiten kommen aus diesem Abschnitt. Er umfaßt unsere Sehnsucht, das Unendliche zu berühren, und befreit uns von den grundlegenden Bedürfnissen, von Gefühlen, vom Ego usw. Auch wenn alle Bedürfnisse der übrigen Abschnitte gestillt sind, bleibt hier der Hunger nach etwas anderem bestehen. Hier betreten wir unseren eigenen Weg auf der Suche nach Gott. Eine echte Meditation findet in der oberen Luft statt. Luft schenkt uns jede nur mögliche Phantasie. Die meisten von uns nutzen jedoch diese Freiheit nicht, sondern entwickeln sich tief eingrabende und wiederholt abspulende Gedankenmuster.

Wir sind aus den Farben des Regenbogens zusammengesetzt – das Spektrum reicht von der unteren Erde bis zur oberen Luft. Keine menschliche Aktivität entsteht nur aus einer einzigen Elementezone. Es muß eine Spannung zwischen den Polen bestehen, und sie müssen zusammenarbeiten. Menschen, die in ihrer eigenen Existenz gefangen sind, können nicht spirituell sein. Einige von uns haben zunächst das Gefühl, an einem Pol zu kleben, und werden dann durch die Kraft dieses Pols zu einem anderen Pol geschleudert.

Es besteht zwischen den Abschnitten ein Fluß von aufsteigender Energie. Etwas bedroht meine Existenz, und unverzüglich denke ich daran, wie ich reagiere. Ein Mann sitzt im Bus und sieht ein hübsches Mädchen. Sobald sich etwas in den tieferen Elementen rührt, gebietet ihm seine Luft Einhalt: »Nein, nicht in einem Bus«, sagt sie, oder: »Du bist verheiratet.« Zuerst stieg die visuelle Information von Luft zu Erde hinab: Er sah das Mädchen, und die Sehnsucht stieg ihm in den Kopf. Doch dann floß seine Luft hinunter und kontrollierte seine Erde.

Alles in allem entsteht eine zyklische, sich wiederholende Bewegung des Auf- und Absteigens. Dieser Zyklus kommt erst dann zu einem Ende, wenn wir sterben. Wir werden mit einigen deutlichen Zügen geboren: einer bestimmten Intelligenz, genetischen Problemen und Attributen und mit einem fünften Element, das uns hilft, die Energie durch den Kreislauf des Auf- und Absteigens zu treiben. Wenn wir diesen Kreislauf überladen oder anhalten, sterben wir. Wir haben von Geburt an genug von dieser Grundenergie, um den Kreislauf aufrechtzuerhalten. Die Energiemenge wird bei unserer Geburt festgelegt. Ob wir sie verbrennen, verschleudern oder erfüllen, liegt ganz bei uns selbst.

3. Technische Aspekte der Fußanalyse

Bevor wir die verschiedenen Aspekte der Fußanalyse untersuchen, müssen wir folgende Punkte in Betracht ziehen, die eine Analyse beeinflussen oder sie unmöglich machen.

1. Trockene, rauhe Haut am ganzen Fuß. Der Betreffende sollte zur Fußpflege gehen und einige Wochen lang Schuhe tragen, damit die tieferliegenden Muster am Fuß sichtbar werden.
2. Mykose oder andere schwere Infektionen des Fußes. Dies sind Erkrankungen, die unmittelbar den Fuß betreffen. Wenn sie sich ausbreiten, verschwinden alle anderen Zeichen. In einem schweren Fall kann man die Analyse nicht durchführen.
3. Zirkulationsstörungen am Fuß. Schwere Störungen verändern Farbe und Gewebe des Fußes. Alles, was wir am Fuß entdecken, sieht dadurch schlimmer aus, als es ist, denn der Fuß selbst ist krank. Wir bekommen nur schwer ein genaues Bild, denn die Füße erscheinen älter und kränker, als sie tatsächlich sind. In diesem Fall müssen wir alles, was wir sehen, als weniger akut einstufen.
4. Verbrennungen und Amputationen. Wenn Teile des Fußes amputiert worden sind, ziehen wir unsere Schlüsse über das fehlende Gebiet aus dem anderen Fuß. Wir wissen jedoch, daß infolge der Amputation das damit korrespondierende Körpergebiet gestört war.
5. Teilweise oder ganze Lähmung des Fußes. Da das gelähmte Gebiet einen abgestorbenen Zustand anzeigt, kön-

nen wir daraus keine Schlüsse ziehen, wir müssen deshalb am anderen Fuß nach Zeichen suchen.
6. Behandlungen mit Hormonen oder Cortison. Diese Behandlungen beeinflussen den ganzen Körper. Cortison wirkt gegen Schwellungen, dadurch verändert sich die Form des Fußes und verleitet uns zu Fehlschlüssen. Beispiele dafür sind: künstliche Insemination, Chemotherapie und Strahlentherapie, die besonders diejenigen Teile des Fußes betrifft, die mit dem bestrahlten Gebiet in Verbindung stehen.
7. Allgemeine Lähmung, Paraplegie und Tetraplegie. Die Füße von Menschen, die nicht gehen können, sind weich, angeschwollen und ödematisch. Im ersten halben Jahr nach einer Lähmung kann man noch etwas sehen, aber später nichts mehr.
8. Amputation eines Fußes. Nach einer Amputation überträgt die Person beträchtlichen Druck auf den anderen Fuß. Wir können viel aus diesem Fuß herauslesen, aber wir müssen bedenken, daß er die Rolle von beiden Füßen übernommen hat, und deshalb dürfen wir die Zeichen nicht so stark bewerten.
9. Wenn die Zehennägel häßlich aussehen, fragen wir nach, ob die Person häufig Nagellack verwendet. Nagellack und Azeton lassen die Nägel vergilben.
10. Wenn ein Bein die letzten Monate in Gips gelegt war, verändern sich die Gehgewohnheiten. Manchmal erinnern sich die Leute nicht mehr daran, auch wenn es erst vor kurzem geschehen ist. Wenn jemand nach einer Verletzung hinkt, so ist das nur ein vorübergehendes Symptom, und die Zeichen am Fuß sind weniger ausgeprägt.

Wenn wir die Füße betrachten, dann vergleichen wir sie nicht mit einem idealen, harmonischen Prototyp von Fuß, sondern mit der Ausgeglichenheit, die dieser besondere

Fuß erreichen könnte. In jedem Alter hat ein Fuß verschiedene charakteristische Merkmale, und wir erwarten nicht, daß der Fuß eines Achtzigjährigen genauso aussieht wie der eines Sechzehnjährigen. So vergleichen wir den Fuß mit seinem eigenen Idealzustand. Dabei betrachten wir den ganzen Fuß sorgfältig von oberhalb des Knöchels bis zu den Zehenspitzen, dann die Zehenzwischenräume, die rückwärtige Ferse, den Knöchel und die Seiten des Fußes. Weil die Zeichen schwach sein können, brauchen wir ein helles Licht (jedoch kein fluoreszierendes Licht, das die Farben verzerrt). Einige Zeichen können von Schuhen oder den Socken herrühren oder von Verletzungen und anderen Dingen, die nur etwas mit dem Fuß zu tun haben und nicht die Person als solche betreffen.

Die Untersuchung des Fußes besteht aus mehreren Schritten. Zuerst bitten wir die Person, sich barfuß hinzustellen, damit wir folgende Punkte beobachten können:

— Um den dominanten Fuß zu finden, bitten wir die Person, einen Schritt nach vorn zu tun, um zu sehen, welchen Fuß sie zuerst nach vorn setzt. Wir bitten sie auch, auf einem Fuß zu stehen, um zu sehen, welchem Fuß sie mehr traut. Manchmal müssen wir diese Tests wiederholen, um den dominanten Fuß herauszufinden, dem die Person vertraut oder mit dem sie vorwärtsschreitet.
— Um festzustellen, welche Teile des Fußes beim Gehen den Boden berühren und welche nicht, versuchen wir Teile des Fußes zu bewegen: die Zehen, die Ballen oder die Fersen. Dadurch finden wir heraus, wie sich das Körpergewicht beim Stehen verteilt. Wir wissen, daß das Hauptgewicht normalerweise auf den Fersen liegt, ein Teil auf den Ballen und sehr wenig auf den Zehen und den Außenseiten des Fußes. Wir suchen nach Abweichungen von diesem Konzept.

Als nächstes bitten wir die Person, sich auf einen Stuhl zu setzen (die Beine sind gerade und die Füße nach vorn gerichtet), so daß wir folgendes beobachten können:

- Wir vergleichen die Größe der Füße mit der Größe des Körpers und sehen, ob die Proportion stimmt.
- Wir vergleichen die Größe der Füße und der Beine miteinander.
- Wir vergleichen die beiden Fußgewölbe. Sie zeigen Unterschiede in der Muskulatur der beiden Körperseiten an.
- Wir teilen die Füße in die vier Elemente auf und vergleichen die Größe jedes Elements mit der Größe des Grundpotentials (siehe Kapitel 1).
- Wir betrachten die Füße der Person so, daß ein dreidimensionales Bild entsteht. Wir vergleichen jede Stelle mit dem harmonischen Zustand des Elements, in dem sie liegt. Wir nehmen jedes Ungleichgewicht zur Kenntnis und notieren unsere Entdeckungen. Dabei beachten wir die Exzesse der Elemente in ihrem Gebiet oder im Gebiet anderer Elemente.

Erde: trockene und rauhe Haut, eventuell auch Schuppen, rote und blaue Blutgefäße und Flecken, verhärtete Sehnen, verhärtete Bänder oder Gelenke, Verzerrungen oder Knochenauswüchse, kristalline Knoten, dunkle Warzen oder Hühneraugen, heiße Flecken und verdickte Zehennägel.

Wasser: geschwollene Zonen, nasse, kalte und ödematöse Flecken, feuchte Abschälungen. Das Gewebe ist dünn und weich; Fußschweiß, verdickte Stellen, schlaffe Muskeln, helle Färbung, weiche und nasse Zehennägel.

Feuer: rote, heiße, entzündete Stellen, kleine entzündliche Stellen, trockene Haut, die aber nicht sehr rauh oder schuppig ist; Muskeln und Sehnen sind angespannt.

Luft: leere Stellen, die kalt, trocken und hellfarbig sind; schlaffe und sehr zarte Muskeln, es liegt kaum Fleisch unter der Haut.

Die Tastuntersuchung der Füße

Wir betasten den ganzen Fuß von dem Gebiet über den Knöcheln bis hin zu den Zehen und dazwischen. Auf diese Weise erhalten wir sowohl Informationen durch das, was wir im Fuß erspüren, als auch durch die Reaktion des Klienten. Bei der Tastuntersuchung beachten wir folgende Aspekte:

1. *Temperatur:* Wir beginnen mit einer zarten Berührung und stellen die Temperaturen des Fußes fest und vergleichen sie untereinander. Wir vergleichen dann auch die Temperaturen beider Füße miteinander. Durch dieselbe Berührung nehmen wir das Hautgewebe wahr, das bei jedem Fuß und auch zwischen den Zehen anders ist.
2. *Flexibilität:* Wir verwenden verschiedene Techniken, um die Beweglichkeit des Fußes festzustellen. Der Knöchel muß dabei vorsichtig bewegt werden, denn eine falsche Bewegung kann schmerzhaft und schädlich sein. Wir nehmen den rechten Knöchel in Höhe des Gelenks fest in die linke Hand (oder umgekehrt). Die andere Hand hält den Fuß von innen unterhalb der großen Zehe. Beide Hände müssen etwa den gleichen Druck ausüben. Nun machen wir eine 360-Grad-Rotationsbewegung; die Hand, die den Knöchel umfaßt, bildet die Achse. So können wir eine Bewegungseinschränkung des Knöchels spüren. Wir drehen den Fuß in beide Richtungen, dann bewegen wir ihn nach oben und unten und beobachten jede Bewegungseinschränkung. Während wir den Knö-

chel drehen, untersuchen wir auch die Beweglichkeit des Beckens und der Hüfte. Schwierigkeiten bei der Bewegung bedeuten, daß Steifheit und Spannungen in den entsprechenden Körperteilen herrschen (Abb. 13).

Die große Zehe wird genauso manipuliert wie der Knöchel. Um die rechte Zehe zu bewegen, greift die linke Hand nach der Zehe (wir umfassen das Zehengrundgelenk), und die rechte Hand hält den Fuß von innen, wobei der Zeigefinger unter dem Zehengelenk zu liegen kommt. Ziehen Sie leicht mit der linken Hand, rotieren Sie die große Zehe mehrmals in beide Richtungen und bewegen Sie sie auf und ab. Beachten Sie, daß die Kreisbewegung der großen Zehe durch die Struktur des Fußes eingeschränkt ist. Beim Bewegen der großen Zehe kann man fühlen, ob die Gelenke steif sind, ob sie knacken oder berührungsempfindlich sind oder sich nur schwer bewegen lassen. Eine eingeschränkte Beweglichkeit der großen Zehe bedeutet, daß Nacken und Hals angespannt sind, denn sie haben einen Bezug zum Mittelgelenk der großen Zehe. Je problematischer das Großzehengelenk ist, desto schlechter ist der Zustand (Abb. 14).

Die anderen Zehen werden ähnlich wie die große Zehe bewegt. Der Unterschied ist, daß die anderen Zehen in alle Richtungen bewegt werden können und ihre Gelenke keine Bewegungsbegrenzung haben. Wenn wir die Zehen bewegen, messen wir Spannungen und andere Beschwerden an Kopf und Schultern. Je mehr eine Person zu Überschuß und Spannung tendiert, desto steifer, enger und bewegungsärmer sind die Zehen. Außerdem springen und knacken die Gelenke eher. Je gravierender demgegenüber der Mangelzustand ist, desto größer die Empfindungslosigkeit und die fast unbegrenzte Beweglichkeit der Zehen (Abb. 15).

Die Knochen im Feuergebiet werden wie folgt untersucht:

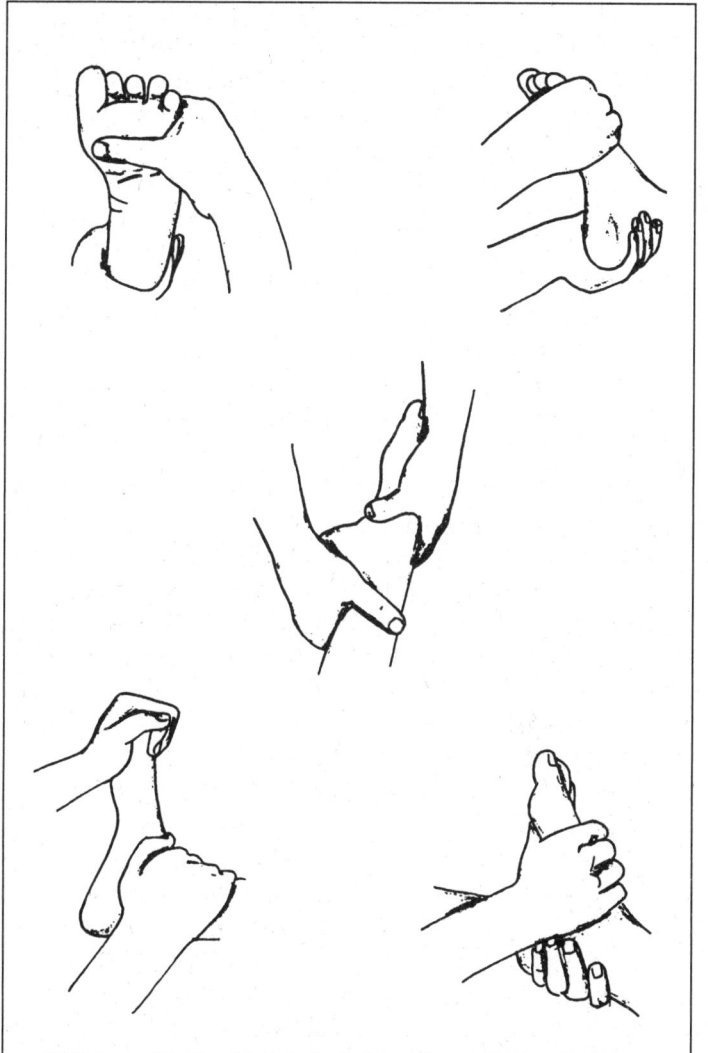

Abbildung 13: Der Knöchel wird in alle möglichen Richtungen gedreht, um seine Beweglichkeit zu testen.

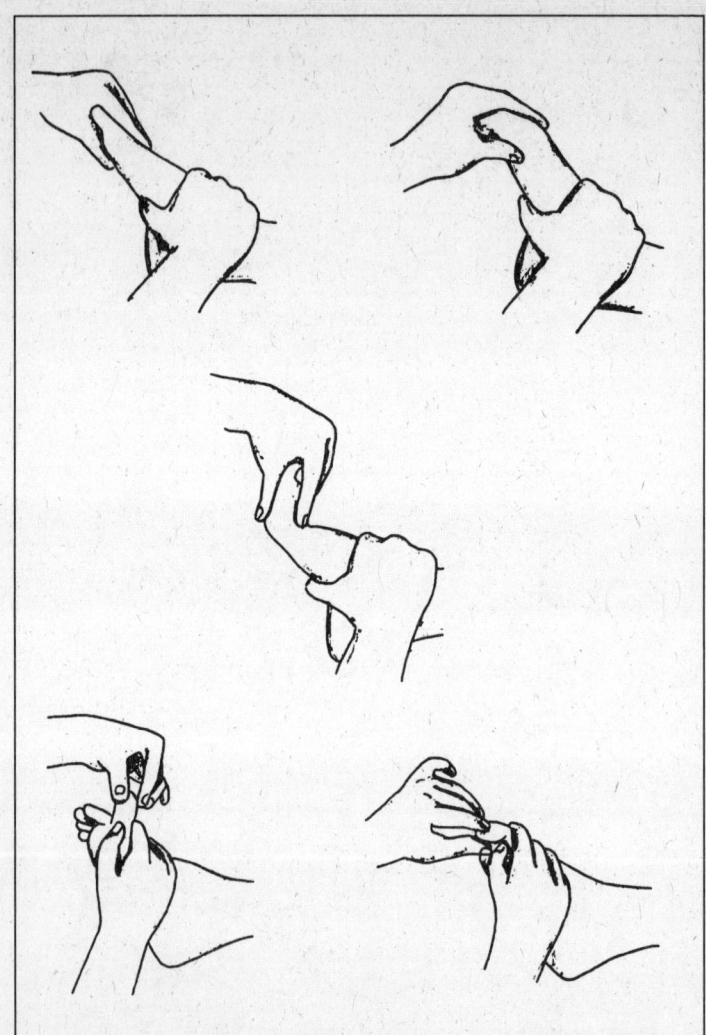

Abbildung 14: Die große Zehe wird in verschiedene Richtungen bewegt, um Steifheit oder Bewegungseinschränkungen festzustellen.

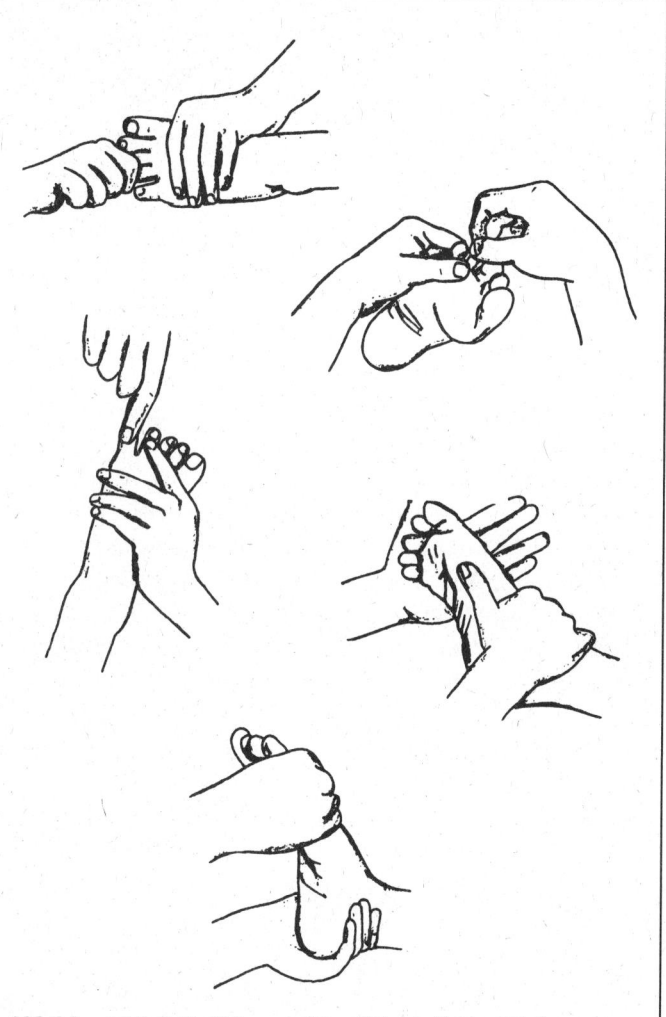

Abbildung 15: Jede Zehe wird in alle möglichen Richtungen bewegt, um Steifheit oder Bewegungseinschränkungen festzustellen.

Legen Sie beide Hände mit dem Daumen unter den Fuß, die Finger ruhen auf der Oberseite des Fußes. Wir halten einen Knochen in jeder Hand, und wir verschieben die Knochen nach oben und unten sowie gegeneinander. Während wir die Knochen bewegen, untersuchen wir die Beweglichkeit des oberen Rückens und der Brust.
Wir können die Sehnen biegen, indem wir sie ihrer ganzen Länge nach massieren, während sie vollkommen gestreckt sind. Der Zustand der Achillessehne zeigt den Zustand der Muskulatur des unteren Rückens und der Oberschenkel an. Um sie so weit wie möglich auszustrecken, drücken Sie den Fuß von sich weg. Die Sehne auf der Fußsohle, die im Wasserelement ist, zeigt den Zustand der Muskulatur von Bauch und Rücken an. Um sie zu strecken, drücken Sie die Zehen von sich weg. Die Sehnen der Zehen, die an der oberen Seite des Fußes bis zum Knöchel gehen, zeigen den Zustand der gesamten Rückenmuskulatur an. Um sie zu strecken, biegen wir die Zehen zu uns. Wenn wir die Zehen biegen, beobachten wir ihren Zustand, der sich vor allem auf das muskuläre System des ganzen Körpers bezieht. Eine ruhige, entspannte Person hat einen biegsamen Fuß, dessen Zehen beweglich und geschmeidig sind. Je höher die Anspannung im Muskelsystem ist, desto kürzer, härter, empfindlicher und bewegungsärmer sind die Sehnen. Das Gegenteil gilt für einen Mangelzustand: ein Fuß, der zu schwach ist, um sich selbst in Form zu halten, und sehr empfindlich reagiert, reflektiert Degeneration und Spannungslosigkeit in der gesamten Körpermuskulatur (Abb. 16).
3. *Abtasten:* Wir beginnen etwa zehn Zentimeter oberhalb des Knöchels und verwenden einen konstanten Druck bei der Daumen- und Fingertechnik. Dabei überprüfen wir langsam und sorgfältig jeden Zentimeter des Fußes. Der Druck sollte von der Person als angenehm empfun-

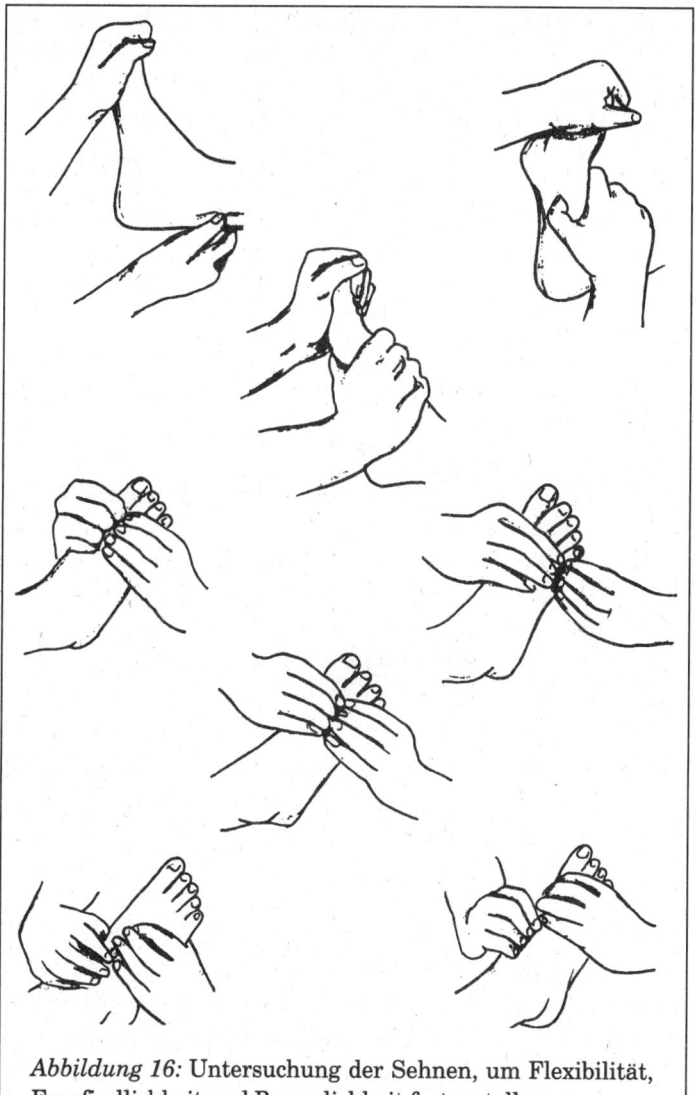

Abbildung 16: Untersuchung der Sehnen, um Flexibilität, Empfindlichkeit und Beweglichkeit festzustellen.

den werden, außer vielleicht an bestimmten Stellen. Während dieser Untersuchung achten wir auf bestimmte Regionen und Punkte, die Anzeichen von einem Überschuß der Elemente aufweisen.

Bei der Daumentechnik benutzen wir das obere Daumenglied; die anderen Gelenke bleiben fest. Der Druck geht vom Daumenballen unter dem Nagel aus, und das Daumengelenk ist um neunzig Grad abgewinkelt. Wenn wir einen Punkt untersucht haben, strecken wir den Daumen aus und gleiten zum nächsten Punkt. So kommt es zu einer fließenden Bewegung von Beugen – Pressen – Entspannen – Strecken – Bewegen von einem Punkt zum anderen. Der Druck entsteht nicht im Daumen, sondern in den anderen Fingern, die den Fuß auf der Oberseite halten. Indem wir die Hand anspannen und Kraft aus den unterstützenden Fingern der anderen Hand anwenden, erreichen wir einen kontrollierten Druck und vermeiden einen zu starken Druck, der zu Spannungen im Daumengelenk führt. Mit dieser Technik können wir weite Teile des Fußes kontinuierlich bearbeiten (Abb. 17).

Die Fingertechnik ähnelt der Daumentechnik, nur daß sie mit den Fingern angewandt wird. Achten Sie darauf, daß Sie die Finger bei der Arbeit am Fuß in einem angenehmen Winkel halten und daß die Obergelenke der Finger etwa neunzig Grad abgewinkelt sind, wenn Sie Druck ausüben (Abb. 18).

Die Daumen- und die Fingertechnik entdecken alle Punkte, die empfindlich sind und besonders auf Druck reagieren. Wenn die Elemente im Gleichgewicht sind, wirkt der Druck angenehm. Bei Überschuß oder Mangel verursacht der Druck Schmerzen, andere unangenehme Empfindungen oder ein Taubheitsgefühl. Sie können mit den Fingern auch Unterschiede in der Muskulatur,

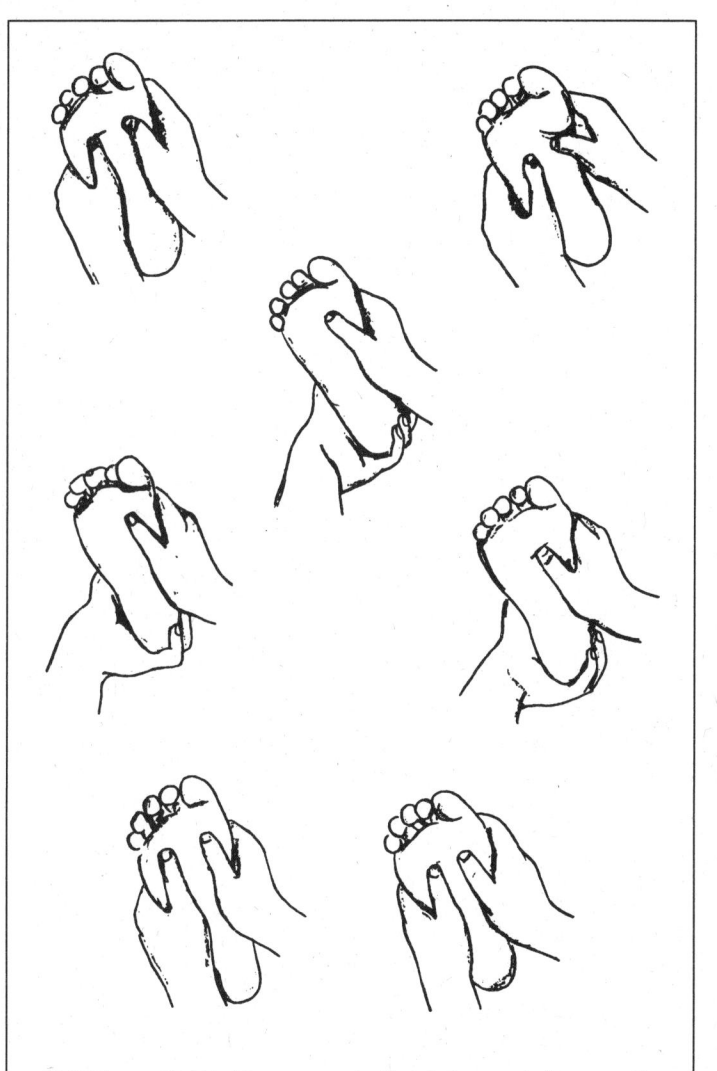

Abbildung 17: Die Daumentechnik wird verwendet, um die Fußsohle abzutasten.

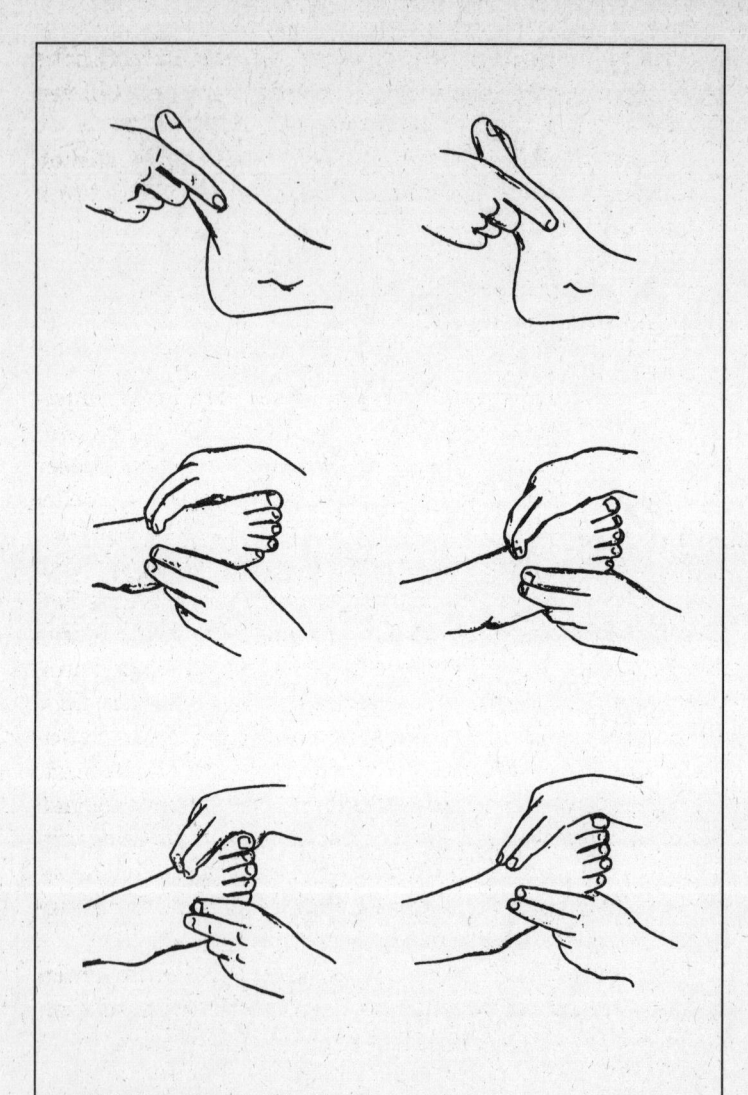

Abbildung 18: Die Fingertechnik wird verwendet, um den Fußrücken abzutasten.

kristalline Knoten, Schwellungen und unterschiedliche Empfindungen feststellen. So erhalten wir ein Bild von den disharmonischen Gebieten.
4. *Geruch:* Stellen Sie fest, ob die Füße einen deutlichen Geruch aufweisen, der scharf ist oder in anderer Form auffällig erscheint.

Allgemeine Zeichen

Allgemeine Zeichen sind Merkmale, die mit großer Ähnlichkeit bei vielen Menschen vorkommen, die an chronischen Erkrankungen leiden. Viele Leute, die eines dieser Zeichen aufweisen, leiden an Beschwerden, die dieselbe medizinische Diagnose haben oder ähnlich erlebt werden.

Das Zeichen beispielsweise für Asthma weist auf eine Disharmonie in der Bronchialregion hin. Wenn dieses Zeichen am Fuß erscheint, wissen wir, daß mit großer Wahrscheinlichkeit Atemprobleme bestehen. Und auch dann, wenn der Betreffende mit einem solchen Anzeichen nicht an diesen Beschwerden leidet, zeigt eine genaue Befragung, daß in diesem Gebiet ein Ungleichgewicht besteht, das sich auch in Symptomen äußert. Ein Asthmazeichen bei Menschen, die kein Asthma haben, weist auf Schwierigkeiten beim Atmen unter Belastung hin, auf häufige Bronchitis in der Kindheit oder eine Beeinträchtigung der Atemorgane durch Luftverschmutzung.

Wenn der Betreffende keine chronischen Beschwerden hat, obwohl ein entsprechendes Zeichen am Fuß erscheint, dann gibt es verschiedene Erklärungsmöglichkeiten:

- Die Beschwerden haben früher einmal existiert und sind jetzt nicht mehr aktuell, aber es besteht noch eine Neigung dazu.

- Die Beschwerden sind latent oder anlagebedingt und werden sich möglicherweise erst in der Zukunft zeigen.
- Jemand in der Familie – meist nicht mehr als eine Generation zurück – leidet an diesen Beschwerden, und der Zustand ist Teil eines Familienerbes. Wahrscheinlich tauchen diese Beschwerden immer wieder in der Familie auf.
- Das Zeichen wurde durch eine Fußverletzung verursacht und ist daher unwichtig.

Denken Sie daran, daß Menschen eine Disharmonie unterschiedlich erleben können, auch wenn die Zeichen am Fuß die gleichen sind. Daher sind die allgemeinen Zeichen nur Richtlinien, die uns helfen, die Beschwerden zu identifizieren. Wir müssen die individuellen Variationen jeder Störung genau herausfinden.

Die häufigsten allgemeinen Zeichen treten als Veränderungen in der Struktur oder der Form des Fußes zutage. Ein chronisches Muster, das schon lange besteht und im Körper eingeschliffen ist, verändert mit der Zeit die Art, wie der Betreffende seine Füße benutzt. Nach einer gewissen Zeit verursacht das entweder Veränderungen in der Struktur des Fußes (wie gekrümmte Zehen), oder es führt zu tiefen Linien oder Rillen im Gewebe. Ein chronisches disharmonisches Muster beginnt mit einer unausgeglichenen Energie in einem speziellen Element oder Organ. Das geschieht, wenn die Energie des Elements in seiner Zone viel zu stark ist und daher alle anderen Elemente, die zum Gleichgewicht nötig sind, herausdrängt (jedes Element braucht auch die drei anderen, um harmonisch zu sein) oder wenn die Energie des Elements schwach wird und die anderen Elemente stärker und dominierender in seinem Gebiet werden. Trockene, rauhe Haut in der Schulterzone zeigt zum Beispiel einen chronischen Zustand an, bei dem die Erdenergie viel zu stark ist und daher das Feuerelement in einem besonderen Gebiet betrifft und verändert. Auf der körperlichen Ebene kann dies ein verkalktes Schultergelenk sein (zuviel Erde), der Verlust der normalen Muskelspannung oder der Beweglichkeit der Schultermuskeln (schwaches Feuer).

Einige der allgemeinen Zeichen zeigen sich nicht klar als Element, das in ein anderes Element eindringt, sondern sie werden statt dessen als Linien auf dem Fuß gesehen, also als Strukturveränderung und nicht als eine andere Energiequalität. Wenn ein chronisches Muster tatsächlich daher kommt, daß der Körper lernt, auf die Umwelt zu reagieren, dann besteht das Gewohnheitsmuster im Körper noch dann, wenn das Ungleichgewicht, das es verursacht hat, schon verschwunden ist. Wenn zum Beispiel ein Kind vor seinem zwölften Lebensjahr häufig an Bronchitis erkrankte, sehen wir am Fuß asthmatische Zeichen: eine verzweigte Linie über dem Gebiet der Bronchien. Als Erwachsener kann dieser Mensch an keinerlei Atembeschwerden mehr leiden, aber wir sehen dennoch, daß sich der Körper immer noch so verhält, als ob ihm das Atmen schwerfallen würde. Das Atemsystem ist schwach und empfänglich für solche Störungen, wenn dieser Mensch älter wird.

Bei der Fußanalyse müssen Sie die vier Elemente und die chronischen Beschwerden, die die Qualitäten der Elemente beeinträchtigen, verstehen, damit Sie die häufigsten chronischen Störungen erkennen können. Bei fast allen Füßen gibt es mindestens zwei oder drei Hinweise auf einen chronischen Zustand. Wenn man sie sofort erkennt, wird die Analyse leichter, und das verleiht dem Therapeuten mehr Selbstvertrauen. Die meisten der allgemeinen Zeichen werden auf der körperlichen Ebene beschrieben, aber das ist nur ein oberflächliches Verständnis ihrer Bedeutung. Damit Sie die Elemente und ihre Symptome so schnell wie möglich kennenlernen, erklären wir jedes Element getrennt.

Allgemeine Zeichen im Element Luft: Allgemeine Zeichen im Luftelement deuten auf Verlust oder Schwäche dieses Elements hin. Das zeigt sich nicht nur durch Symptome am Kopf, sondern auch in dem Verlust von Konzentration und Gedächtnis, einer Schwäche der Sinnesorgane und dem Nachlassen der Intelligenz. In Tabelle 1 sind Zeichen aufgelistet, die entweder daraus resultieren, daß andere Energien stärker in der Luftregion erscheinen, oder daß sich bestimmte dem Luftelement zugehörige Angewohnheiten eingeschliffen haben. In beiden Fällen haben wir es mit einer unausgeglichenen Situation zu tun, die die Eigenschaften des Elements stört und verdunkelt.

Tabelle 1: **Luft**

Zeichen	Beschwerden
1. Eingewachsener Nagel der großen Zehe oder anderer Zehen.	Häufige Kopfschmerzen oder Migräne.
2. Rote, geschwollene Zehenballen.	Sinusitis.
3. Die kleine Zehe ist gekrümmt, rot, schwielig oder unter der vierten Zehe versteckt.	Menstruationsstörungen (Schmerzen, Unregelmäßigkeit, klimakterische Beschwerden), Prostatabeschwerden.
4. Zehen, die sich unter- und übereinander krümmen, oder deformierte Zehen.	Kopfbeschwerden: zweite und dritte Zehe = Augen, vierte und fünfte Zehe = Ohren (Abb. 19/A).
4a. Zeichen in der Augenregion (Querlinien in der Mitte der zweiten und dritten Zehe).	Sehstörungen (Abb. 19/B).

Zeichen	Beschwerden
4b. Zeichen in der Ohrenregion (Basis der vierten und fünften Zehe).	Hörstörung, Schwindel, Ohrensausen (Abb. 19/C).
5. Trockene, rauhe Haut an der Außenseite der großen Zehe.	Beschwerden der oberen Wirbelsäule mit in den Kopf ausstrahlendem Druck, Schmerz oder Taubheit in den Armen (Abb. 20/A).
6. Tiefe Linie an der Außenseite der großen Zehe oder etwas tiefer.	Schleudertrauma (Abb. 20/B).
7. Rötung, Schwellung oder Druckspuren in der Kehlenregion.	Empfindlicher Hals, Knoten auf den Stimmbändern, Neigung zu Halsentzündungen, Zustand nach einer Mandeloperation, Heiserkeit, Spukken (Abb. 20/C).
8. Linien auf den Zehen.	Narben am Kopf.
9. Verschiedenfarbige Flekken unter den Zehennägeln, Nagelmykose.	Zahn-, Gaumen- und Haarprobleme (Abb. 21/A).
10. Die vierte Zehe ist so verdreht, daß ihr Nagel in Richtung der großen oder kleinen Zehe zeigt.	Lernbehinderung, Dyslexie; gestörtes visuelles und auditives Lernen; alle nicht körperlich bedingten Hör- und Sehstörungen (Abb. 21/B).
11. Flecken oder Muttermale auf den Zehen.	Ungewöhnlich reiches Traumleben (Abb. 21/C).
12. Flecken im oberen Teil des Fußes an der Zehenbasis.	Störungen des Gleichgewichts und des Mittelohrs (Abb. 22/A).

Zeichen	*Beschwerden*
13. Taubheitsgefühl in der vierten und fünften Zehe.	Druck oder Beschwerden der unteren Wirbelsäule (vierter und fünfter Lendenwirbel).
14. Taubheitsgefühl in der großen Zehe.	Druck oder Beschwerden zwischen dem ersten und zweiten Halswirbel.
15. Die dritte Zehe ist zu lang oder zu kurz.	Grundlegendes, unlösbares Problem: Störung des Immunsystems oder des mentalen-emotionalen Gleichgewichts (Abb. 22/B).
16. Flecken in der Zone der obersten Wirbelsäule.	Genetische Störung oder Erkrankung (Abb. 22/C).
17. Die große Zehe knirscht.	Steifer Nacken.

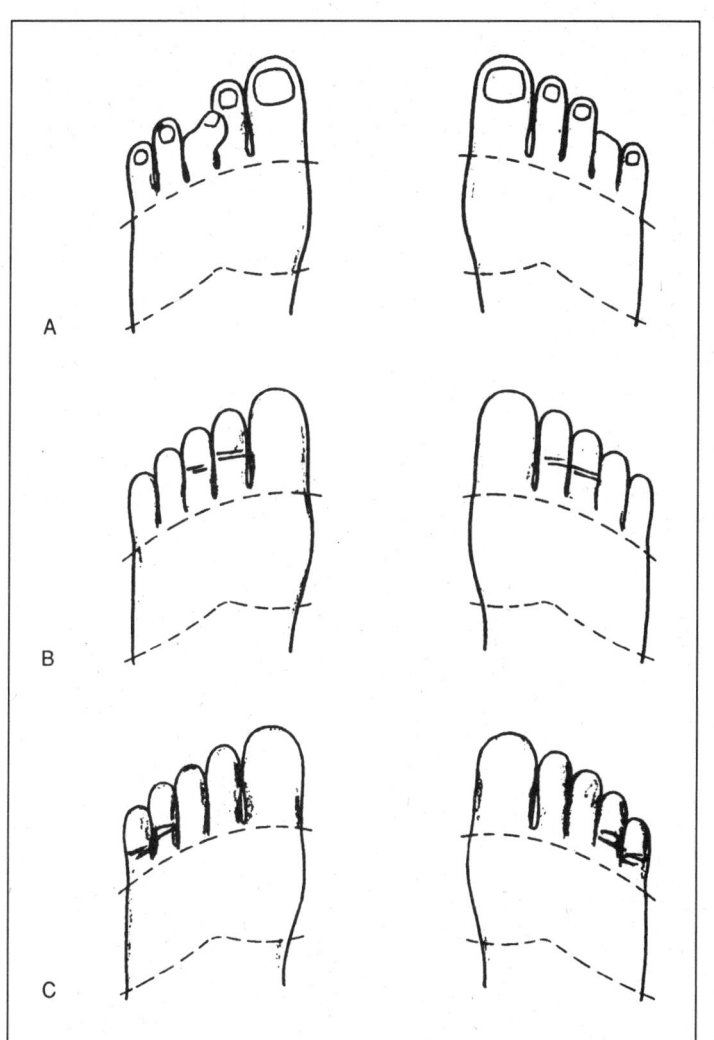

Abbildung 19: Luft. A: Die Zehen können sich in verschiedene Richtungen und auf verschiedene Weise krümmen. B: Zeichen im Augengebiet. C: Zeichen im Ohrengebiet.

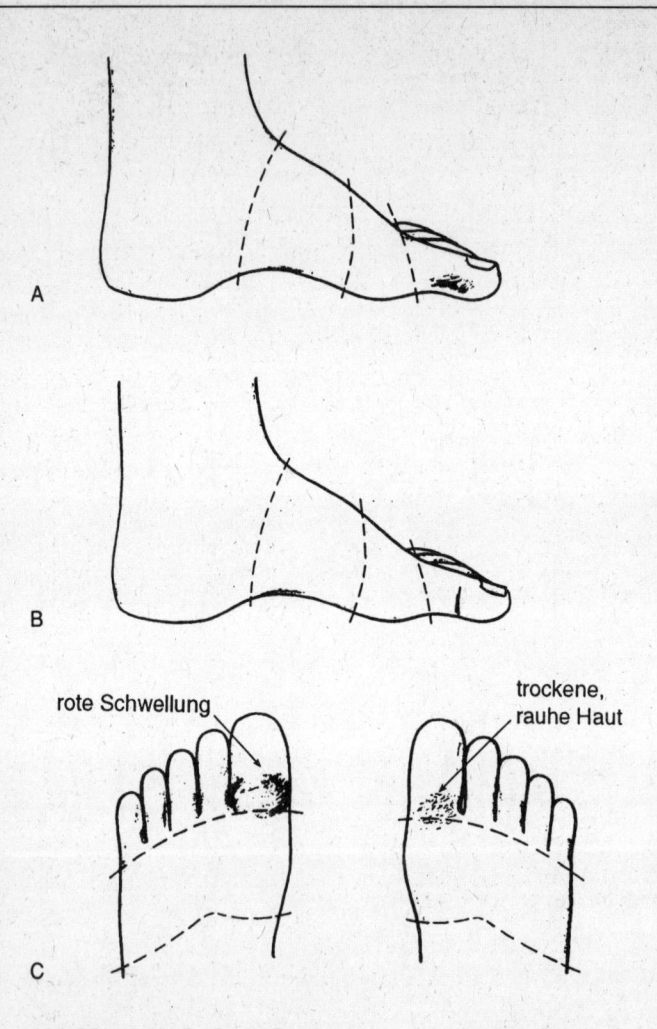

Abbildung 20: Luft. A: Zeichen eines steifen Nackens. B: Zeichen eines alten Schleudertraumas. C: Halsbeschwerden.

Labels in C: rote Schwellung; trockene, rauhe Haut

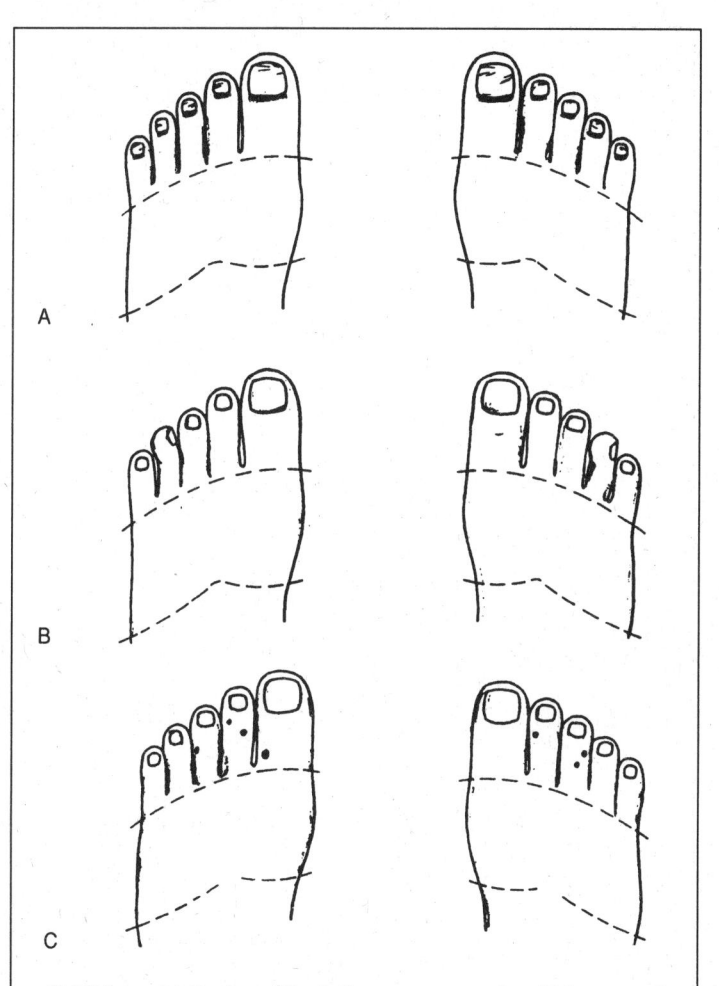

Abbildung 21: Luft. A: Verfärbungen unter dem Zehennagel weisen auf eine Störung der Zähne und des Gaumens hin. B: Eine gekrümmte vierte Zehe zeigt eine mögliche Dyslexie. C: Flecken auf den Zehen sind ein Hinweis auf ein ungewöhnlich reiches Traumleben.

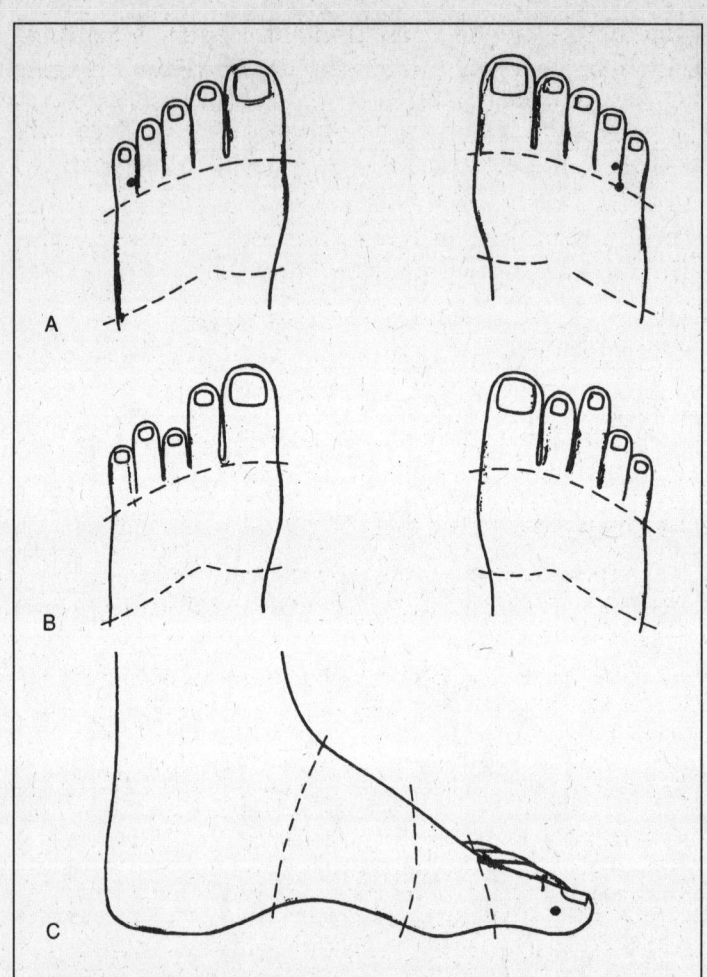

Abbildung 22: Luft. A: Ein Fleck im Gebiet des Mittelohrs zeigt Schwindel an. B: Eine sehr lange oder sehr kurze dritte Zehe ist ein Hinweis auf ein grundlegendes Ungleichgewicht. C: Flecken im Gebiet der oberen Wirbelsäule können eine genetische Störung anzeigen.

Allgemeine Zeichen im Element Feuer: Allgemeine Zeichen im Feuerelement hindern das Feuer am Brennen. Die Atmung, die Muskelspannung und das Herz können davon betroffen sein. Kreativität, Selbstausdruck, Vertrauen und handwerkliche Fähigkeiten sind möglicherweise gestört. Das Feuerelement ist ein aktives Element, daher werden Arbeit und Verhalten von einem chronischen Muster in diesem Bereich stark betroffen.

Tabelle 2: **Feuer**	
Zeichen	*Beschwerden*
1. Trockene, rauhe Haut unter der fünften Zehe; das untere Gelenk der kleinen Zehe ist schwer beweglich.	Schulterbeschwerden (Abb. 23/A).
2. Hochgezogene, unbewegliche Zehen, gespannte Sehnen im Feuergebiet.	Spannung in Nacken und Schultern (Abb. 23/A und B).
3. Verzweigte Linien, tiefe Fissur in der Zone der Luftröhre oder ein langer trockener Hautstreifen in diesem Gebiet.	Asthma (Abb. 24/A).
4. Querlinien in der Haut im Feuergebiet bei Kindern über zwei Jahren.	Pfeifende Atmung (Stridor; Abb. 24/B).
5. Schwielen im Feuergebiet, trockene, rauhe, graue, feste Haut.	Starke Raucher. Angina pectoris (Verschluß der Blutgefäße zum Herzen), Emphysem (Abb. 24/C).
6. Trockenheit, kleiner als bei Angina pectoris und von einem roten Rand umgeben.	Brustamputation, das Zeichen ist auf der operierten Seite zu sehen (Abb. 25/A).

Zeichen	*Beschwerden*
7. Geschwollene, empfindliche, rote Feuerzone.	Lungenentzündung oder eine andere Lungenerkrankung.
8. Eine gerade Linie längs oder quer durch das Feuergebiet.	Tod eines geliebten Menschen (Abb. 25/B).
9. Eine kleine, sehr tiefe Einkerbung, Fissur oder kleine Schwiele im Herzgebiet.	Überstandener Herzinfarkt. Kann an beiden oder nur einem Fuß auftreten (Abb. 25/C).
10. Ein heller Fleck in einer sonst gesunden Herzzone.	Prolaps der Herzklappe.
11. Eine Linie zwischen Feuer und Wasser im Herzgebiet.	Anzeichen einer Trennung (Abb. 26).
12. Eine längliche Linie, ähnlich wie bei Punkt 8.	Operation am offenen Herzen.

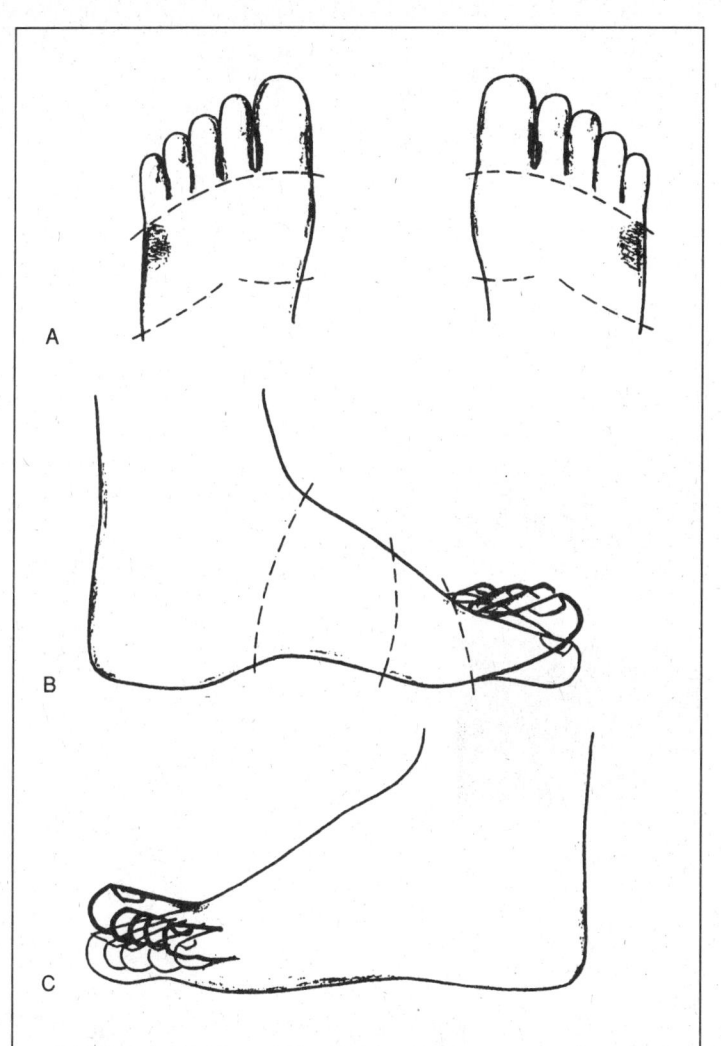

Abbildung 23: Feuer. A: Trockene Haut weist hier auf Schulterbeschwerden hin. B und C: Hochgezogene Zehen durch kurze Sehnen im Feuergebiet.

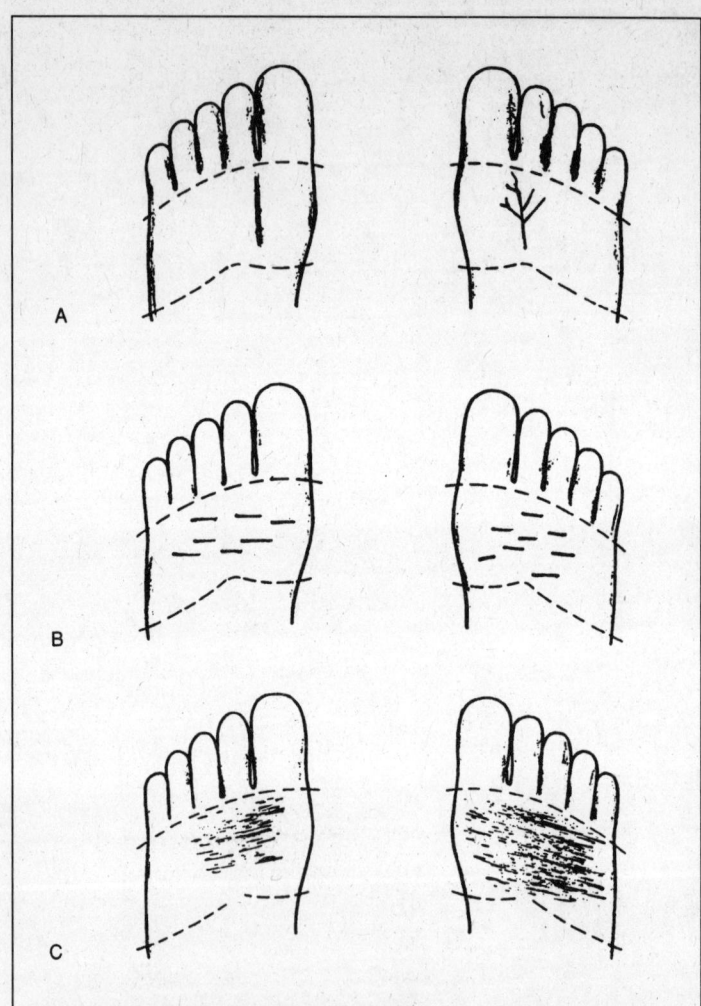

Abbildung 24: Feuer. A: Gerade oder verzweigte Linien weisen auf Asthma hin. B: Vertikale Linien weisen auf Stridor hin. C: Trockene, rauhe, graue Haut weist auf ein Emphysem hin.

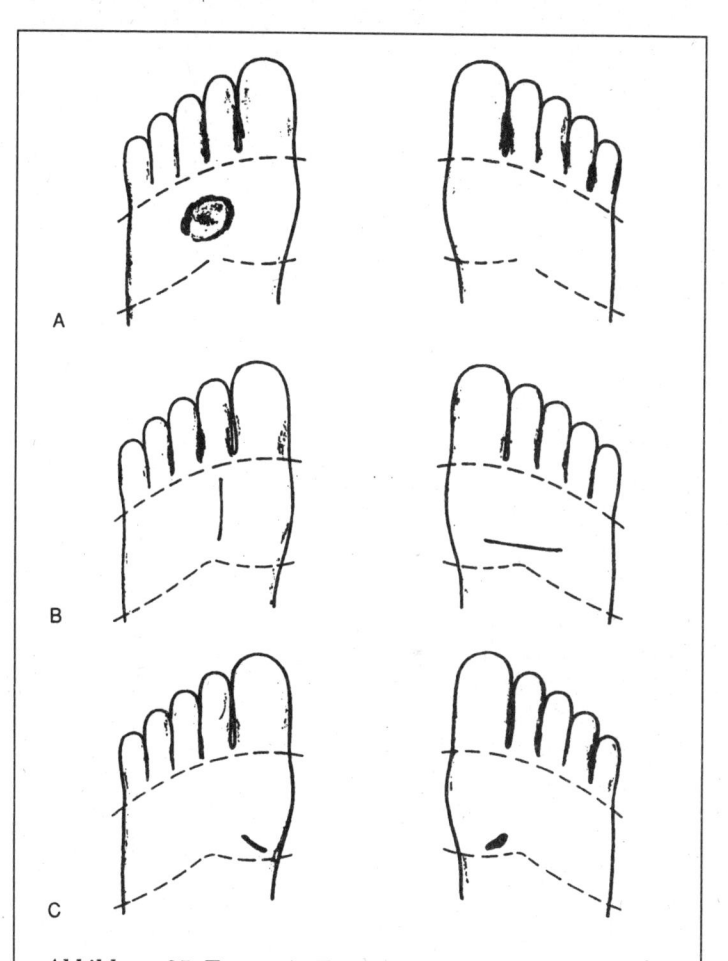

Abbildung 25: Feuer. A: Trockene, rauhe Haut, umgeben von einem roten Rand, zeigt eine Brustamputation an.
B: Eine vertikale oder horizontale Linie zeigt den Tod eines geliebten Menschen an. C: Eine tiefe, kleine Narbe oder Linie im Herzgebiet weist auf einen überstandenen Herzinfarkt hin.

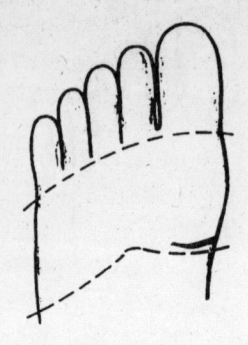

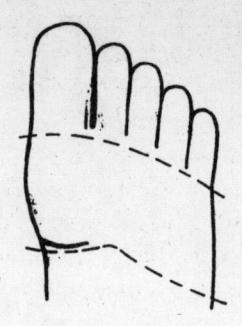

Abbildung 26: Feuer. Eine gekrümmte Linie an der Grenze zwischen Feuer und Wasser zeigt die zurückliegende Trennung einer Beziehung an.

Allgemeine Zeichen im Element Wasser: Allgemeine Zeichen im Wasserelement (Tabelle 3) geben Hinweise auf Disharmonien im Verdauungstrakt und im Fluß der Körpersäfte. Verstopfung oder Blasenschwäche sind deutliche Störungen des Wasserelements. Das Wasserelement steht für die Gefühlswelt, daher zeigt ein chronisches Muster, wie eine Person ihre Gefühle auf einer tieferen Ebene erlebt. Die Art, wie ein Mensch mit Angst umgeht, viele chronische Muster und alle alten Emotionen sind unter den Wogen des Wassers begraben.

Tabelle 3: **Wasser**	
Zeichen	Beschwerden
1. Tiefe, ausgeprägte Linien oder Fissuren im Magengebiet.	Geschwür, Reizmagen. Rote Linien und Schmerzen zeigen ein akutes Geschwür an (Abb. 27/A).
2. Sternförmiger Fleck, Linien, ein Loch oder Leberfleck auf dem Zwerchfellgebiet.	Zwechfellbruch (Abb. 27/B).
3. Querlinien im Zwerchfellgebiet.	Kurzatmigkeit, starke Anspannung des Zwerchfells, nichtallergische Atembeschwerden (Abb. 28/A).
4. Dunkle Färbung und scharfer Schmerz im Gebiet der Gallenblase.	Gallensteine (Abb. 28/B).
5. Rillen im Leber- und Milzgebiet.	Allergie, eventuell Hautallergie (Abb. 29/A).
5a. Rillen mit starken Zeichen auf den Zehenballen.	Heuschnupfen, Allergie der Nebenhöhlen, Augen und Ohren (Abb. 29/A).

Zeichen	Beschwerden
5b. Zusammen mit einem Asthmazeichen.	Allergisches Asthma oder Allergie der Atemwege (Abb. 29/A).
6. Tiefe Linie über dem Lebergebiet.	Frühere Hepatitis, geschwächte Leberfunktion (Abb. 29/B).
7. Tiefe Linie über dem Milzgebiet.	Frühere fieberhafte Erkrankungen. Neigung zu niedrigem Fieber (Abb. 30/A).
8. Tiefe Linie über Milz und Leber, beginnt im Feuergebiet und reicht ins Erdgebiet bis unter die vierte und fünfte Zehe, beidseitig.	Bestehende oder drohende Arthritis (Abb. 30/B).
9. Rote Flecke, kleine Schadstellen oder ungewöhnlicher Ausschlag in der weichen Wasserzone.	Kolitis, kleine Wunden in den Darmwänden (Abb. 31/A).
10. Querlinien und allgemeine Trockenheit im Wassergebiet.	Chronische Obstipation (Abb. 31/B).
11. Vertikale Linien und Nässe im Wassergebiet.	Chronische Diarrhöe (Abb. 31/C).
12. Kreuz und quer verlaufende Linien.	Wechsel zwischen Verstopfung und Durchfall. Reizdarm (Abb. 32/A).
13. Trockenheit im Nierengebiet und Linien von der Niere zur Blase.	Nierensteine. Chronische Beschwerden des Harntraktes (Abb. 32/B).

Zeichen	Beschwerden
14. Leberflecken im Nierengebiet.	Genetische oder familiär bedingte Nierenschwäche (Abb. 33/A).
15. Linien von der Niere und Blase mit allgemeiner Trockenheit.	Der Betreffende trinkt zu wenig (Abb. 33/B).

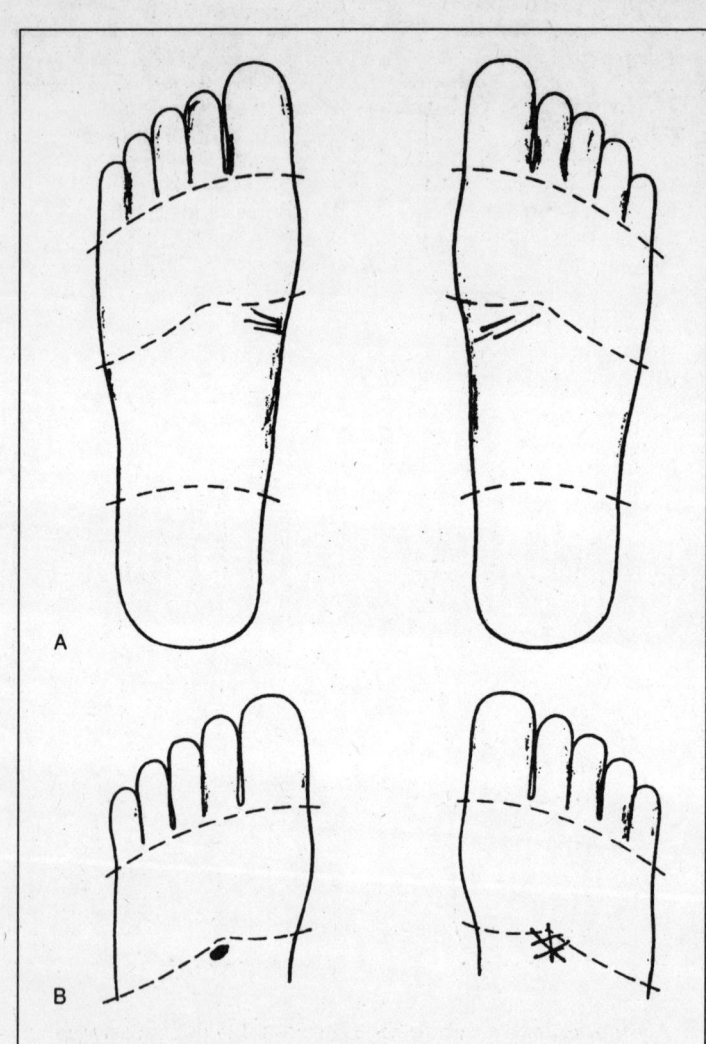

Abbildung 27: Wasser. A: Linien im Magengebiet deuten auf ein Geschwür hin. B: Ein Fleck im Zwerchfellgebiet weist auf einen Zwerchfellbruch hin.

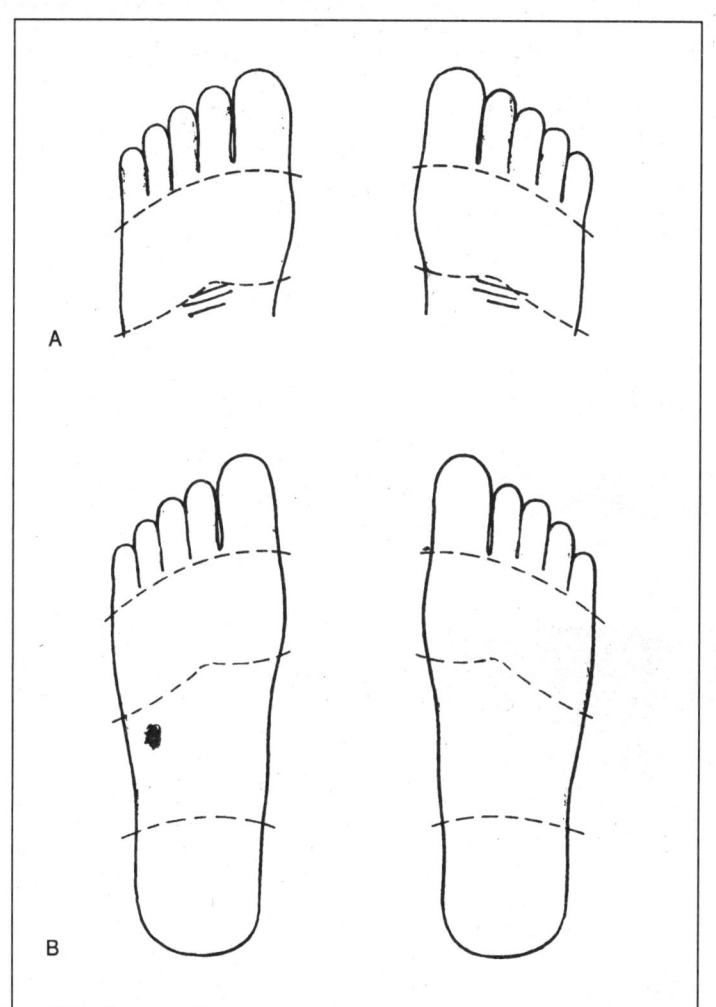

Abbildung 28: Wasser. A: Eine horizontale Linie im Zwerchfellgebiet weist auf eine Verkrampfung des Zwerchfells hin. B: Dieser Fleck ist ein Hinweis auf Schwierigkeiten mit der Gallenblase. Er ist nur am rechten Fuß zu sehen.

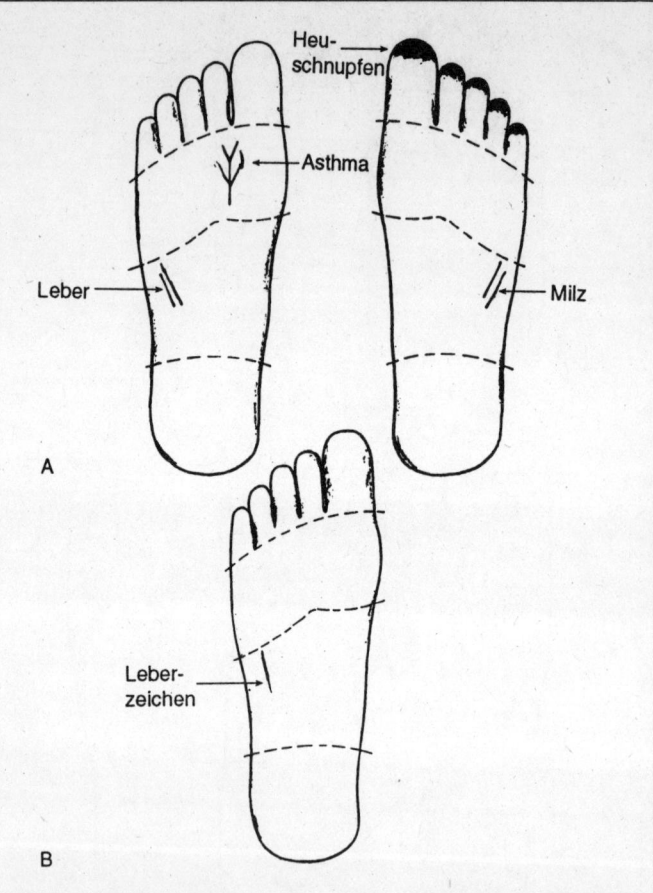

Abbildung 29: Wasser. A: Linien im Gebiet von Leber und Milz weisen auf Allergien hin. Wenn sie mit Asthmazeichen auftreten, dann leidet der Betreffende an Asthma. Wenn sie zusammen mit starken Zeichen an den Zehenballen auftreten, leidet der Betreffende an Allergien, die Nebenhöhlen, Augen und Ohren betreffen. B: Eine Linie über dem Lebergebiet zeigt Leberstörungen an.

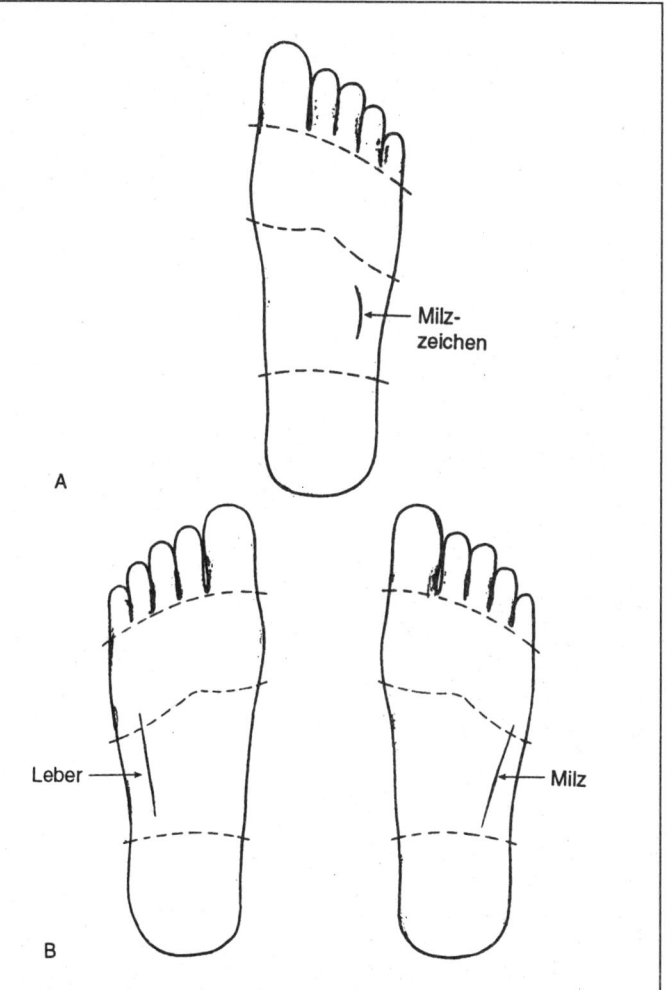

Abbildung 30: Wasser. A: Eine Linie im Milzgebiet weist auf Anfälligkeit für Heuschnupfen hin. B: Linien im Leber- und Milzgebiet sind ein Hinweis für eine Neigung zu Arthritis.

trockenes Gebiet

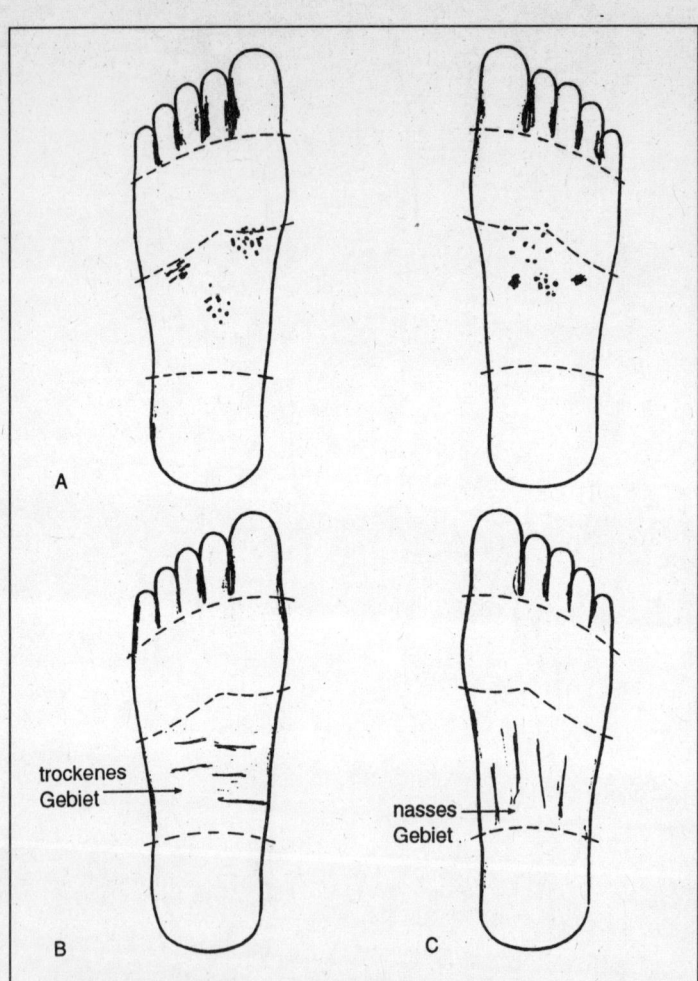

nasses Gebiet

Abbildung 31: Wasser. A: Rote Flecken im Wasserelement weisen auf Kolitis hin. B: Horizontale Linien und Trockenheit im Wasserelement zeigen Verstopfung an. C: Vertikale Linien und Feuchtigkeit im Wasserelement weisen auf Diarrhöe hin.

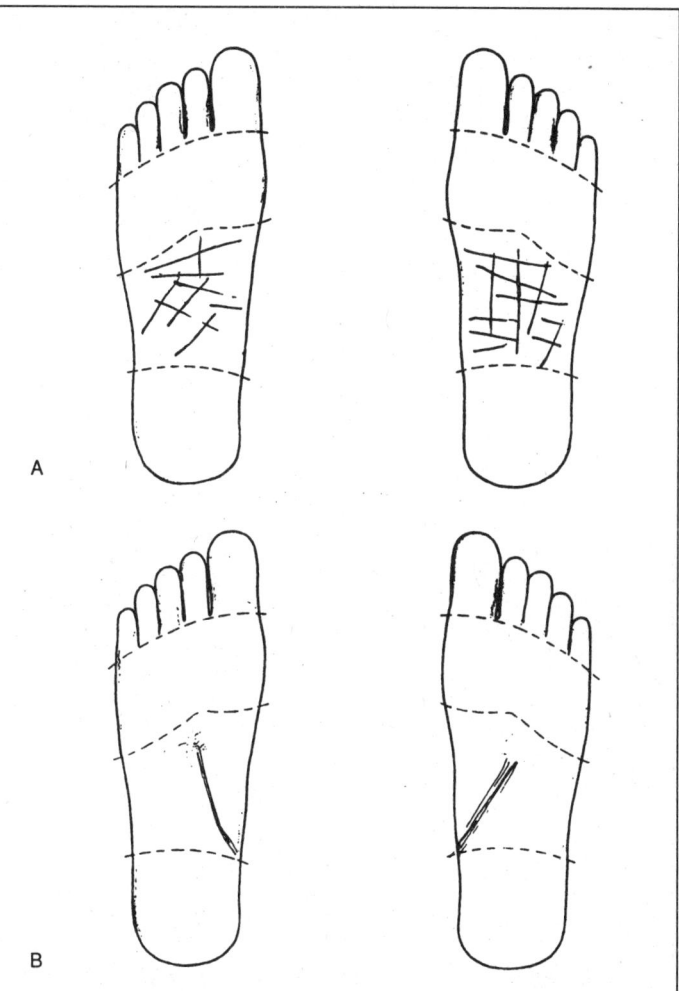

Abbildung 32: Wasser. A: Horizontale und vertikale Linien im gesamten Wassergebiet weisen auf Darmreizungen hin. B: Tiefe Linien vom Gebiet der Niere zur Blase zeigen chronische Beschwerden des Harntrakts an.

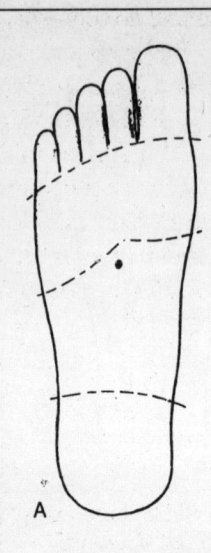

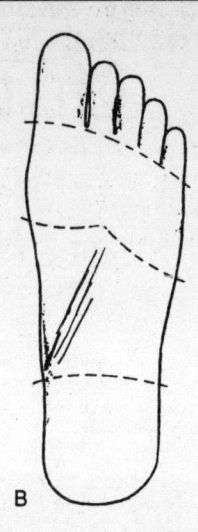

Abbildung 33: Wasser. A: Der Fleck weist auf ein genetisches Ungleichgewicht der Nieren hin. B: Dünne, trockene Linien vom Nieren- zum Blasengebiet bedeuten, daß nicht genügend Körperflüssigkeit vorhanden ist.

Allgemeine Zeichen im Element Erde: Allgemeine Zeichen im Erdelement (Tabelle 4) zeigen ein Ungleichgewicht in den Knochen, im Hormonsystem, in den Keimdrüsen und natürlich in den Beinen an. Wenn wir die Erdenergie betrachten, sehen wir auch, wie stabil eine Person ist und wie sie mit ihrem Familienleben und ihrer Sexualität umgeht. Das Erdelement zeigt uns, wie eine Person mit der Welt und den anderen grundlegenden Bedürfnissen des täglichen Lebens klarkommt und wie stark ihr Überlebenstrieb ist.

Tabelle 4: **Erde**	
Zeichen	*Beschwerden*
1. Ausgeprägte Zeichen von Mangel oder Überschuß im Blasengebiet.	Chronische Blasenbeschwerden. Überschuß weist auf eine Entzündung hin (Abb. 34/A).
2. Streifen zwischen Erde und Wasser, Querlinie unterhalb des Knöchels, Streifen zwischen dem ersten und dem zweiten Erdabschnitt.	Kaiserschnitt, Hysterektomie, Abtreibungen (Abb. 34/B).
3. Linie zwischen Erde und Wasser im Gebiet des unteren Rückens.	Probleme mit der Lendenwirbelsäule. Je tiefer und älter die Linie, desto chronischer sind die Beschwerden (Abb. 35/A).
4. Sehr trockene, rauhe Ferse mit empfindlichen, roten Flecken in der Mitte; roter, geschwollener Fleck mitten im Erdgebiet.	Akute Ischialgie. Bei einem Knoten in diesem Gebiet handelt es sich um eine chronische Entzündung des Ischiasnervs.

Zeichen	*Beschwerden*
5. Tiefe Linien und Risse mit einem Ring trockener, rauher Haut um die Ferse herum.	Hämorrhoiden (Abb. 35/B).
6. Tiefe Linien im Gebiet des Afters.	Analfissur, brennender, blutender, schmerzhafter After; Rückenschmerzen (Abb. 36/A).
7. Längslinie unterhalb des Knöchels, oberhalb der Analregion in Richtung des Wasserelements.	Schwere Wehen und schwere Entbindung, bezieht sich jedoch nicht auf die Geburt der Frau selbst (Abb. 36/B).
8. Kurze, verdickte, starre Achillessehne mit Querlinien.	Verkürzungen, Druckgefühl an der Lendenwirbelsäule und den Gesäßmuskeln. Krämpfe während der Regel (Abb. 36/C).
9. Schwellungen um den Knöchel.	Krämpfe während der Regel.

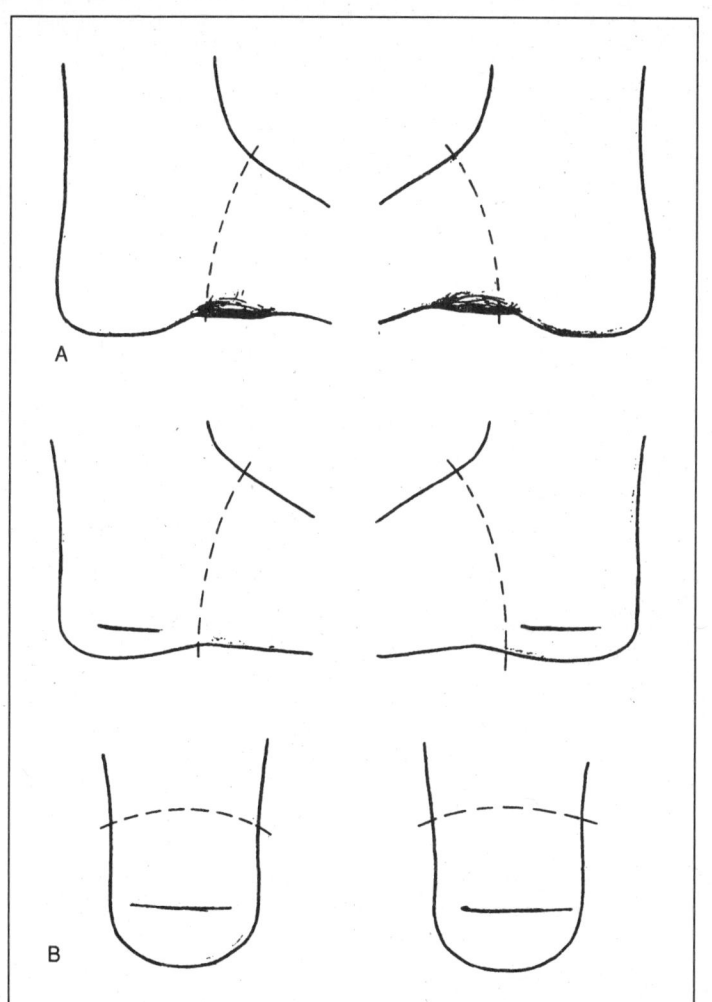

Abbildung 34: Erde. A: Ein geschwollenes rotes und heißes Gebiet oder ein leeres, kaltes Gebiet zeigen chronische Blasenbeschwerden an. B: Linie, die nach einem Kaiserschnitt oder einer Unterbauchoperation erscheint.

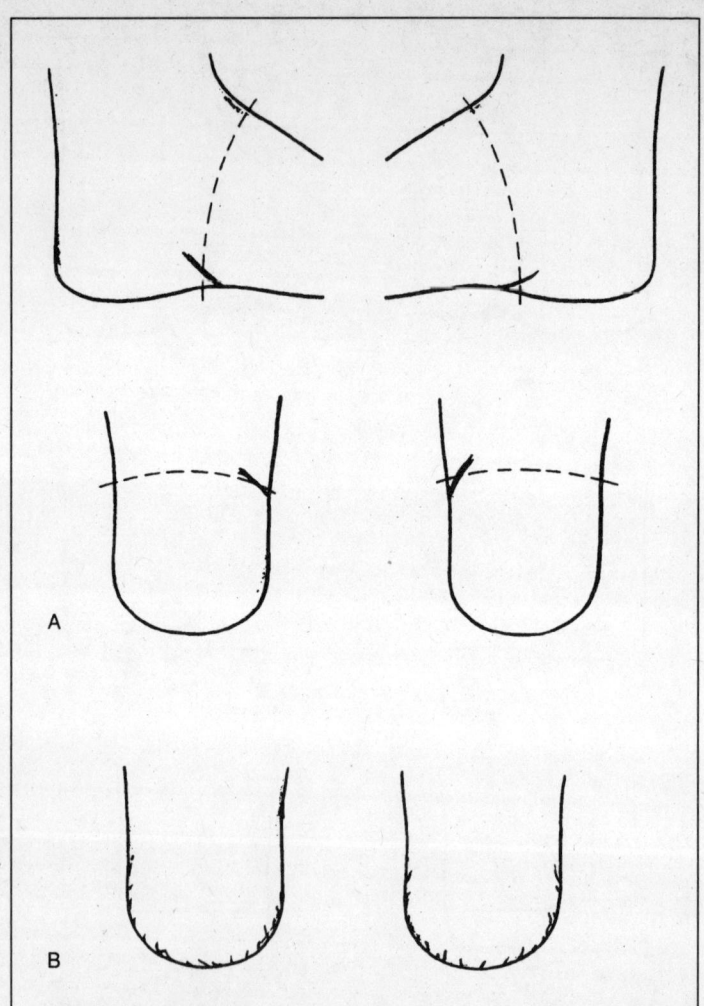

Abbildung 35: Erde. A: Eine tiefe Rille an der Grenze zwischen Erde und Wasser weist auf Schmerzen in der Lendenwirbelsäule hin. B: Rissige Fersenränder mit trockener Haut sind ein Zeichen für Hämorrhoiden.

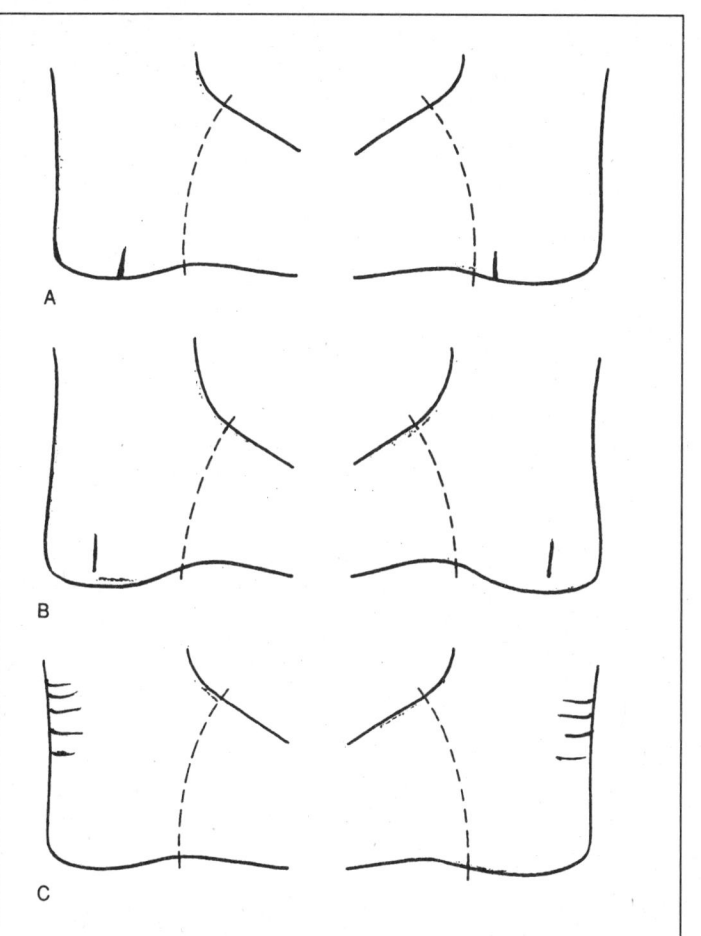

Abbildung 36: Erde. A: Eine tiefe Linie im Aftergebiet weist auf Fissuren hin. B: Eine vertikale Linie im Uterus- oder Prostatagebiet bezeichnet ein Geburtstrauma. C: Linien auf der Achillessehne weisen auf verkrampfte Muskeln im unteren Teil des Rückens hin und sind ein Hinweis auf eine Neigung zu Krämpfen während der Menstruation.

Allgemeine Zeichen: Die folgende Tabelle enthält Indikatoren, die den gesamten Fuß und nicht nur ein besonderes Element betreffen. Diese Symptome sind normalerweise im ganzen Körper verbreitet, oder sie betreffen ein System, das sich nicht nur in einem einzigen Element zeigt, sondern mehrere Elemente einbezieht. Man kann sie nur dann identifizieren, wenn man den Fuß als Ganzes betrachtet. Hoher Blutdruck zum Beispiel entsteht durch zuviel Druck in den Blutgefäßen, und dieser Zustand zeigt sich am gesamten Fuß.

Tabelle 5: **Allgemeine Zeichen**

Zeichen	Beschwerden
1. Trockener Fuß. Überschuß an Zeichen im Erdelement. Klebrige Trockenheit. Der Fuß riecht nach Azeton, oft mit einem Knoten, einer Wölbung oder sehr tiefen Linie im Gebiet der Bauchspeicheldrüse.	Diabetes.
2. Voller, roter, warmer, geschwollener Fuß.	Bluthochdruck. Der Fuß sieht aus, als ob das Feuerelement die Kontrolle übernommen hätte. Die Muskeln sind hyperton.
3. Blasser, weicher, kalter, heller, dünner Fuß mit großem Wasserelement.	Niedriger Blutdruck.
4. Ein Fußgewölbe ist tiefer als das andere.	Skoliose (Abb. 37).
5. Extremer Mangel oder Überschuß an Energie.	Müdigkeit, Abgeschlagenheit.

Zeichen	Beschwerden
6. Extremer Mangel oder Leere des ganzen Fußes.	Neigung zu bösartigen Erkrankungen wie Krebs. Bei einem Tumor zeigen sich deutliche Zeichen von Überschuß in der Fußzone, die dem Tumor entspricht, wenn der Tumor Druck erzeugt.
7. Eine deutliche gerade Linie an jeder Stelle des Fußes.	Operationen oder tiefe Narben mit Narbengewebe, möglicherweise Verwachsungen.
8. Der Fuß ist kalt und naß, er schwitzt und wird bei Berührung kälter.	Der Klient erlebt starke Ängste oder eine angstmachende Situation.
9. Schmerzen in den neun Punkten, die dem Endokrinum entsprechen; Hormonsystem und Vitalität sind im Ungleichgewicht.	Geschwächtes Immunsystem. Genesungsphase nach einer Erkrankung. Autoimmunkrankheit (Abb. 38).

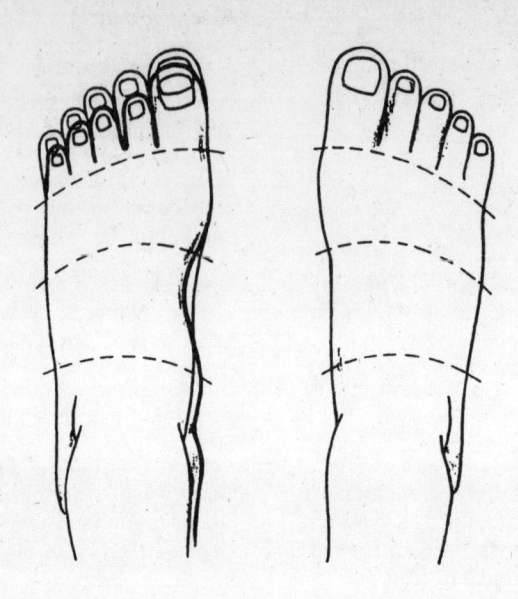

Abbildung 37: **Ein großer Unterschied in den Fußgewölben weist auf eine seitliche Verkürzung und Kontraktion einer Hälfte des Rückens hin. Das kann auf eine Skoliose hindeuten.**

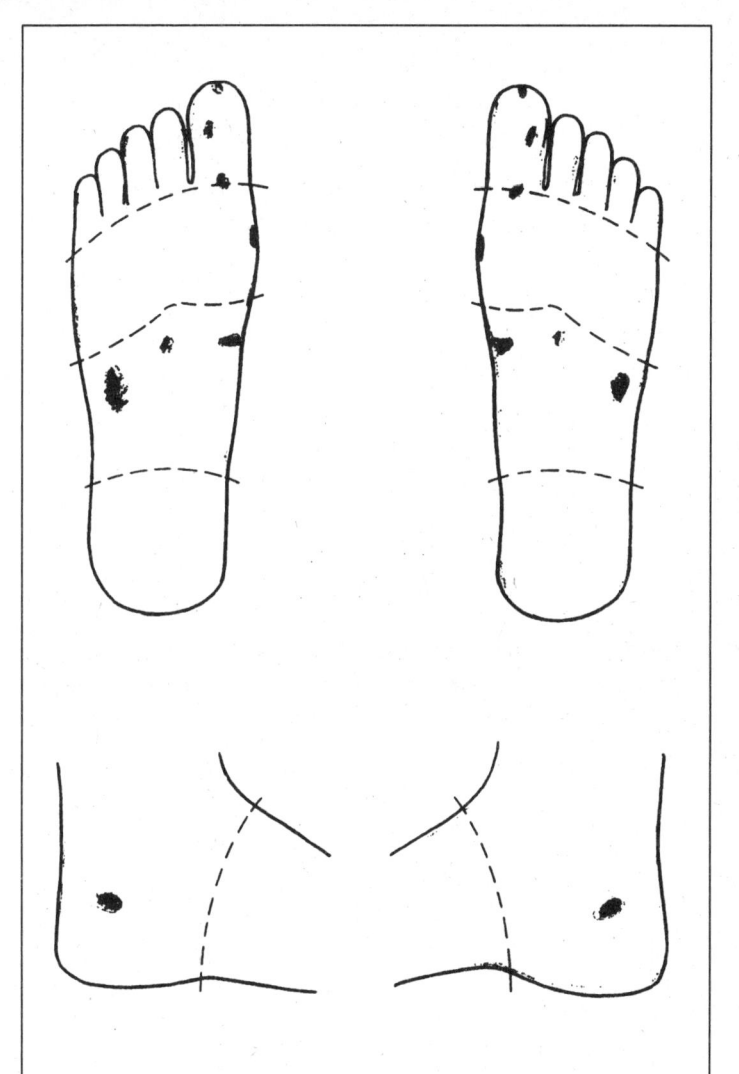

Abbildung 38: Diese neun Punkte beziehen sich auf die Vitalität und das Immunsystem.

4. Die Untersuchung der Körpersymptome

Wenn wir alle Untersuchungsmethoden, die im dritten Kapitel beschrieben sind, abgeschlossen haben, fahren wir mit unserer Analyse fort und nehmen eine gründliche Betrachtung der besonderen Körpersymptome, ihrer Lokalisation und wahrscheinlichen Ursachen vor.

Die Anamnese

Um den Patienten auf der körperlichen Ebene gründlich zu erfassen, müssen wir eine genaue Anamnese erstellen:

1. Größe, Gewicht, Alter.
2. Krankengeschichte, schwere Erkrankungen, Operationen, Verletzungen, Brüche, Traumen usw., wiederholte, chronische oder traumatische Zustände in Gegenwart oder Vergangenheit, gelöst und ungelöst.
3. Frühere und jetzige Medikationen, regelmäßiger Medikamentenkonsum.
4. Muster und Lebensgewohnheiten in bezug auf Schlaf, Träume, Diät (was, wie, wann), Alkohol, Tabak, Drogen, Medikamente und regelmäßige Aktivitäten wie Sport und Hobbys.
5. Beruf.
6. Spannung und Streß.
7. Genetische vererbte Leiden und Gesundheitsprobleme in der Familie wie Diabetes, Bluthochdruck, Epilepsie, Krebs und Geisteskrankheiten.

Im allgemeinen erhellt solch eine kurze Anamnese viele Fakten im Leben des Betroffenen und gibt wertvolle Hintergrundinformationen. Am folgenden Beispiel sehen wir, was wir aus einer Anamnese lernen können:

Allgemeine Informationen
Name: Jane Doe
Alter: 25
Gewicht: 65 kg
Größe: 173 cm
Kinder: keine
Eßgewohnheiten: seit 12 Jahren Vegetarierin
Medikamente: keine
Sport: regelmäßige Gymnastik
Rauchen: Nichtraucherin
Trinken: trinkt keinen Alkohol

Fallgeschichte
Krankengeschichte: Luftziehen (Stridor) bis zum dritten Lebensjahr, Hals- und Ohrenentzündungen bis zum achten Lebensjahr, seitdem zweimal pro Jahr wiederkehrende Infektionen. Der Blinddarm wurde mit sechs Jahren ohne Komplikationen entfernt.

Erste Menstruation mit zwölf Jahren. Der Zyklus ist immer unregelmäßig. Am ersten Tag der Menstruation Schmerzen, gebessert nur durch die Einnahme der Antibabypille.

Der Magen ist seit der Kindheit empfindlich. Schweres, fettes Essen führt zu Völlegefühl; gelegentlich Sodbrennen und Übelkeit.

Virushepatitis mit sechzehn Jahren, ohne Komplikationen. Autounfall mit achtzehn Jahren, Schleudertrauma; seitdem Empfindlichkeit im Nacken mit leichter Bewegungseinschränkung beim Kopfdrehen.

Schmerz und Empfindlichkeit der linken Schulter seit

dem zwanzigsten Lebensjahr; keine nennenswerte Besserung durch Physiotherapie. Taubheitsgefühl in den Händen besonders links, nimmt keine Medikamente. Akupunktur linderte die Schulterschmerzen für ein halbes Jahr.

Gegenwärtige körperliche Beschwerden: Kopfschmerzen, rezidivierende Magenbeschwerden, Sodbrennen, eingeschränkte Kopfbewegung, starke Schmerzen in der linken Schulter, Taubheitsgefühl in den Händen, unregelmäßige Menstruation und Krämpfe am ersten Tag der Regel. Derzeit keine Medikation oder Behandlung.

Eßgewohnheiten und Sport: Ißt unregelmäßig. Lebt seit etwa zwölf Jahren vegetarisch. Ernährt sich nicht ausreichend, nimmt keine Vitaminpräparate; raucht und trinkt nicht, nimmt täglich etwa drei Liter Flüssigkeit zu sich. Regelmäßige Wirbelsäulengymnastik zweimal pro Woche. Arbeitet täglich acht Stunden im Sitzen. Geht kaum zu Fuß, fährt täglich eine Stunde Auto.

Schlaf: Schläft etwa sechs Stunden pro Nacht, wacht müde auf, erinnert sich nicht an Träume; leidet häufig an beruflichem Streß, Einsamkeit und einem unausgefüllten Leben.

Menstruation: Von Anfang an unregelmäßige Menstruation, ausgenommen nur drei Jahre, in denen sie die Antibabypille einnahm. Am ersten Tag der Regel Krämpfe und Blähbauch; die Rückenschmerzen verschlimmern sich und strahlen ins linke Bein aus.

Erklärungen der Patientin: Die Patientin gibt an, daß sie seit einem Unfall im achtzehnten Lebensjahr an Nacken- und Schulterschmerzen sowie an einem Taubheitsgefühl in den Händen leidet. Ihre Magenbeschwerden seien nervös und spannungsbedingt. Auch ihre Mutter habe ähnliche Menstruationsbeschwerden gehabt; sie sei nur aufgrund einer Hormontherapie schwanger geworden.

Frühere und jetzige Beschwerden: Während der Anamnese fertigen wir eine Tabelle an. In der einen Spalte notieren wir die früheren und jetzigen Beschwerden des Klienten und in der anderen die Symptome, die wir am Fuß sehen (Tabelle 6). Wir versuchen, für jede Störung, die der Klient beschreibt, die Bestätigung am Fuß zu finden, und untersuchen Überschuß und Mangel. Wir unterteilen den Körper in die rechte und linke Seite und den Fuß in die vier Elemente (Abb. 39A und 39B).

Wenn eine Person über Schmerzen in der linken Schulter klagt, untersuchen wir am linken Fuß das Gebiet, das der linken Schulter entspricht, die sich im Feuerelement befindet, und versuchen Mangel oder Überschuß festzustellen. Wenn wir nichts erkennen können, übergehen wir vorerst diese Stelle und kehren erst am Ende der Anamnese dorthin zurück. Dann sehen wir, welche Zeichen am Fuß für den Schmerz in der linken Schulter verantwortlich sein könnten. Wenn der Patient früher an Beschwerden gelitten hat, für die sich jetzt keine Bestätigung am Fuß mehr findet, dann ist das Ungleichgewicht aufgehoben und existiert nicht mehr. Wenn die Person trotzdem darüber klagt, ist ein Grund dafür vorhanden und wir müssen uns anstrengen, ihn zu finden.

Wenn jemand über Schmerzen und Beschwerden klagt, versuchen wir, sie zunächst am Fuß zu orten, erst dann gehen wir auf die anderen Faktoren ein:

1. Wenn jemand über Schmerzen an einer bestimmten Stelle klagt, untersuchen wir den ganzen Abschnitt, in dem das Organ liegt, und nicht nur den Punkt des Organs selbst.

Tabelle 6: Symptome und Zeichen an den Füßen der Patientin Jane Doe.

Frühere und jetzige Beschwerden	Zeichen am Fuß
1. Unregelmäßige Menstruation. Schmerzen am ersten Tag der Regel.	Zeichen im Uterusgebiet. Empfindlichkeit im Gebiet der Eierstöcke und Hypophyse. Zuviel Feuer im Luftgebiet. Fünfte Zehe zu klein, rot und gekrümmt.
2. Wiederkehrende Infektionen, Pilzinfektionen und andere.	Siehe oben.
3. Schmerzen in der Lendenwirbelsäule, ausstrahlend zum rechten Fuß.	Tiefer Hautriß im Gebiet des unteren Rückens, dort auch Empfindlichkeit und Schmerz beim Abtasten. Rechts Empfindlichkeit und Spannung an der Achillessehne. Rechts besteht eine weniger ausgeprägte Empfindlichkeit, auch die Anzeichen sind schwächer.
4. Empfindlicher, nervöser Magen.	Risse und Feuerzeichen im Magengebiet; weiches, weißes Gebiet an beiden Füßen: Luft in Wasser.
5. Frühere Hepatitis.	Hautlinie im Lebergebiet.
6. Chronische Schmerzen in der linken Schulter.	Trockene, rauhe Haut. Schwiele unter dem Ballen der fünften Zehe. Brauner Fleck links, im Gebiet des Schultergelenks: Erde und Luft.

Frühere und jetzige Beschwerden	Zeichen am Fuß
7. Taubheitsgefühl in den Fingern, besonders links.	Deutlicher Überschuß von Erde im Gebiet des Nackens an beiden Füßen: trockene, rauhe Haut. Im Gebiet beider Hände, besonders links, deutliche Druckempfindlichkeit.
8. Häufige Hals- und Ohrenentzündungen in der Kindheit.	Das Halsgebiet ist rot, geschwollen und empfindlich. Die vierte und fünfte Zehe sind deutlich kleiner als die zweite und dritte Zehe.
9. Häufige Kopfschmerzen.	Zeichen im Nackengebiet und Überschuß an Feuer im gesamten Kopfbereich.
10. Blinddarmoperation mit sechs Jahren.	Alte, kaum noch sichtbare Narbe im Blinddarmgebiet.
11. Schleudertrauma mit achtzehn Jahren.	Tiefe, rote Linie im Gebiet des Nackens und der unteren Halswirbelsäule am oberen Fuß. Druckempfindlichkeit: Feuer in Luft. Die große Zehe knirscht beim Bewegen: Erde in Luft.
12. Stridor als Kind.	Kleine Querlinien im Feuergebiet; alt, weiß, unempfindlich: Luft in Feuer.

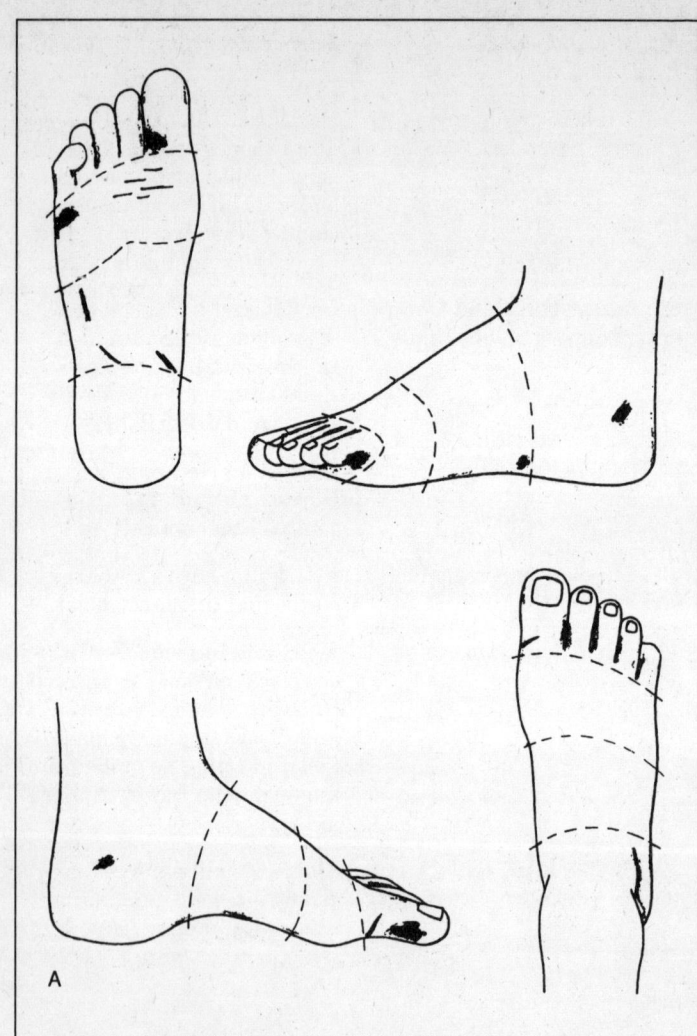

Abbildung 39A: Jane Does Fuß. Anzeichen des Ungleichgewichts im rechten Fuß.

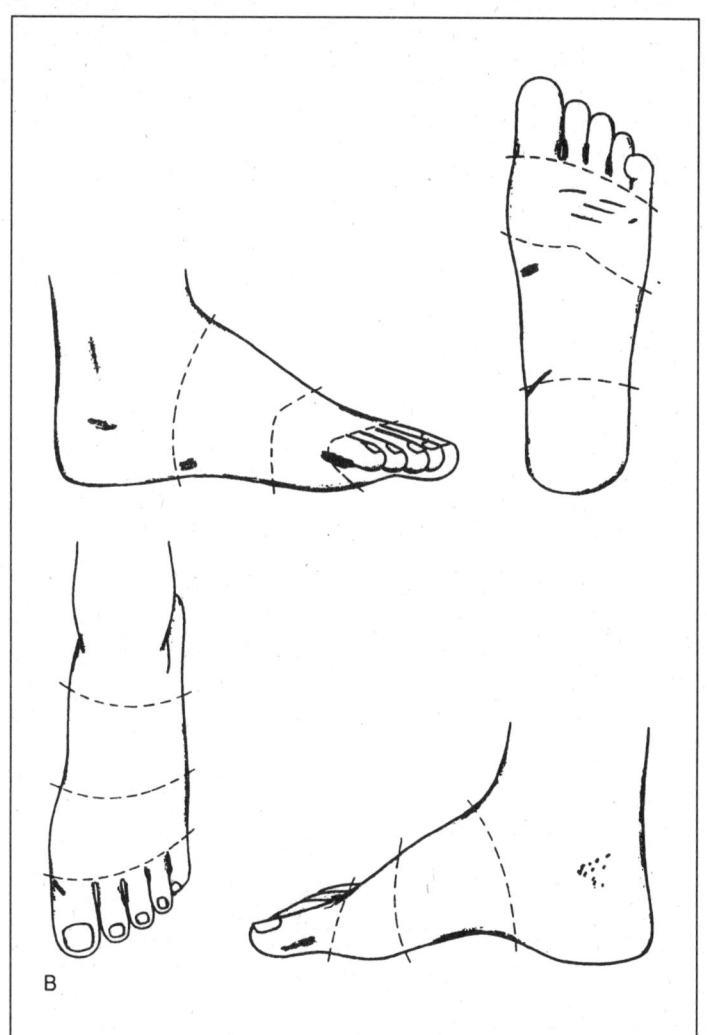

Abbildung 39B: Anzeichen des Ungleichgewichts im linken Fuß. Vergleichen Sie die Abbildung mit der Beschreibung in Tabelle 6.

2. Manchmal weist eine Störung an einer bestimmten Stelle auf ein Problem hin, das auch an einer anderen Stelle angesiedelt ist. Nackenschmerzen zum Beispiel deuten wahrscheinlich auf Probleme mit der Lendenwirbelsäule hin. Das gilt auch für Hüften und Schultern, Ellbogen und Knie, Füße und Hände, Mund und After, Nacken und Lendenwirbelsäule.
3. Wenn ein Teil des Körpers verletzt ist, übernimmt ein anderer dessen Rolle, was beiden nicht zuträglich ist.
4. Jedes Zeichen im Wirbelsäulengebiet kann auf eine Störung der Nervengeflechte, die an dieser Stelle abzweigen, hinweisen.

Jegliche Form der Anamnese, die sich nur auf das Erinnerungsvermögen des Klienten stützt, ist unvollkommen, da Menschen dazu neigen, Unangenehmes zu vergessen oder zu unterdrücken. Daher decken wir in den meisten Fällen Muster und Beschwerden auf, derer sich der Klient vollkommen unbewußt ist oder die er zur Zeit der Anamnese schon vergessen hat. Wir schließen deshalb in unsere Anamnese meist auch Zonen und Muster ein, die uns nur der Fuß des Klienten offenbarte. Wir bitten dann den Betreffenden, mit seinen Eltern zu sprechen oder sich an Vorfälle in der Vergangenheit zu erinnern, die wir ihm gemäß der Zeichen am Fuß schildern.

Wenn zum Beispiel ein anderes Element in der Halsregion im Überschuß ist und das nicht durch die Angaben des Klienten erklärt wird, fragen wir ihn, ob er in der Vergangenheit an Heiserkeit, Halsentzündungen, Mandelentzündungen, Schilddrüsenstörungen oder Knoten auf den Stimmbändern gelitten hat. Wir fragen also nach den einschlägigen Organen und Körperzonen sowie nach Funktionsstörungen und nicht nach dem, was der Klient uns über seine Krankheitsgeschichte erzählt hat.

Untersuchung ohne Anamnese

Diese Untersuchung beginnt gleich an den Füßen. Wir untersuchen die Füße sorgfältig nach allen uns bekannten Aspekten und gehen dazu stufenweise vor. Am Ende jedes Untersuchungsschrittes ziehen wir unsere Schlüsse und notieren sie, erst dann fahren wir mit der Analyse fort.

Patientengeschichte

Name: _____

Alter: _____ *Kinder:* _____

Gewicht: _____ *Größe:* _____

Rauchen: _____ *Trinken:* _____

Beruf und Anteil körperlicher Arbeit: _____

_____

Bewegungsgewohnheiten: _____

_____

Eßgewohnheiten: _____

_____

Medikamente (Dosierung und Einnahmezeit): _____

_____

Sport (nur regelmäßiger Sport zählt): _____

_____

Genetische Belastungen in der Familie: _____

_____

Allgemeine Charakteristika: Beginnt die Person immer mit demselben Fuß voranzuschreiten? Wenn wir sie bitten, sich auf ein Bein zu stellen, steht sie dann auf demselben

Bein, und paßt das zur dominanten Seite und zum Gebrauch der Hände?

Gibt es ein dominantes Element auf der linken Seite, das den größeren Teil des Fußes in Anspruch nimmt? Wie zeigt es sich am Fuß? Gibt es ein dominantes Element auf der rechten Seite? Besteht eine Diskrepanz zwischen der Form des Fußes und der Form des Körpers? Gibt es Unterschiede in Form und Struktur zwischen beiden Füßen?

Wir vergleichen die Fußsohlen miteinander. Sind die Fußgewölbe unterschiedlich geformt? Wir vergleichen die Form der beiden Fußgewölbe und die Zehenbewegungen mit den Bewegungen des Fußes.

Das Betrachten des Fußes: Hier untersuchen wir den Fuß nur visuell. Dieser Vorgang dient im Gegensatz zum Ertasten nur der Übung und dem Verständnis. Zuerst achten wir auf die Elemente, deren Disharmonie am offensichtlichsten ist. Dadurch werden wir zu dem Gebiet gezogen, in dem die größten Energieprobleme herrschen, so daß wir uns auf sie konzentrieren und sie beschreiben können. Ist ein Element in ein fremdes Gebiet eingedrungen und hat dadurch das ursprüngliche Element eingeengt?

Gibt es Grenzen und Trennlinien zwischen den Elementen? Auffallende Unterteilungen zeigen eine Diskrepanz zwischen den betreffenden Elementen an. Je deutlicher die Trennlinien, desto größer die Diskrepanz: Zwischen diesen beiden Elementen bestehen Disharmonien im Energiefluß.

Alle Punkte, die einen Überschuß in der Energie des Elements selbst oder Zeichen eines anderen Elements anzeigen, werden für jedes Element getrennt aufgezeichnet und markiert. Dadurch erhalten wir eine bessere Übersicht und ein präzises, detailliertes Bild des Fußes in seiner Gesamtheit. Deutlich sichtbare Ungleichgewichte werden unter den entsprechenden Elementen aufgelistet. Wir notieren auch, wenn ein anderes Element in diesem Gebiet erscheint und zu einem Ungleichgewicht führt.

Durch die visuelle Untersuchung erhalten wir eine Landkarte des Fußes mit harmonischen und disharmonischen Zonen. Wir ziehen unsere Schlüsse aufgrund dieser Punkte sowie aus dem Zustand der Wirbelsäule, indem wir die Fußgewölbe miteinander vergleichen und disharmonische Zustände festhalten. Wenn wir während der Untersuchung deutliche Zeichen sehen, achten wir darauf, ob sie zu den Angaben der betreffenden Person passen. Wir können auch sehen, ob diese Zeichen Teil eines universellen Musters sind.

Das Ertasten des Fußes: Nachdem wir uns ein Bild des Fußes gemacht und die Stellen mit einem Ungleichgewicht festgehalten haben, wenden wir die Finger- und Daumentechnik an, um das alles genau zu überprüfen. Zuerst untersuchen wir alle unharmonischen Zonen – Erde, Wasser, Feuer und Luft – durch Ertasten und Bewegen des Fußes. Das hilft uns, den Zustand der Sehnen, Gelenke und Zehen festzustellen und die empfindlichen Gebiete des Körpers, die nicht im Gleichgewicht sind, herauszufinden. Durch diese Technik erfahren wir etwas über die Muskulatur, die Sehnen und das Skelett sowie über deren Flexibilität und Anspannung. Wir bekommen einen genauen Eindruck vom Gewebe, den Muskeln, der Schmerzempfindlichkeit usw.

Schlußfolgerungen: Nun kombinieren wir die beiden Formen der Untersuchung. Die meisten Symptome von Ungleichgewicht wurden sowohl durch die reine Betrachtung als auch durch das Ertasten identifiziert. Unsere Schlußfolgerungen stützen sich daher auf beide Methoden. Wir erhalten ein detailliertes, gründliches Bild der Person und einen Einblick in Überschuß und Mangel. Danach ziehen wir weitere Schlüsse anhand der Wirbelsäule, der Haltung, der Muskulatur und der Unterschiede zwischen dem rechten und dem linken Fuß. Wir können auch ein Ungleichgewicht entdecken, das sich nicht auf einzelne Abschnitte, sondern das ganze System bezieht, und die Muster der Person und mögliche Symptome, die daraus entstanden sind, klar erkennen.

Mit diesen Informationen erfahren wir sowohl etwas über die Aktivität des Klienten als auch über seinen physischen und emotionalen Zustand. Wir verstehen nun, daß spezifische Faktoren auf spezifische Art angezeigt werden. Der festgestellte Zustand zeigt eine Funktionsänderung an, meist als direkte Folge von Überschuß oder Mangel. Wir können die Liste, die wir zuvor aufgestellt haben, heranziehen und das, was der Patient gesagt hat, mit unserer Diagnose vergleichen. Wenn sich etwas am Fuß zeigt, an das sich die Person nicht mehr erinnert, dann verifizieren wir es, indem wir der Reihe nach jedes Element im Hinblick auf Überschuß und Mangel genau betrachten und systemische Anzeichen wie zum Beispiel die Körperhaltung beachten.

Meist sind einige miteinander in Konflikt stehende Faktoren zu beachten:

- Beschwerden, von denen der Klient berichtet.
- Unerklärliche Phänomene, die am Fuß zu sehen sind.
- Frühere oder jetzige Zustände, die nicht am Fuß zu sehen sind.
- Der Zustand der vier Elemente: Erde, Wasser, Feuer und Luft.

Beschwerden, über die der Klient klagt, die aber nicht am Fuß zu sehen sind, versuchen wir durch den Fuß selbst zu erklären. Zeichen von Störungen, die am Fuß zu sehen sind, sich aber im Leben des Klienten nicht manifestiert haben, versuchen wir über die Familiengeschichte zu erklären. Wir schreiben sie auch latenten Dispositionen oder der besonderen Art, die Füße zu bewegen, zu.

Wir haben in diesen Fällen also Informationen gesammelt, die im Fuß enthalten sind, sich aber bis jetzt nicht erklären lassen. Dies weist auf ein mögliches zukünftiges Geschehen hin, und wir sollten es in unserer Beratung erwähnen.

Wir müssen besonders auf jedes Ungleichgewicht im Körpersystem achten. Verstopfung zum Beispiel entspringt wahrscheinlich einer systemischen Schädigung: eines Schadens des Verdauungssystems oder eines ganz spezifischen Zustands in der Wasserregion. Unsere Diagnose von Mangel und Überschuß kann sich auf komplette Körperregionen beziehen, die nicht länger im Gleichgewicht sind. Ein Element kann viel zu stark sein oder der ganze Fuß stark geschwollen und ödematös. Die in der Diagnose erstellte »Landkarte« der Füße dient dazu, genauer herauszufinden, welche Organe im Überschuß oder Mangel sind.

Lebensbedrohliche Zustände und wie sie sich am Fuß zeigen

1. *Krebs:* Ein bösartiger Zustand weist auf ein Problem im Immunsystem hin. Da das Immunsystem im ganzen Fuß widergespiegelt wird, sollte auch der ganze Fuß Mangel zeigen. Der größte Mangel besteht meist im Fersengebiet, denn dort hat unsere existentielle Grundenergie ihren Sitz. Die meisten Menschen, die an bösartigen Erkrankungen leiden, haben ihre Vitalität verloren. Falls ein lang andauernder problematischer Gefühlszustand einer Krebserkrankung vorausging, dann sehen wir, daß das Wasserelement den ganzen Fuß zu kontrollieren beginnt. Krebs steht für Zugeständnisse. Er ist ein

Zustand, der im allgemeinen seinen Ursprung in einem alten Muster hat. Daher suchen wir nach Mustern von Zugeständnissen und Schwäche am Fuß.

Die Menschen werden durch Krebs und andere Leiden an den Stellen getroffen, an denen sie sowieso schon geschwächt sind. Der Fuß einer solchen Person befindet sich in einem extremen Mangelzustand. Ein besonderes Anzeichen erscheint im Gebiet des Tumors. Der Fuß strömt einen starken Geruch aus, und die Person klagt über Appetitlosigkeit, Schwäche, Müdigkeit, Gewichtsverlust und Antriebsmangel. Der Betreffende muß sich sofort in ärztliche Behandlung begeben!

2. *Schwere Herzerkrankungen:* Ein Herzinfarkt entsteht aus einem extremen Überschuß in der Brustzone. Wir können hier einen chronischen Überschuß finden: Der Bereich des Feuerelements zeigt einen Überschuß an Feuer oder Erde im Feuer. Die Feuerzone ist schwielig und grau; hier werden Angina pectoris und verkalkte Herzkranzgefäße sichtbar. Gemeinsam mit Zeichen eines chronischen Überschusses finden wir auch einen akuten Überschuß: rote Färbung, ein scharfer Schmerz bei Berührung, Empfindlichkeit und Wärme in diesem Gebiet. Die Person klagt über Druck im Brustkorb, Übelkeit oder Sodbrennen, Taubheitsgefühl in den Händen, Prickeln in der Brust, Benommenheit, Schwäche, Schwindel, Frösteln und Schweißausbrüche. Der Betreffende muß umgehend ins Krankenhaus eingeliefert werden!

3. *Hoher Blutdruck:* Wir finden einen Überschuß an Feuer. Der Fuß ist rot, heiß und exzessiv geschwollen. Wenn diese Symptome mit einem Überschuß an Feuer an den Zehen verbunden sind, kann der Klient eine Gehirnblutung bekommen. Der Blutdruck der Person muß sofort gesenkt werden!

5. Elemente mit einem Überschuß

Es ist wichtig, bei der Untersuchung des Fußes die verschiedenen Zonen miteinander zu vergleichen. Wenn Erde, Feuer, Wasser oder Luft über ihre normalen Gebiete hinausgehen, kann das ein klares Zeichen für Störungen in den betreffenden Körperteilen sein. Wir sehen uns jetzt einige Beispiele von exzessiven Elementen und die damit verbundenen körperlichen und energetischen Kennzeichen an.

Zuviel Erde

Wenn eine große Erdzone in die Wasserzone eindringt, sehen wir folgendes: eine dunkle Färbung, rauhe, trockene, rissige, warme Haut; trockene, rauhe Hautabschälungen; tiefe Risse und Zeichen; dunkle Flecken in diesem Gebiet (Leberflecken, Male usw.); hervorstehende Venen um den Knöchel herum. Die Sohle ist seitlich unterhalb des Knöchels dick und unbeweglich, der Knöchel ist unterschiedlich geformt; arthritische Knoten. Jedes übermäßige Wachstum in einem Element zeigt einen Überschuß an Erde, der auf ein anderes Element übergreift. Je größer der Überschuß an Erde, desto ausgeprägter sind Trockenheit und Sprödigkeit. Bei der visuellen Untersuchung des Fußes scheint diese Region in extremem Überschuß zu sein.

Bei Frauen bedeutet zuviel Erde, daß sie an schmerzhafter Regel, Fibroiden und starken Blutungen leiden: Die Erde ist so hart geworden, daß Wasser sie kaum durchdringen kann; sie hat sich in Stein verwandelt. Die Muskeln des

Beckens und des Gesäßes sind extrem angespannt und steif. Venöse Durchblutungsstörungen zeigen sich am Fuß: Die Erde ist sehr hart und läßt kein Wasser durchfließen.

Verstopfung kann auftreten. Das weist auf eine oder mehrere der folgenden Beschwerden hin: Hämorrhoiden, Analfissuren, vergrößerte Prostata, Infektionen des Harntraktes und des Genitaltraktes, Erschöpfung, Schweregefühl, vor allem im Unterkörper, Schmerzen in den Knien, Verletzungen im unteren Teil des Körpers (Brüche, Verstauchungen), Ischialgie, Venenentzündung, Schwierigkeiten im späteren Verlauf der Schwangerschaft und während der Entbindung, ektopische Schwangerschaften, verklebte Eierstöcke und Eileiter (Sterilität), schmerzhafter Eisprung.

Bei Männern führt es dazu, daß sie zu vorzeitiger Ejakulation neigen oder Schwierigkeiten haben, überhaupt zu ejakulieren. Menschen mit einem starken Sexualtrieb, den sie nicht ausleben können, kommen wegen ihrer aufgestauten Energie in den Zustand von Erde im Überschuß. Alle mit dem Element Erde verbundenen Phänomene neigen dazu, besonders intensiv zu sein. Das Gebiet wird trocken; Wasser staut sich entweder zu einem Sumpf, oder es verdunstet. Daher stauen sich die Abfallstoffe, die herausfließen sollen, nun in der Erde.

Kennzeichen von Erde: Diese Menschen sind konservativ, statisch und bleiben in ihrer Entwicklung stehen. Sie können sich nicht verändern und sind eigensinnig. Sie haben die Neigung, sich mit anderen über Sex und Geld zu streiten. Sie sind zwanghaft und habgierig. Sie müssen ihr Selbstvertrauen durch materielle Sicherheit stärken. Lust, die verzerrt wird; Aggression und Gewalttätigkeit. Diese Menschen verhalten sich immer so, als ob es um Leben oder Tod ginge. Aggression und Gewalttätigkeit können sich aber auch nur innerlich abspielen und nicht nach außen dringen.

Es besteht eine Tendenz zur Betonung der Körperlichkeit, etwa wie bei Athleten, eine Besessenheit von körperlicher Aktivität, nicht um des Vergnügens willen, sondern um etwas zu erreichen. Sportarten, die monotone Anstrengung erfordern (Gewichtheben, Laufen), werden bevorzugt. Versuch, jede Situation auf eine praktische Ebene zu bringen; Ästhetik, manchmal übertriebene Vorstellungen (etwas muß genau *so* sein). Versuch, Hüter bestimmter Grenzen zu sein (das bin ich, und ich beschütze dieses Leben). Die Familie oder jede andere soziale Struktur wird sehr wichtig genommen, verteidigt und beschützt, als ob sie ein Teil des Selbst wäre.

Erde im Überschuß neigt dazu, in die Wasserregion einzudringen. Sie bringt die Menschen dazu, die Sicherheit über die emotionale Entwicklung zu stellen. Die Betroffenen halten dann ihre inneren Gefühle für weniger wichtig. Sie unterdrücken ihre Gefühle, um erfolgreich zu funktionieren; sie wollen keine besonderen Erfahrungen machen. Menschen, die sehr gewalttätig sind, weisen meist kein Wasser auf: Erde hat fast das ganze Wasserelement besetzt und verbindet sich mit Feuer.

Zuviel Wasser

Wenn sich der Überschuß im eigenen Gebiet zeigt, dann ist die Wasserzone vergrößert, naß, weiß und kalt. Wir finden faltige Haut, die sich dünn, weich und naß abschält; kleine, feuchte, oberflächliche Flecken; weiches Gewebe mit kleinen Knoten; übertriebene Biegsamkeit der Sehnen, die von der großen Zehe zur Ferse laufen; die große Zehe läßt sich sehr weit zurückbiegen; Flecken im Gebiet von Blase und Niere; Schwellungen auf dem Fußrücken im oberen Wasserabschnitt.

Alle Organe in diesem Gebiet tragen zum Fluß der Körpersäfte bei. Wenn hier ein Überschuß herrscht, fließen sie sehr schnell. Kennzeichnend dafür sind zum Beispiel Diarrhöe, Schwierigkeiten beim Wasserlassen, Flüssigkeitsansammlungen im Bauch, vergrößerte Milz und Leber, Blähungen, Darmerkrankungen wie Amöbendysenterie, Kolitis und Gastritis, Schmerzen in der Lendenwirbelsäule, Zysten an den Eierstöcken, gutartige Tumore von Darm, Leber und Milz, Fettansammlungen im ganzen Körper, Hauterkrankungen, Allergien, Durchblutungsstörungen, Zwerchfellriß, Bauchschmerzen, Reizkolon.

Ängste steigern sich und stehen nicht mehr im Verhältnis zur Ursache; sie werden auch körperlich erlebt. Das kann sich in folgenden Symptomen äußern: Herzjagen, empfindlicher Bauch (jede Berührung schmerzt), psychosomatische Beschwerden (zum Beispiel Asthma infolge einer Trennung), Kältegefühl im Winter, allgemeines Frösteln, häufig kalte Füße und Erkältungen, starker Fußgeruch.

Kennzeichen von Wasser: Wasser ist dynamischer als Erde. Es fließt immer nach unten. Wenn Wasser im Überschuß ist, neigt es dazu, aus dem Körper herauszutreten, und es kommt zu Hand- und Fußschweiß, Tränen, Angst, Aufruhr der Gefühle, Schmerz und hysterischen Anwandlungen.

Zuviel Feuer

Feuer im Überschuß durchdringt die Wasser- und Luftgebiete. Das führt zu einer Hautfalte an den Zehenballen, denn das Element braucht mehr Platz für sich selbst. Die Haut ist trocken, warm, rot und rauh, aber nicht steif und dick wie bei Erde. Behinderung beim Bewegen der großen Zehe. Die Sehnen auf dem Fußrücken sind verkürzt, stehen hervor und krümmen die Zehen (überschießendes Feuer in Luft). Nur mit Kraftanwendung können wir die Zehen geradebiegen, sie sind aber nicht fest, denn hier handelt es sich nicht um einen Überschuß an Erde. Alle muskulären Bänder im Feuergebiet sind gespannt.

Die Organe im Feuergebiet sind ernsthaft überlastet und überanstrengt. Alle Muskeln des Körpers, besonders die in der Brust und Brustwirbelsäule, sind sehr stark angespannt. Der Klient neigt wahrscheinlich dazu, sich zu überanstrengen. Die Natur des Feuers besteht darin, kurze, tödliche Krankheiten hervorzurufen wie Herzinfarkt (explosionsartiges Geschehen und überlastete Funktionen), aber auch Skoliose, Bluthochdruck, Druck in der Brust, Sodbrennen, Magengeschwüre, empfindliche, schmerzhafte Brust- und Rückenmuskeln, gutartige Zysten und Fibroide der Brust, schmerzende Brüste während der Regel oder des Eisprungs, Schwierigkeiten beim Stillen. Feuer im Überschuß hat ungeschickte Hände. Menschen, die jeden Tag mit der Hand schreiben, zeigen einen Überschuß in der betreffenden Region im oberen Feuerabschnitt, und zwar auf der Seite, mit der sie schreiben.

Kennzeichen von Feuer: Die Betroffenen sind sehr mit sich selbst beschäftigt und nehmen alles persönlich. Sie können einen Herzinfarkt erleiden, wenn sie etwas Aufregendes im Fernsehen verfolgen. Sie zwingen anderen ihren Willen auf und wollen sie beherrschen und kontrollieren. Sie sind egozentrisch und dominieren andere, weil sie selbst einen Vorteil haben wollen. Sie werten immer und versuchen, das letzte Wort zu haben. Sie können es nicht ertragen, im Unrecht zu sein, denn ihr Ego muß immer recht haben. Sie üben zuviel Druck aus, wenn sie arbeiten oder kreativ sein wollen. Als Angestellte beleidigen sie ihre Vorgesetzten. Als Selbständige können sie nicht entspannen, weil sie sich selbst dauernd unter Druck setzen. Sie arbeiten nicht gern im Team. Wenn sie selbst der Chef sind, ist es nicht gerade angenehm, bei ihnen angestellt zu sein. Sie beherrschen und kontrollieren und sind blind für die Bedürfnisse der anderen. Sie merken nicht, daß sie andere verletzen.

Zuviel Luft

Zeichen von einem Überschuß im Luftgebiet sind sehr biegsame, lange, dünne, blasse Zehen; viel Haut über den Zehenknöcheln; große Zehenballen; kalte, trockene Haut; weiche, dünne, blasse Zehennägel; die Zehen lassen sich in alle Richtungen biegen; die zweite, dritte und vierte Zehe sind meist länger als die große Zehe; verschiedene Flecken, die an einem Tag erscheinen und am nächsten wieder verschwinden. Menschen mit einem Überschuß an Luft haben eine starke muskuläre Kontrolle über ihre Zehen.

Bei extremem Überschuß im Luftelement können Unregelmäßigkeiten des zentralen Nervensystems oder elektrische Fehlfunktionen wie Epilepsie, Schwindel, Benommenheit, Migräne und andere ernste mentale Beschwerden auftreten. Häufiger sind Beschwerden wie Kopfschmerzen, Verspannungen im Nacken, Schlafstörungen, Müdigkeit und leichte Depressionen. Da die Haut diesem Element untersteht, kann ein Überschuß an Luft auch zu Hautproblemen führen.

Kennzeichen von Luft: Diese Menschen neigen dazu, ihre Luftqualitäten zu sehr zu betonen. Sie haben einen Hang zu Selbstgesprächen und beanspruchen ihre Sinne zu stark. Oft werden sie von den Stimmen in ihrem Kopf vom Schlaf abgehalten. Wenn sie sich nur für eine einzige Sache interessieren und immer nur dieses Bild im Kopf haben, wirken sie auf ihre Umgebung geistesabwesend oder weltfremd.

Solchen Menschen fällt es schwer, sich zu konzentrieren. Sie haben wahrscheinlich viele Tagträume und besprechen ihre Lage intensiv mit allen möglichen Leuten. Dieser Typ erscheint wegen seiner Luftschlösser oftmals als zu abgehoben.

Der von einem Element dominierte Fuß

Ein Fuß, der Kennzeichen eines Elements hat, das stärker ist als alle anderen, zeigt uns, daß dieses eine Element das Leben des Klienten beherrscht. Der Einfluß ist nicht nur vorübergehender Art; eine Person wird also nicht nur während ihres Studiums an der Universität vom Luftelement beherrscht, sondern auch in allen anderen Lebensabschnitten. Wir finden selten einen Fuß, der nur ein einziges Element aufweist. Wir treffen aber Füße an, bei denen ein Element vorherrscht.

Der vom Erdelement dominierte Fuß – persönliche Bedürfnisse bestimmen das Leben: Der Fuß ist groß, breit, heiß, schwer, unbeweglich, trocken und rissig. Die Haut ist meist trocken, rissig, schwielig und rauh. Die Knochen sind unterschiedlich gebaut. Nur starker Druck wird empfunden, leichte Berührung reizt. Die Ferse erscheint ausgeprägter als die anderen Gebiete. Der Fuß ist groß, breit und flach und hat eine kleine, flache Wasserzone; Wasser liegt auf der Erde. Verminderte Beweglichkeit der Knöchel, der Fuß wirkt älter, als die Person tatsächlich ist. Gekrümmte oder kurze Zehen. Oft finden wir eine trockene, rauhe Haut an den Zehenspitzen: »gehende« Zehen.

Andere Kennzeichen: kurze, dicke, unbiegsame Achillessehne; Krampfadern; harte Zehennägel, die dick und rissig sind mit rauher, dicker Haut; verkürzte Muskeln und Sehnen; allgemeine Unbeweglichkeit; keine besondere Kraft (Abb. 40).

Der Fuß fühlt sich angenehm an, weil er warm ist. Er ist plump, auch wenn er gut aussieht. Solche Leute können nicht entspannen, aber ihre starke Sinnlichkeit gestattet ihnen, durch Berührung Kontakt aufzunehmen – sie lieben die Berührung. Erdhafte Züge erkennen wir in allem, was sie tun: Beziehungen zu Menschen, Kreativität usw. Die Kennzeichen der Erde begleiten sie ohne Unterlaß. Intellektuell sind sie auf die konkrete, physische Welt beschränkt; ihnen fehlt jede Intuition. Sie haften an der Familie und der sozialen Struktur, zu der sie gehören.

Der vom Wasserelement dominierte Fuß – Emotionen bestimmen das Leben: Schmaler Fuß, hohes Fußgewölbe, große Wasserzone, die in das Feuer- und Erdgebiet eindringt. Der Fuß erscheint feucht, kalt und sehr beweglich; hypermobile Gelenke. Der Fuß ist hellfarbig, meist haarlos, sehr berührungsempfindlich. Er kann während der Untersuchung Farbe und Temperatur schnell ändern; Veränderlichkeit ist ein Kennzeichen des Wassers. Je sicherer sich der Betreffende fühlt, desto wärmer, trockener und angenehmer ist der Fuß (Abb. 40).

Wenn eine solche Person ein ernstes Problem hat, kommt es zu starkem Fußgeruch; Wasser erzeugt Fußgeruch. In vielen Fällen unterscheiden sich beide Füße sehr stark voneinander, denn Wasser hat die Neigung, Konflikte zu erzeugen, zum Beispiel durch eine unterschiedliche Motorik beider Füße. Ein Mensch, der von Wasser dominiert wird, ist wechselhaft; er treibt durch sanfte, ruhige Gewässer und ganz plötzlich befindet er sich im aufgewühlten Meer.

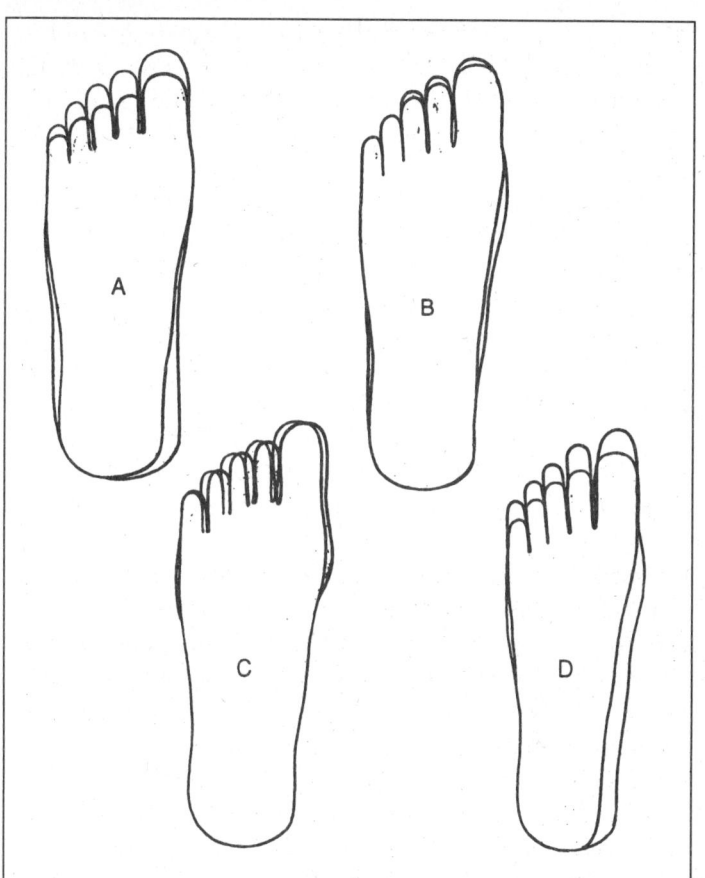

Abbildung 40: Die Formen der von einem bestimmten Element dominierten Füße. A: Ein typischer erddominierter Fuß: breit, kurz und schwer. B: Ein typischer wasserdominierter Fuß: vergrößerte Wasserzone, nasser, kalter Fuß. C: Ein typischer feuerdominierter Fuß: vergrößerte Feuerzone, muskulärer, heißer und roter Fuß. D: Ein typischer luftdominierter Fuß: lang, dünn mit langen Zehen und loser, weißer Haut.

Stimmungsschwankungen und Widersprüche sind kennzeichnend. Es handelt sich um eine Person, die meist emotionale Stürme erlebt.

Der vom Feuerelement dominierte Fuß – Egoismus bestimmt das Leben: Ein großer Fuß, besonders in der Feuerregion. Sehr warm. Feuer ist in das Gebiet von Wasser und Luft eingedrungen. Die Muskeln sind stark, aber biegsam. Neigung zu Schwielen im Feuergebiet (Abb. 40).

Der Klient hält den Fuß kontrolliert zur Untersuchung hin, er streckt ihn nicht einfach nur aus. Der Fuß ist berührungsempfindlicher als der erddominierte Fuß, aber unempfindlicher als der wasserdominierte Fuß. Die Haut ist straff und angenehm zu berühren, das Fleisch fühlt sich voll an (nicht wie die Schwellungen bei Wasser). Die Zehen sind mittelgroß. Wenn Feuer in Luft aufgestiegen ist, haben die Zehen rote Flecken.

Der vom Luftelement dominierte Fuß – das Mentale bestimmt das Leben: Der Fuß ist schlank, leicht, trocken oder feucht und gespreizt; auch die Zehen sind gespreizt. Die Beweglichkeit unterscheidet sich von der des Wassers. Die Zehen sind lang, blaß und haarlos mit großen Zehenzwischenräumen. Schlaffe Fußmuskulatur, tiefliegende Venen, lange und sehr bewegliche Zehen. Die Haut ist weich und empfindlich und kann abgehoben werden (Abb. 40).

Luft ist ohne Inhalt und Masse; ohne »Füllmasse« kommt es daher zu überschüssiger Haut am Fuß. Luft vermittelt ein Gefühl der Leere; Luft besitzt nicht die Fülle des Feuers, die Schwellungen des Wassers und die Härte der Erde.

Der ausgewogene Fuß –
ein Zeichen von Gesundheit

Füße, die mit sich selbst und den anderen Elementen im Gleichgewicht sind, zeigen Gesundheit und Harmonie an. Das bedeutet nicht, daß der Betreffende überhaupt nicht krank wird oder leiden muß, sondern es zeigt vielmehr die Art und Weise, wie er den Anforderungen des Lebens begegnet. Menschen, die in jeder Situation all ihre Facetten erfahren, die ihre Gefühle zulassen und präsent sind, lieben ihr Leben und drücken ihre Persönlichkeit aus. Sie erlauben keinem Aspekt, die Überhand zu gewinnen, und führen so ein ausgewogenes Leben. Wann immer die Elemente aus dem Gleichgewicht geraten sind, bemühen sie sich, wieder zur Harmonie zurückzufinden. Ungleichgewichte werden von kurzer Dauer sein und wenig Narben und Zeichen in der individuellen Energie der Person hinterlassen. Diese Menschen neigen weniger dazu, Energie zu verschwenden oder zu unangemessenen Mitteln zu greifen.

6. Das Verhältnis der Elemente zueinander

Stellen Sie sich einen Raum vor, in dem sich vier Personen befinden. Die erste hat nur Geld, Sex und Überleben im Kopf und will keine Veränderung. Die zweite reagiert stets emotional und wechselt dauernd ihre Stimmungen. Die dritte ist stark und will immer recht haben, sie ist dominant und möchte immer etwas tun oder verändern. Die vierte ist intellektuell ausgerichtet. Wenn vier so verschiedene Naturen zusammentreffen, dann kann es zu folgenden Interaktionen kommen:

1. Frieden,
2. Konflikt und ständiger Kampf,
3. Entfremdung, keine Kommunikation.

Vor diesem Hintergrund wollen wir jetzt die vier Elemente und ihre Beziehung zueinander betrachten.

1. Frieden: Damit die vier Personen in einem Raum friedlich zusammenleben können, müssen sie mit sich selbst im reinen sein und ihren inneren Frieden gefunden haben. Wenn das erfüllt ist, sehen wir, daß sich jedes Element in seinem Gebiet im Gleichgewicht befindet; es gibt keine Abweichungen oder Übergriffe. Die Grenzen zwischen den Elementen sind deutlich, aber nicht scharf ausgeprägt. Eine friedliche Beziehung der Elemente zeigt, daß sie sich gegenseitig akzeptieren und den angemessenen Raum zugestehen. Sie werden weder kontrolliert, noch kontrollieren sie selbst.

Frieden ist in der Tat der Zustand des Gleichgewichts – ein dynamischer Zustand, der immer ein wenig Bewegung verlangt. Gleichgewicht ist nicht statisch. Zwischen den Elementen herrscht ein ständiges Fließen, dadurch kommt es zu keinen chronischen Beschwerden. Dieser umfassende Frieden ist nur sehr selten anzutreffen. Gewöhnlich finden wir einige Elemente, zwischen denen Frieden herrscht, während andere miteinander in Konflikt stehen oder entfremdet sind.

2. Konflikt: Alle oder einige der vier Personen im Raum messen ihre Kräfte miteinander; jede versucht einen oder alle anderen auszulöschen oder zu neutralisieren. Die Elemente prallen aufeinander, vermischen sich und durchdringen ihre Grenzen. Jedes Element versucht, die anderen zu beherrschen, und zwischen ihnen wird Verwirrung gesät. Wenn ein Element über seine ursprüngliche Grenze hinauswächst oder in einem anderen Element, das nicht an es angrenzt, stark gegenwärtig ist, dann muß es das andere Element hinausdrängen. Das führt zu ständigem Streit zwischen dem Eroberer und dem Eroberten und kostet die Person viel Energie.

Solche Konflikte können nur vorübergehender Art sein, etwa wenn sich ein Mensch der Verwirklichung eines einzelnen Elements auf Kosten der anderen widmet. Während einer intensiven Studienzeit kann zum Beispiel das Luftelement einen ziemlich großen Raum einnehmen und die Emotionen und materiellen Grundbedürfnisse unterdrücken. Bei einer Frau kann das Erdelement während der ersten Jahre als Mutter seine Grenzen überschreiten. Dadurch werden die anderen Elemente geschwächt, weil sie weniger gebraucht werden. Dieser Zustand ist jedoch vorübergehend und kann sich ändern und verschwinden.

Chronische Muster von Dominanz können für eine gewisse Zeitspanne Form annehmen. Das geschieht, wenn sich ein Element intensiver im Leben einer Person ausdrückt und andere Elemente nachgeben und an Kraft verlieren. Wenn zum Beispiel eine Person jahrelang etwas tut, was ihren Gefühlen schadet, dann beherrscht das Feuerelement in ihrem Fuß das Wasserelement. Das Wasser hat fast all seine Kraft verloren, und das Feuer hat sich selbst so stark in die von ihm besetzten Gebiete eingegraben, daß die Chancen einer Veränderung gering sind. Wenn immer ein Element schwach wird oder aufgibt, dringt ein anderes Element in sein Gebiet ein. Es kann nirgendwo ein Vakuum geben.

In bestimmten Situationen wird ein Element komprimiert und in die Ecke getrieben. Auf diese Weise kommt es zu einer großen Zone des Überschusses in dem expansiven Element und der Schwäche in dem zurückweichenden. Das geschieht hauptsächlich beim Erdelement. In anderen Situationen sieht es so aus, als ob das Element verschwunden wäre, tatsächlich aber brodelt es unter der Oberfläche. Es rebelliert und bricht aus, wenn sich die geringste Gelegenheit dazu ergibt. Auf jeden Fall verschwindet ein unterdrücktes Element nie vollständig, denn es gibt kein Leben ohne alle vier Elemente.

3. Entfremdung: Dieser Zustand ist durch beziehungslos nebeneinanderstehende Elemente gekennzeichnet. Sie ignorieren einander; ein Element erkennt das andere nicht an. Am Fuß drückt sich das in klaren, scharfen Grenzen zwischen den entfremdeten Elementen aus: abrupter Wechsel im Gewebe, Färbung oder Furchen und Trennlinien.

Ein Mensch kann die voneinander entfremdeten Eigenschaften nicht gleichzeitig nutzen. Wenn Feuer und Wasser nicht miteinander kommunizieren, dann wird er entweder emotional oder dominierend. Wenn er emotional ist, ignoriert er die Existenz seines Ego und seiner persönlichen Kraft völlig. Wenn er dagegen nur vom Aktionismus und Kontrollwünschen erfüllt ist, vergißt er, daß er Gefühle hat.

Entfremdung unter den Elementen oder in einem Element zeigt an, daß der Betreffende nicht mit den Eigenschaften dieses Elements in Kontakt steht. Wenn Erde und Wasser nicht miteinander kommunizieren, dann kann der Betreffende seine latente Gewalttätigkeit nicht erkennen und weiß daher auch nicht, daß er sie willentlich kanalisieren und abfließen lassen könnte. Er lebt mit dem Risiko, irgendwann einmal einen Gewaltausbruch zu bekommen, mit dem er dann nicht fertig wird. Die Entfremdung ist ein gefährlicher Zustand. Es ist oft schwieriger, eine Entfremdung wieder auszugleichen als einen Kampf.

Wenn wir die Füße ein Jahr nach der ersten Untersuchung erneut betrachten, entdecken wir meist deutliche Veränderungen. Ein zuvor passives Element wurde in der Zwischenzeit dominant. Die größte menschliche Tragödie ist ein statischer Zustand, in dem ein Element für lange Zeit dominant bleibt. Wo keine Veränderung ist, gibt es auch keine Vitalität.

Das Alter des Klienten ist natürlich ein wichtiger Faktor. Je älter wir werden, desto mehr bildet das Kräftespiel zwischen den Elementen chronische Muster, die sich im Verlauf der Zeit in den Fuß eingraben. Wenn sich die inneren Beziehungen eines reifen Menschen verfestigt haben, ist es schwer, eine Veränderung zu erzielen oder wieder einen dynamischeren Zustand herzustellen.

Die Beziehungen der Elemente zueinander zeigen uns auch, wie der Betreffende mit seiner Umwelt in Kontakt steht. Die Haltung gegenüber einer gegebenen Energiequalität manifestiert sich in der Haltung zu denselben Eigenschaften bei einem anderen Menschen. Menschen, die zum Beispiel ihre Gedankenkraft unterdrücken und deren Luftelement von den anderen Elementen unterdrückt wird, können keine Intellektuellen ertragen.

Die Beziehungen zwischen den Elementen

Wir arbeiten immer mit dem Modell der vier Elemente, und jeder Teil des Fußes wird von einem Element beherrscht. Darüberhinaus gibt es zahlreiche Varianten, wobei sich jedes Element mit anderen Zonen des Fußes verbinden kann. Wenn zum Beispiel Feuerqualitäten im Erdelement an der Ferse auftreten, dann sieht die Ferse rot und heiß aus, und der Betreffende hat eine hypertone Muskulatur. Die Ferse gehört grundsätzlich zum Erdelement, aber ihre Eigenschaften können von jedem anderen Element überschattet werden. Das führt zu zahlreichen Kombinationsmöglichkeiten, die miteinander verschmelzen und die Persönlichkeit herausbilden, die Sie bei der Fußanalyse vorfinden.

Ich kann nicht jede mögliche Kombination der Elemente in diesem Buch beschreiben. Um Ihnen jedoch einen guten Einstieg zu bieten, habe ich fünfzehn mögliche Kombinationen und Beziehungen ausgewählt. Der Deutlichkeit halber erläutere ich hier nur extreme Situationen. Sie können Ihre Kenntnisse vertiefen, wenn Sie lernen, weniger ausgeprägte Energiemischungen zu analysieren.

Ein Element kann verschwinden, weil ein anderes in sein Gebiet eingedrungen ist. Eine Invasion von Wasser in das Erdgebiet bedeutet zum Beispiel, daß das Erdelement von den Eigenschaften des Wasserelements übernommen wurde: Das Erdelement funktioniert nun aus einem wäßrigen, emotionalen Kontext heraus. Ein praktisches Beispiel dafür ist eine Person, die wegen Geld weint und mit Geld umgeht, als ob es eine Gefühlsangelegenheit wäre. Oder eine Person jammert nur mitten in einer Krise, anstatt nach einer Lösung zu suchen; das ist so, als ob man nur in Panik schreit, während das Haus abbrennt, anstatt die Feuerwehr zu rufen.

Die meisten Menschen haben Stellen oder Gebiete am Fuß, in denen diese Invasion schon stattgefunden hat. Gewöhnlich ist nicht das ganze Gebiet betroffen, wenn ein Element eindringt. Aber wir wollen hier extreme Situationen betrachten, damit wir das Prinzip der Invasion voll verstehen. Wenn Sie dann einen Klienten mit einer weniger krassen Form des Problems analysieren, können Sie das Gelernte hierauf anwenden.

Andere Elemente in der Erdzone

Wasser in Erde: Das Element Wasser dringt am leichtesten in das Element Erde ein, denn es fließt immer nach unten. Wasser und Erde sind beide passiv, deshalb hat Wasser hier leichten Zugang. Wasser in Erde führt zu einem Sumpf. Eine Ferse in diesem Zustand wird feucht, hellfarbig und weich. Sie kann aufgetrieben und ödematös sein, meist im Gebiet des Knöchels. Menschen, deren emotionale Energie ihre instinktive Kraft überschwemmt, interpretieren emotionale Situationen so, als ob sie eine existentielle Bedrohung für sie wären. Ihre Hysterie ist viel stärker als die tatsächliche Herausforderung. Die Füße einer solchen Person sind kalt und zittern. Wenn eine Frau, deren Erdelement stark ist, sexuell belästigt wird, reagiert sie mit dem Kampf- oder Fluchtreflex. Wenn Wasser ihre Erde überflutet hat, ist sie unfähig, etwas zu tun, und wird zum Opfer.

Wasser in Erde bedeutet, daß der Betreffende auf viele Situationen über sein Wasserelement reagiert. Wenn er zum Beispiel in einer finanziellen Angelegenheit betrogen wurde, dann reagiert er zornig und beleidigt, ohne die eigenen Fehler zu sehen. In schwierigen Lebenssituationen neigen solche Leute dazu zusammenzubrechen.

Menschen, die an einer Krebserkrankung leiden und deren Wasser den größten Teil ihrer Erde unterwandert hat, haben nur eine geringe Chance, gesund zu werden. Sie besitzen keine Energie, um aus der Situation herauszukommen. Sie können Verständnis und Gefühl aufbringen, haben aber keine Energie, um ihr Leben zu retten. Wasser ist gleich Angst. Von Wasser dominierte Personen unterliegen der Angst, ohne daß sie versuchen, sie zu überwinden. Krebs drängt die Menschen an die Wand. Manche werden dadurch zu starken Kämpfern; bei ihnen ist Feuer in Erde. Andere geraten in einen panischen Lähmungszustand, bei ihnen ist Wasser in Erde.

Feuer in Erde: Die Ferse ist heiß und rot. Die Haut ist trocken und rauh, aber nicht rissig oder brüchig, und sie schält sich nicht ab. Wir sehen rote Blutgefäße und Flecken um die Knöchel. Die Selbstkontrolle hält die Instinkte im Zaum. Stellen Sie sich eine Frau vor, die sich in ihrem ganzen Leben brav verhalten hat und nun einem Vergewaltiger begegnet: Feuer in Erde. Sie glaubt, daß Weglaufen falsch und vulgär sei. Sie wird zum Opfer, weil sie nicht weiß, wie man spontan handelt.

Angespannte Muskulatur im unteren Rücken ist ein klassisches Symptom von Feuer in Erde. Männer haben ein steifes Becken.

Schamgefühl gehört ebenso dazu wie die Unfähigkeit, auf Anweisungen anderer hin zu handeln: »Die Leute werden etwas Falsches von mir denken.« Feuer in Erde ruft Schmerzen in der Lendenwirbelsäule und einen verkrampften After hervor. Dieser Zustand ist häufiger bei

Männern als bei Frauen anzutreffen; Ursache ist eine Kombination von körperlichen Phänomenen und ethischen und kulturellen Normen.

Wenn bei einem Mann und besonders beim heranwachsenden männlichen Jugendlichen die sexuelle Energie ansteigt, ist das nicht zu übersehen. Das Schamgefühl und der Zwang, diese Regungen verstecken zu müssen, beginnen in der Jugend und halten auch noch an, wenn der Junge erwachsen wird. Moralische Forderungen, die die Sexualität betreffen, weisen auf die Anwesenheit von Feuer in Erde hin. Je stärker das Verlangen des Mannes wird, desto stärker versucht er, seine Muskeln anzuspannen, um nicht die Kontrolle zu verlieren, und desto früher wird er ejakulieren. Je mehr er versucht, die Ejakulation herauszuzögern und seinen Unterkörper zu kontrollieren, desto mehr Probleme bekommt er in diesem Gebiet. Feuer in Erde ist bei den Menschen zu beobachten, die bei der Sexualität ein Problem mit ihrem Ego haben. Ein solcher Mann begegnet keiner Frau, sondern masturbiert freudlos. Die Betreffenden kommen zu Reichtum und Erfolg, und das hat mit ihrem Ego zu tun. Wir sprechen hier hauptsächlich von Männern, die Feuer in Erde haben, denn Feuer ist ein männliches Element, und Männer geben sich auch Mühe, es zu pflegen. Religiöse Frauen, die aufgrund ihrer Erziehung glauben, daß Sexualität Sünde ist, unterdrücken diese Bedürfnisse sehr geschickt und begraben all ihre Gefühle in ihrer Erde.

Sexualität ist nur ein Aspekt der Erde; ein anderer ist zum Beispiel das Geld. Menschen mit Feuer in Erde können nur schwer um Geld bitten, wenn sie welches brauchen. Erde mit ihren zwanghaften Neigungen wird vom Feuer beherrscht. Das Gebiet, in dem eine Person zwanghaft reagiert, hat sehr wahrscheinlich einen Bezug zu Erde; ein Beispiel wäre Reinlichkeit. Zwanghafte Reinlichkeit ist vermutlich ein Ersatz für sexuelle Bedürfnisse.

Feuer trocknet Erde aus, und sie wird dadurch weniger fruchtbar. Bei Feuer in Erde werden die Antworten eher sorgfältig überlegt und nicht spontan gegeben. Der Typ mit dem gestärkten und zugeknöpften Kragen ist die Verkörperung von Feuer in Erde.

Luft in Erde: Die Ferse ist schmal, leer, schwach und hellfarbig. Das Gewebe ist dünn, und die Knochen sind leicht zu ertasten. Der Fuß ist trocken, Wasser und Erde sind deutlich voneinander abgegrenzt.

Luft in Erde ist charakteristisch für Menschen, deren Intellekt die Vitalkraft beherrscht. Sie fühlen sich von ihrem Körper abgestoßen und werden durch alles Körperliche verwirrt. Sie mißachten ihre Grundbedürfnisse zum Schaden ihres Körpers. Erde und Luft sind einander diametral entgegengesetzt. Luft in Erde ähnelt einem Zusammenstoß zwischen Materie und Antimaterie, es ist der negativste Zustand der Erde. Die Betroffenen vernachlässigen ihren Körper völlig und verweigern sich Genüsse wie Essen und Trinken sowie jede Art von Bequemlichkeit. Asketen zählen dazu, die ihren Körper und alle irdischen Angelegenheiten zugunsten der Spiritualität vernachlässigen. Wenn es ihnen gelingt, ihre Energie zu bewahren und ihre Luft nicht mehr in ihre Erde hineinzuzwingen, können sie ihre sexuellen Bedürfnisse in einer ganz anderen Weise erfahren. Tantra-Yoga ist zum Beispiel die Kunst, die sexuelle Energie in den Kopf aufsteigen zu lassen. Seine Anhänger lassen die Sexualenergie fließen, ohne daß sie sexuelle Beziehungen eingehen. Sie nähern sich einem Zustand des Gleichgewichts und haben kein von der Luft beherrschtes Erdelement. Dagegen läßt ein Mönch, der seine Sexualität aufgrund von religiösen Vorschriften unterdrückt, Luft in seine Erde eindringen.

Erde, die in extremer Weise von Luft beherrscht wird,

führt zu Multipler Sklerose. Hier beginnt das zentrale Nervensystem zuzumachen, die Person wird schwächer, und bestimmte Teile des Körpers sterben ab. Gewöhnlich beginnt dieser Vorgang in den Extremitäten. Wenn etwas geschieht, das mit der Erdenergie zu tun hat, reagieren diese Menschen mit ihrem Intellekt und wenden sich nicht den grundlegendsten Dingen des Lebens zu. Sie werden immer in Geldangelegenheiten betrogen, denn sie unternehmen nichts, um ihre Habe zu schützen. Auch die Sexualität deuten sie intellektuell als Ausdruck von bedingungsloser Liebe.

Trennung von Wasser und Erde: Die Trennung von Wasser und Erde ist das Zeichen einer Persönlichkeitsspaltung. Solche Menschen leben in zwei Welten und können doch nur in einer Fuß fassen. Ihr emotionales Erleben ist zum Beispiel in der Sexualität abgekoppelt. Anders ausgedrückt, ihre Sinnlichkeit dringt nicht in ihr Gefühlsleben ein, das völlig von der Realität abgetrennt ist. Das Erdelement repräsentiert die Familie als Grundzelle. Die Spaltung von Wasser und Erde zeigt eine emotionale Welt, die von der Familie getrennt ist. Erde steht für die Mutter, die auch das Gefühl repräsentiert. Im Leben dieser Menschen hat irgendwann einmal ein Ereignis stattgefunden, das mit ihrer Mutter zu tun hatte und sie von ihrer Erde trennte. Diese Leute wurden von ihrer Mutter abgelehnt oder haben sich von ihr zurückgezogen. Das heißt, es handelt sich hier um ihre eigene passive Energie, die nicht notwendigerweise von der Mutter stammen muß. Wir sollten das Gebiet des Fußes, wo sich Erde und Wasser getrennt haben, auch in bezug auf den Körper untersuchen. Wenn sich die Eierstöcke und die Eileiter in diesem Gebiet befinden, dann haben wir eine Frau vor uns, die nur schwer schwanger werden kann.

Andere Elemente in der Wasserzone

Erde in Wasser: Dieses Merkmal weisen Menschen auf, die sich von der Wasserzone im Fuß entfernen. Diabetiker zeigen Erde – trockene, rauhe, rissige Haut – mitten im Wassergebiet. Erde in Wasser ist charakteristisch für Menschen, die ihr Gefühlsleben starren weltlichen Prinzipien und materiellem Wohlstand geopfert haben. Erde dringt selten in das ganze Wassergebiet ein; viel eher übernimmt sie einen Abschnitt, der mehr als ein Drittel der Wasserzone beträgt, auf dem die Person geht (Abb. 41). Solche Menschen sind »trocken« und von niederen Emotionen beherrscht. Bevor sie etwas tun, fragen sie sich zuerst, wofür das gut ist, und nicht, ob sie Freude daran haben.

Was für diese Menschen zählt, ist Geld, Sicherheit, gute Prinzipien und die Familie. Wärme mißdeuten sie als Einladung zum Sex; ihre Beziehungen sind materialistisch. Sie bringen sich selbst ins Abseits und bleiben dort voller Angst, daß sie finanziell nicht auf eigenen Füßen stehen könnten, stecken. Je länger sie dort verharren, desto »trockener« werden sie. Erschütterungen in ihrer Umgebung verkraften sie schlecht, denn ihr Platz im Leben bedeutet alles für sie. Solche Menschen bauen Festungen und Bollwerke auf, um zu verhindern, daß sie mit ihrer eigenen unteren Wasserzone in Berührung kommen. Sie verraten ihr unteres Wasser, damit sie von ihrer Erde beschützt werden. Wenn ihre Erde erschüttert wird, kann das, was unter ihr liegt, sie zerstören.

Erde, die über Wasser herrscht, blockiert ein sehr dynamisches Element. Wenn Menschen einer Sache, die eigentlich dynamisch ist, einen statischen Zustand aufzwingen, sind sie daraufhin an nichts Neuem interessiert, sondern wollen immer dasselbe ad infinitum wiederholen. Solche Menschen sind eigensinnig, festgefahren und erstarrt. Sie

Abbildung 41: Erde in Wasser. Trockene, rauhe Haut durchkreuzt die Grenze der Wasserzone und weist darauf hin, daß die Person das meiste Gewicht auf diese Stelle verlagert hat. Daher existiert eine starke Erdenergie im Wasserelement, und die Wasserenergie selbst ist geschwächt.

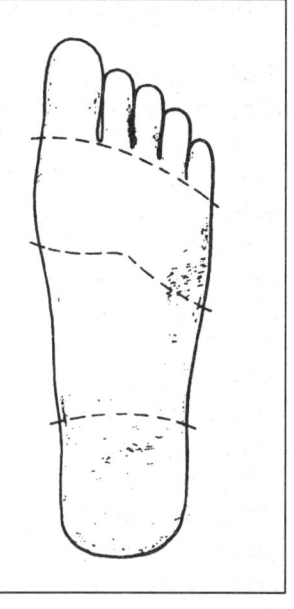

verstehen es nicht, Beziehungen aufzubauen, und begrenzen sich selbst durch eigene Sicherheitsvorkehrungen, die ihr Erdelement ihnen diktiert. Ihr eigenes Gefühlsleben ist ausgetrocknet, und sie können nicht erkennen, daß andere Menschen etwas anderes fühlen als sie selbst. Personen mit von Erde beherrschtem Wasser können mit übertrieben emotionalen Menschen zusammentreffen und diesen Zug nicht einmal bemerken. Sie erkennen nicht, daß sie beim Errichten ihres persönlichen Sicherheitssystems unabsichtlich auf anderen herumtrampeln. Hier beobachten wir auch Gewalttätigkeit und den Zwang nach Befriedigung von persönlichen Bedürfnissen, ohne an die Konsequenzen zu denken. Solche Menschen knüpfen nur langsam Beziehungen. Wenn sie dann schließlich eine Beziehung haben, ist sie sehr formell. Da die langsame, schwere Erde in das schnellere Wasserelement eingedrungen ist, sind daraufhin auch die emotionalen Reaktionen langsam. Von Erde beherrschtes Wasser deutet auch auf einen schleppenden Verdauungsprozeß hin. Diese Menschen brauchen Zeit, um etwas zu absorbieren. Wenn Erde in Wasser eingedrungen ist, können folgende körperliche Beschwerden auftreten: Beweglichkeitsverlust der Extremitäten, Verkalkungen, Adhäsionen, Probleme mit der Wirbelsäule und den Knochen, Gallen- und Nierensteine. All dies zeugt von einem Überschuß an Erde und einer geringeren Aktivität des Wasserelements. Bei Frauen zeigt dies an, daß sie einen übertriebenen Mutterinstinkt haben, zum Beispiel auch bei älteren Hausfrauen, deren Kinder schon erwachsen sind und denen nichts anderes einfällt, als zu putzen und die Kinder zu bekochen, wenn sie zu Besuch kommen. Bei Männern zeugt es von Starrsinn und Unnachgiebigkeit. Ist ihre Grundenergie jedoch passiv, haben wir es mit einem mütterlichen Typ zu tun. Solche Männer können nur zu Hause, in einem festen Rahmen, Wärme zeigen und nirgendwo anders.

Feuer in Wasser: Feuer und Wasser sind einander diametral entgegengesetzt. Wenn Feuer in Wasser ist, dann finden wir ein sehr großes Feuergebiet vor. Die Körperzonen, die diesem Gebiet am Fuß entsprechen, sind hyperton und voll von roten und anderen Flecken. Wenn Feuer über Wasser herrscht, dann versucht letzteres, zur Luft aufzusteigen, denn Feuer verwandelt Wasser in Dampf und treibt es viel eher dazu aufzusteigen, als herabzusinken.

Menschen mit einem gut funktionierenden Erdelement gestatten ihrem Wasser nicht aufzusteigen. Daraufhin versucht es, nach unten zu fließen. Wenn das nicht möglich ist, sammelt es sich in einem kleinen Gebiet an. Feuer in Wasser zeigt, daß die Gefühle kontrolliert werden. Diese Leute

Abbildung 42: Feuer in Wasser. Der Fuß zeichnet sich durch ein starkes Muskelgewebe und eine vergrößerte Feuerzone aus, die in das Wassergebiet eindringt. Das zeigt eine starke Feuerenergie im Wasserelement und eine Schwächung der Wasserenergie an.

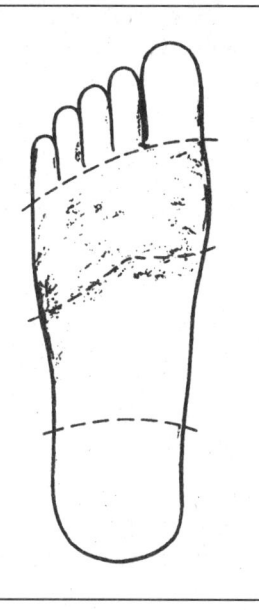

fühlen und erfahren nur das, was von den Zensoren ihrer Kontrollmechanismen durchgelassen wurde. Menschen, deren Gefühle mitten in der Brust liegen, haben Feuer in ihrem Wasserelement. Ihr Wasser ist vermindert, und Feuer hat dafür die Rolle der Emotionen übernommen (Abb. 42).

Menschen mit Feuer im Wasserelement haben zu anderen eine Beziehung, die nicht auf Gefühlen, sondern auf Macht basiert. Sie wollen der herrschende Teil in einer Beziehung sein. Für sie ist die Welt ein Kampfplatz um Macht. Der typische Macho zählt dazu, der andere mit seinem Willen beugen will. Leute, die mit sich selbst in dieser Weise umgehen, haben einen starren inneren Moralkodex. Sie unterdrücken Emotionen wie Ärger, Schuld oder Angst und fürchten ihre eigene emotionale Schwäche am meisten. Manche von ihnen beharren so lange auf ihrer Sturheit, bis sie schließlich von ihr gebrochen werden. Sie spielen nur, um zu gewinnen, und sind unfähig, sich zu amüsieren und alles mal nicht so genau zu nehmen. Emotional sind sie äußerst labil, denn sonst wäre ihr Feuer nicht dazu gekommen, ihre Luft zu beherrschen. Da sie keine emotionale Stärke haben, zerbrechen sie, wenn ihnen etwas Emotionales begegnet.

Anstelle der normalen Dynamik von Wasser finden wir hier Rauheit und Starrheit. Solche Leute sind arbeitssüchtig und glauben, daß sie im Berufsleben die Möglichkeit haben, Kontrolle auszuüben. Sie neigen zu Unabhängigkeit und müssen ständig beschäftigt sein. Die Pensionierung erscheint ihnen als Totenglocke! Ihr Feuer hat kein Ventil und verbrennt sie. Sie haben weder Hobbys noch irgend etwas anderes, das sie gefühlsmäßig befriedigt. Solche Leute können sehr kreativ sein, aber nur in einem beschränkten Rahmen: Sie arbeiten immer präzise, aber ohne inneres Gefühl. Sie sind Kunstgewerbler, aber keine Künstler. Sie wissen genau, was sie preisgeben wollen und was nicht, denn ihr ganzes Verhalten ist streng kontrolliert. Alles muß ganz exakt sein. Sie haben einen extremen Stolz und versuchen eher die Welt nach ihren Vorstellungen zu formen, als daß sie mit ihr fließen. Sie können nicht vergessen und nicht vergeben. Sie versuchen jede Situation zu beherrschen, selbst dann, wenn sie nicht wissen, was zu tun ist.

Luft in Wasser: Hier wird das Wasser hell und trocken. Wenn Luft in das gesamte Wassergebiet eindringt, stellen die Betreffenden ihre Gefühle mit kühlen, analysierenden Gedanken zurück. Sie denken nur, daß sie fühlen. Dieser Zustand ist besonders charakteristisch bei Psychologen, die eher dazu neigen, ein Geschehen zu interpretieren, als gefühlsmäßig darauf zu reagieren. Solche Leute haben für alles eine Erklärung.

Der Fuß hat eine weiche, formbare Hautschicht, unter der er sich aber leer anfühlt; auch das Gebiet selbst ist gefühllos. Das Leben solcher Menschen wird von ihrem Kopf beherrscht. Sie empfinden das, was ihr Kopf (Luft) sie in einer bestimmten Situation fühlen läßt. Sie haben einen Grund für jedes Gefühl und glauben, daß sie viele Erklärungen brauchen, bevor sie ihre Gefühle meistern können. Luft in Wasser kennzeichnet brillante Zeitgenossen, die ihrem Köpfchen vertrauen. Sie haben aber nicht die Sicherheit zu sagen: »Ich weiß, daß das, was ich fühle, auch das ist, was ich fühle, und es ist ganz in Ordnung für mich, so zu fühlen!«

Leute mit Luft in Wasser sind meist sehr intelligent. Sie verstecken sich hinter ihrem Wissen, denn gleichzeitig erkennen sie, daß ihnen etwas fehlt. Sie spüren, daß es eine Welt gibt, mit der sie nicht in Berührung kommen. Es sind diejenigen Intellektuellen, die in ihrem Elfenbeinturm gefangen sind: Sie sehen die »andere« Welt von oben und können sie erklären, kommen aber nie mit ihr in Kontakt.

Sie essen schnell und schlucken dabei viel Luft, die sich in ihrem Magen umdreht und zu Blähungen führt. Luft schwächt alle Aktivitäten von Wasser und kann zu Verstopfung führen. Schwäche, Anämie und eine geschädigte Leber weisen alle auf Luft in Wasser hin. Bei Hepatitis finden wir eine gelbliche Färbung im Luftelement, die auf eine Dysfunktion der Leber hinweist.

Trennung von Wasser und Feuer: Das ist die häufigste Form der Abkopplung, denn die gegensätzliche Art von Feuer und Wasser führt zu einem Kampf zwischen diesen beiden Energien. Wasser ist eine unkontrollierte Energie, die nach ihrem eigenen Willen fließt. Feuer dagegen steht für die totale Kontrolle und läßt alles nur nach seinem Willen geschehen. Meist schwanken die Menschen zwischen diesen beiden Extremen. Die Trennung von Wasser und

Feuer zeigt, daß Wasser keine Kontrolle mehr besitzt. Auf der bewußten Ebene heißt das, daß die Betreffenden kein Gefühlsleben haben. Das kann passieren, wenn die dominante Hand und der dominante Fuß nicht auf einer Seite liegen. Solche Menschen leben in zwei Welten: In einer empfinden sie, und in der anderen handeln sie. Wenn diese Trennung bei einem Menschen auftaucht, bei dem die dominante Hand und der dominante Fuß auf derselben Seite sind, weist es darauf hin, daß jegliches Gefühlsempfinden fehlt. Wir begegnen dieser Form der Abkoppelung bei Menschen, die sehr aktiv in Bereichen tätig sind, die keinerlei Verbindung mit Emotionen haben, zum Beispiel bei Personen, die mit Computern arbeiten (Abb. 43).

Am Fuß zeigt sich die Trennung von Feuer und Wasser auf zweierlei Art:

- eine hervortretende Einkerbung oder tiefe Linie entlang dem Gebiet, das dem Zwerchfell entspricht, oder
- eine offensichtliche Trennung dieser beiden Elemente.

Eine deutlich rote und heiße Feuerzone, die an eine weiße, kalte und feuchte Wasserzone angrenzt, weist zum Beispiel auf eine Person hin, die schnell von einem Erlebnis und einem Verhalten ins andere springen kann. Weil die Eigenschaften dieser Elemente so gegensätzlich sind, ist eine fehlende Unterscheidung zwischen Feuer und Wasser typisch für Menschen, die sich ständig in einem Reifungs- und Wachstumsprozeß befinden. Voll innerer Dynamik erfahren sie das Leben und vermeiden so eine Stagnation. Eine Dissoziation der beiden Elemente zeigt Menschen, die festgefahren sind. Sie haben ihre unteren Elemente vergessen und bleiben nur in den oberen fixiert. Sie drängen ihr Gefühlsleben und ihre emotionalen Bedürfnisse an den äußersten Rand ihres Bewußtseins.

Abbildung 43: Eine Trennlinie zwischen Feuer und Wasser behindert den Ausgleich zwischen diesen beiden Elementen.

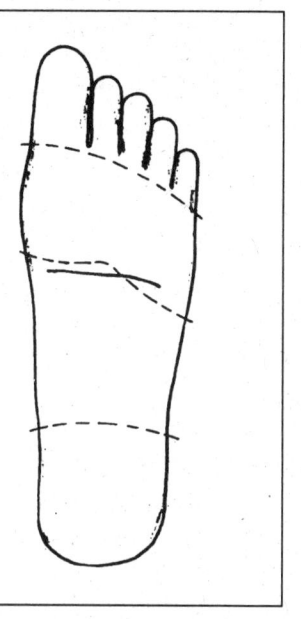

Solche Menschen haben eine Disposition zu körperlichen Beschwerden, die auf einer verminderten Beweglichkeit des Unterkörpers beruhen, zum Beispiel Verdauungsprobleme, sexuelle Störungen, Unfruchtbarkeit. Dazu kommt ein Überschuß im Oberkörper, zum Beispiel Wasseransammlungen oder die Neigung zu Herzbeschwerden. Sie können keine echten Künstler werden, denn wahre Kreativität entsteht nicht aus Feuer und Wasser allein, sondern entwickelt sich aus einem inneren Konflikt oder Kampf heraus, aus einem Mysterium, das dem Bemühen, das Unbekannte in einem Kunstwerk auszudrücken, entspringt.

Diese Züge kommen mehr bei Männern als bei Frauen vor. Männer fühlen sich davon angezogen, die Energie von Feuer und Luft zu entwickeln. Darüber hinaus lehrt die Gesellschaft die Männer zu handeln und die Frauen zu fühlen. Aber es gibt auch Frauen, bei denen Feuer und Wasser voneinander abgekoppelt sind; sie üben ihre Kontrolle mit Feuer und Luft aus. Wenn wir Klienten untersuchen, die eine Abtrennung von Feuer und Luft haben, dürfen wir annehmen, daß sie ihr gesamtes Gefühlsleben vernachlässigen. Eine solche Trennung ist meist bei Frauen offensichtlicher, denn sie steht im Gegensatz zu ihrer Grundenergie.

Wenn jemand beschließt, nie mehr Schmerz zu fühlen und nie mehr traurig zu sein, dann schneidet er sich selbst ab und verwirkt zusammen mit dem Negativen auch das Positive: Vergnügen und Schmerz, Freude und Trauer. Eine solche Trennung kann auch ohne emotionale Verwicklungen entstehen, wenn der Betreffende nicht willens ist, etwas aus dem Wasserelement zu akzeptieren. Nehmen wir einen Mann, der sich einer großen Bauchoperation unterziehen mußte. Sowohl der Schock als auch die Narbe kann eine solche Abtrennung auslösen. Wir müssen jetzt herausfinden, ob die Abkoppelung schon zuvor bestanden hat und nur in der Operation ihren körperlichen Ausdruck fand.

Unsere äußerlichen Reaktionen in verschiedenen Lebensbereichen spiegeln unsere inneren Vorgänge wider. Wir ziehen uns eine Verletzung zu, wenn wir schwach und nicht im Gleichgewicht sind. Man versucht vergeblich, Menschen mit Worten zu erreichen, bei denen Gefühl und Kreativität nur in den oberen Elementen zu Hause sind. Die zwei tiefen passiven Elemente geben sich gegenseitig Energie und bestärken einander. Wenn eines davon über längere Zeit hinweg von einem anderen Element übernommen wird, stellen wir eine Schädigung in der ganzen passiven Energie fest. Ein Beispiel von Feuer, das Wasser besetzt hat, findet sich bei Menschen, die ihre Magenmuskulatur stark anspannen und deshalb an Verstopfung leiden. Später führt das zu Hämorrhoiden und zu einer Schädigung des Erdelements.

Andere Elemente in der Feuerzone

Erde in Feuer: Verschiedene Eigenschaften des Erdelements können das Feuergebiet ganz oder teilweise ersticken. Ein Beispiel für Erde, die das Feuer ausgelöscht hat, ist Angina pectoris, die durch eine Blockade und einen geschwächten Energiefluß gekennzeichnet ist. Menschen, die an Angina pectoris leiden, haben eine graue Zone am Fuß und sind selbst grau. Sie zeigen keine Lebendigkeit. Sie haben das Herz ihren Überlebensbedürfnissen geopfert. Beispiele dafür sind Menschen, die ihre Arbeit hassen und sie nur deshalb tun, weil sie dafür bezahlt werden. Ihnen ist ein starres Grundgerüst wichtiger als Kreativität. Ihre elementaren Bedürfnisse bringen sie dazu, auf die Liebe und das Vergnügen, etwas zu erleben oder zu erschaffen, zu verzichten. Die meisten Leute tun etwas nur, weil sie es als ihre Pflicht erachten. Sie opfern ihr Feuer für eine scheinbar solidere Ware: Erde.

Hier herrscht folglich kein Gleichgewicht. Nichts ist hier auf das Erdelement *aufgebaut,* es wird vielmehr zu einem Gefängnis. Menschen mit dieser Kombination glauben, daß alles – Arbeit, Auftreten, Karriere, Kreativität – durch das Erdelement gelebt wird und nicht durch das anregende Feuer.

Erde in Feuer herrscht bei den meisten alten Leuten vor, denn Feuer steht für den Atem, und der physische Ausdruck davon ist eine geschwächte Lungenfunktion. Das Erde-in-Feuer-Symptom ist kennzeichnend für Menschen, die langsam und schwerfällig scheinen. Sie zeigen keine Spontaneität, die ein Ausdruck von Feuer ist.

Wenn Erde zu Feuer aufsteigt, dann dringt sie meist auch noch in das Luftelement ein und führt zu verkalkten Blutgefäßen im Gehirn. Erde in Feuer bringt Menschen hervor, denen es unmöglich ist zu lieben und die es vorziehen, sich hinter einem Schutzschild zu verstecken, um den Schwierigkeiten und Schmerzen der Liebe zu entgehen.

Erde und Feuer am Fuß kennzeichnet zusammen mit einem trockenen, rissigen und tiefen Trennungszeichen Menschen, die nach einer schweren Enttäuschung aufgegeben haben zu lieben. Sie lieben ihr Sicherheitsgebäude; ihr Herz strebt nach den Qualitäten von Erde. Sie wollen ihre Umgebung kontrollieren. Das intensive Kontrollbedürfnis kommt von der doppelten Dosis Erde in ihren Füßen. Das Feuerelement steht für die Muskeln, die Spannung und Flexibilität haben und sich zusammenziehen, ausstrecken und entspannen sollten. Wenn Erde anwesend ist, sehen wir dagegen eine steife und unbewegliche Muskulatur.

Die Erde von jungen Menschen besetzt meist nur Teile ihres Feuers. Häufige Beispiele dafür sind:

1. Eine Schwiele unter der zweiten und dritten Zehe zeigt die Unfähigkeit, Wärme und Liebe anzunehmen. Wer unfähig ist zu nehmen, ist auch unfähig zu geben. Dieser Zustand zeigt eine Kombination von Kontrolle und Angst. Die Betreffenden haben Angst zu lieben. Das könnte ein Familienvater sein, der zwar hingebungsvoll für seine Familie sorgt, es aber ohne jede Liebe tut. Weil er Angst hat, seine Liebe zu zeigen, hat er sich einen Schutzpanzer zugelegt. Frauen in diesem Zustand widmen der Familie ihre gesamte Energie; sie haben aber keinen Raum für sich selbst, für persönliche Vorlieben, Hobbys oder andere Menschen. Von den Eigenschaften der Erde beherrscht, hüten die Betreffenden ihre Schutzpanzer und vermeiden echte Liebe und zarte Gefühle. Solche Menschen ziehen Absicherungen vor. Sie sagen: »Ich liebe mein Zuhause und fühle mich wohl.« Trotzdem haben sie dabei kein Feuer im Herzen. Derselbe Zustand tritt auch bei langjährigen Rauchern auf.

Alle beide, der Raucher und derjenige, der nicht das im Herzen trägt, was er liebt, töten sich selbst.
2. Ein Streifen trockener, rauher Haut im Gebiet, das den Bronchien entspricht, weist auf Probleme mit der Speiseröhre, der Luftröhre oder den Bronchien hin. Das sind die Stellen, an denen wir etwas hinein- oder hinauslassen. Die Struktur des Erdelements schafft eine Blockade, die das streng kontrolliert, was wir mit der Stimme von uns geben.
3. Eine Schwiele an der Grenze zwischen Feuer und Luft, an der Stelle, die der Schilddrüse entspricht, bedeutet, daß sich hier Erdklumpen niedergelassen haben. Anstatt Selbstausdruck und Kreativität frei fließen zu lassen, wählen diese Leute eine passive Haltung, um sich abzusichern.
4. Trockene, rauhe Haut in dem Gebiet, das der Schulter entspricht, weist auf Schulterbeschwerden im Zusammenhang mit Aktivität hin; das Feuer ist in seinem äußeren Ausdruck gehemmt. Durch die anwesende Erde wird der freie Fluß des Tuns behindert. Erde, die sicher, geschützt und umgrenzt sein möchte, ist aufgestiegen und blockiert nun das Feuer. Das entspricht engstirnigen, zugeknöpften Leuten, die keine plötzlichen Bewegungen machen.

In Abbildung 44 werden diese vier Beispiele erklärt.

Wasser in Feuer: Das Feuerelement schrumpft, weil das angrenzende Element einen Teil seines Gebietes besetzt hat. In diesem Zustand verliert man sein Selbstvertrauen. Das Selbstverständnis gerät ins Wanken, denn die Gefühle verändern sich von einem Augenblick zum anderen. Diese Beschreibung paßt auf Menschen, die leicht etwas beginnen, aber nicht in der Lage sind, es auch bis zum Ende durchzuziehen. Sie sind schnell begeistert und werden

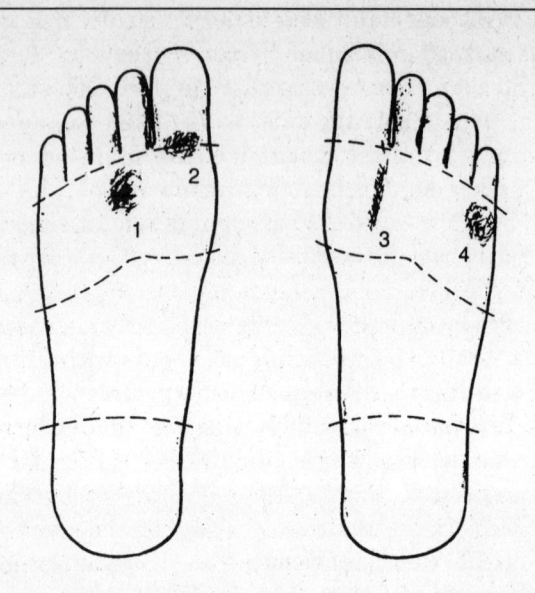

Abbildung 44: Vier Beispiele für in das Feuerelement eingedrungene Erdenergie. 1. Diese Person wird eher von ihren Bedürfnissen als von Liebe motiviert. 2. und 3. Hinweis auf Blockaden im Selbstausdruck und in der Kreativität. 4. Diese Person ist in ihrer Handlungsfähigkeit blockiert.

dann lahm. Sie können sich nicht für einen bestimmten Weg entscheiden und bleiben am Ende stecken.

Körperlich drückt sich das in Beschwerden der Atmungsorgane aus: Wasser in der Lunge, Asthma, Pneumonie, chronische Bronchitis. Menschen, deren Wasser in den oberen Feuerabschnitt eingedrungen ist, können ihre Handlungen nicht kontrollieren. Wenn sie sich artikulieren und manchmal unfreiwillig aus ihren Gefühlen heraus handeln, fühlen sie sich hilflos und glauben, außer Kontrolle zu sein. In den meisten Fällen stellen sie jedoch nicht all ihre Gefühle zur Schau, denn sie haben nicht genug Kraft, um starke Emotionen wie Wut auszudrücken. Viel häufiger zeigen sie Ängste, Schuldgefühle oder ähnliches.

Dieser Zustand erreicht seinen Höhepunkt bei Menschen, deren Wasser das Feuer ganz ausgelöscht hat. Sie neigen sehr zu hysterischen Ausbrüchen und müssen in extremen Fällen hospitalisiert werden. Menschen ohne jegliches Feuer haben gänzlich die Kontrolle über sich verloren und sind nicht mehr verantwortlich für das, was sie tun. Anders ausgedrückt, sie sind geistesgestört. Sie beherrschen ihre Ängste nicht, sondern die Ängste beherrschen sie.

Menschen mit Wasser im Feuergebiet sind sehr besorgt darüber, was andere für sie empfinden, denn Feuer ist von sich eingenommen, und es ist ihm wichtig, wie es von anderen gesehen wird. Die Betreffenden brauchen stets Bestätigung von außen und ersticken ihre Umgebung mit ihrem überschüssigen Wasser. Da ihr Ego nicht stark genug ist, versuchen sie ständig, ein Maximum an Aufmerksamkeit zu bekommen, während sie angeblich vermeiden, im Mittelpunkt zu stehen. Wenn sie bei einem Konzert zu spät kommen, machen sie so viel Aufhebens von ihrer Unauffälligkeit, daß sie die anderen im höchsten Grade ablenken.

Wasser durchbricht die Grenzen des Ego – Grenzen, die zeigen, wo wir stehen und wie weit wir gehen wollen. Wenn sie ausgelöscht sind, haben wir Gefühlserlebnisse, die zu überschwenglich sind, als daß sie noch authentisch wären. Wenn solche Menschen etwas für sich selbst tun, fühlen sie sich schuldig. Sie haben das Gefühl, daß alles beständig im Fluß ist, denn »echtes« Wasser ist immer dynamisch, und der Körper besteht aus ziemlich viel Wasser. Solche Leute können ihre Kreativität nicht unterdrücken. Sie erschaffen aus dem Impuls heraus und sind nicht in der Lage, die Form und Substanz dieser Manifestationen ihres inneren

Selbst zu kontrollieren. Kunstobjekte von Menschen, die ohne Struktur oder Disziplin nur das »herausschleudern«, was sie im Kopf haben, sind unverständlich für andere.

Wasser im Feuergebiet ist charakteristisch für diejenigen, die ein schwaches Ego haben und sich leicht durch andere beeinflussen lassen. Sie verlieren ihr Gefühl für Grenzen und können sich nicht so schützen, wie sie es eigentlich sollten, indem sie sagen: »Ich will das nicht.« Sie machen sich viel zuviel Sorgen darüber, was andere über sie sagen könnten. Sie werden leicht Opfer von Alkohol und Drogen und lassen sich von dem scheinbaren Frieden und der Sicherheit, die diese Substanzen versprechen, verführen. Es fällt ihnen schwer, an Gewicht zuzunehmen, weil ihr dynamisches Wasser sich nicht an einem Ort ansammelt.

Wenn Wasser in das Feuergebiet aufsteigt, ist das Immunsystem in Gefahr. Personen, die an Krebs erkrankt sind, verlieren ihren Willen zu kämpfen, weil ihr Feuer ausgelöscht ist. Diejenigen, die den Krebs besiegen, sind Menschen, deren natürliches Feuer nur zeitweise unterdrückt wurde, zum Beispiel nach einem Schock wie dem Verlust des Ehepartners oder des Arbeitsplatzes. Solche Leute haben die Chance, wieder gesund zu werden. Wenn Feuer von Wasser überschwemmt ist und passiv wird, sammeln sich unausgesprochene Gefühle von Ärger und Schuld im Körper an. Diese Menschen unterliegen ihrer Krebserkrankung. Wasserstreifen im Grenzgebiet zwischen Luft und Feuer (Feuchtigkeit, Ekzeme) zeigen Energien – etwa eine emotionale Intensität –, die vom Wasser aufgestiegen sind und sich dort niedergelassen haben. Das ist auch ein Hinweis auf Halsbeschwerden oder Halsentzündungen. Eine vom Feuer angetriebene Energie, die von anderen Elementen zerstreut wird, ist charakteristisch für Leute, die die Fähigkeit verloren haben, sich selbst vor eindringenden schädlichen Vorgängen zu schützen.

Luft in Feuer: Obwohl die Luft das Feuer anfacht, wird es von zuviel Luft ausgelöscht. Ein Feuergebiet, das in großen Teilen von Luft besetzt ist, wird weiß und schlaff; es bekommt eine sehr empfindliche Haut und fühlt sich kalt an. Das sind Menschen, die lieber reden als etwas tun. Die Handlungsfähigkeit wird von der luftigen Gedankenwelt verdrängt, die sich dann in Form von exzessivem, weitschweifigem Gerede, Phantasien und langatmigen Erklärungen ausdrückt. Diese Leute sind von ihren hochfliegenden Ideen so blockiert, daß kein Feuer mehr übrigbleibt. Da Feuer für Muskulatur steht und Luft für Haut, haben solche Menschen eine lose, schlaffe Haut und keinen Muskeltonus. Sie vermeiden Aktivitäten, bei denen man sich körperlich anstrengen und schwitzen muß. Dieser Zustand ist nicht häufig anzutreffen.

Feuer wird im allgemeinen von schwereren Elementen durchdrungen, die tiefer liegen als Luft, denn der Mensch braucht zum Überleben ein gewisses Maß an Pragmatismus. Menschen, deren Luft in ihr Feuer eingedrungen ist, können durch Worte und Erklärungen überleben und nicht so sehr aufgrund von Taten und Erfahrungen. Sie arbeiten zum Beispiel als Theoretiker in ihrem Fachgebiet, als Menschen, die vom »Tun« getrennt sind. Sie nehmen das Ego und die Grenzen anderer nicht wahr. Für sie genügt es, zu sagen: »Ich denke, also bin ich.«

Luft in Feuer zerstreut die Kraft des Ego. Auch starke Persönlichkeiten sind dann nicht in der Lage, im Leben voranzuschreiten. Nur die richtige Kombination von Feuer und Luft bringt die Menschen in eine Position der Kraft. Menschen ohne Feuer sind völlig desinteressiert daran, eine Führungsposition zu erreichen. Wenn die Luft in ein Element der Kontrolle absinkt, dann üben die Betreffenden diese Kontrolle mit den Attributen der Luft aus und versuchen, alles zu rationalisieren, was sie oder andere tun. Das sind die Leute, die ihren Intellekt zur Schau stellen, wenn sie sich und ihre Ideen darstellen. Da sie kein Feuer haben, flüstern sie ihre Wahrheit eher, als daß sie sie hinausposaunen. Bei solchen Klienten finden wir eine eingesunkene Brust vor, hypotone Muskeln und keine sichtbaren Anzeichen von Vitalität. Andere körperliche Anzeichen sind ein schwaches Herz, kollabierte Gefäßklappen, Muskelschwäche, niedriger Blutdruck, eine Neigung zu Ohnmachten und allgemeine Schwäche.

Trennung von Feuer und Luft: An der Grenze zwischen Feuer und Luft liegt eine Zone, die der Thymusdrüse, der Kehle und den Stimmbändern entspricht. Feuer und Luft haben eine natürliche Affinität zueinander, ein Element stimuliert das andere. Wenn sie getrennt sind, ist die natürliche Integration von aktiven und rezeptiven Kräften gestört. Der Betreffende kann an Störungen in zwei Bereichen leiden: erstens im Selbstausdruck, da seine Fähigkeit, zu handeln und etwas zu erschaffen, gestört ist. Er bevorzugt dann ein Element auf Kosten der anderen. Solche Leute wählen zum Beispiel den Intellekt und vernachlässigen die Möglichkeit zu handeln. Zweitens können sie sich auch ausschließlich auf das Handeln konzentrieren.

Diese besondere Art der Trennung zwischen den Elementen ist sehr verbreitet. Nur wenige Menschen zeigen wirklich, was in ihrem Herzen vorgeht. Das täten sie, wenn zwischen Feuer und Wasser ein ungehinderter Fluß bestünde. Deutliche Anzeichen der Trennung von Feuer und Luft sind Halsentzündungen, Knoten auf den Stimmbändern und eine Über- oder Unterfunktion der Schilddrüse. Die Schilddrüse reguliert den Austausch verschiedener Körpersubstanzen, und wenn ihre Aktivität von der Norm abweicht, betrifft das auch das ganze innere System. Menschen, die an einer Unterfunktion der Schilddrüse leiden, sind meist übergewichtig und kraftlos und haben einen schwachen Herzschlag. Menschen mit einer Überfunktion der Schilddrüse dagegen sind überaktiv und leiden an Angstanfällen. Die letzte Gruppe hält an Handlungen fest, von denen sie weiß, daß sie schädlich sind. Beide Zustände sind symptomatisch für die Trennung von Luft und Feuer.

Diese Disharmonie entsteht nicht notwendigerweise durch etwas, was dem Körper zugeführt wird wie Essen, Alkohol oder Tabak. Entscheidend ist die Art, wie wir wahrnehmen, handeln, Erfahrungen machen und mit den Ereignissen unseres Lebens fertig werden. Als Fußanalytiker sollten wir den Konsum von Alkohol, Tabak usw. nur dann als schädlich betrachten, wenn wir am Fuß Anzeichen von einem Ungleichgewicht sehen oder ertasten.

Eine eingekerbte Linie unterhalb der großen Zehe weist auf eine Unterbrechung im Studium oder in der Karriere des Betreffenden hin. Wenn Leute etwas unternehmen und aktiv werden, steigt Feuer in Luft auf. Wenn aber zum Beispiel ihr Studium abrupt beendet wurde, entweder weil sie selbst daran schuld waren oder aufgrund äußerer Umstände wie Geldnot, sind auch ihre Träume zerstört. Dasselbe finden wir bei Personen, die sich von ihrer eigenen Kreativität abgeschnitten haben, die anderen etwas von ihrem Feuer zu geben hätten und darin versagen. Wenn solche Leute sich wieder engagieren, verschwindet das Zeichen am Fuß. Die Symptome, die damit in Verbindung stehen, erscheinen lange nach dem Zeichen, im allgemeinen ein bis zwei Jahre nach dem betreffenden Ereignis.

Andere Elemente in der Luftzone

Erde in Luft: Das Element Luft will sich ausbreiten. Erde dagegen will sich zusammenziehen. Erde in Luft bringt Menschen hervor, die sagen: »Nur so darf es gemacht werden.« Sie versuchen ihre Auffassung der Dinge anderen aufzudrücken. Sie sind unbeweglich, eigensinnig und unerbittlich. Sie behaupten, daß etwas immer so war und auch immer so sein wird. »Immer« ist ein Wort, das zum Element Erde gehört. Es sind die Leute, die auf die Frage »Warum?« mit »Darum!« antworten. Erde in Luft erstickt den Gedankenprozeß. Die Betreffenden glauben nicht, daß es etwas gibt, über das man nachdenken sollte. »Darum!« muß als Antwort genügen.

Erde in Feuer bringt die Menschen dazu, den schnörkellosen und engen Weg zu wählen. Es gibt nichts Neues unter der Sonne. Es ist besser, etwas zu glauben, als etwas abzuwägen. Solche Menschen sind geistig völlig einseitig ausgerichtet und glauben, daß es für jede Situation nur eine einzige Lösung gibt, während in Wahrheit immer mehr als nur eine Lösung existiert. Nur existentielle Herausforderungen und der Überlebensinstinkt bringen solche Leute zum Nachdenken.

Menschen, die Erde in ihrer Luft haben, benutzen die Sprache als Waffe und halten sich dabei selbst für die Opfer. Das ist so, weil sie die Dinge nicht durch die Luft, sondern durch die Erde wahrnehmen. Die extremste Manifestation davon ist die Psychose, in der beständig ein Kampf- oder Fluchtmechanismus zum Ausdruck kommt. Solche Leute haben ihre Menschlichkeit, ihre Spiritualität und ihren Witz verloren und handeln nur aufgrund ihrer Instinkte. Die Fähigkeiten, zu lernen, zu denken, sich zu erinnern oder zu konzentrieren, sind schwach ausgeprägt. Das Gedächtnis bildet sich eher aus einem Instinkt heraus als aus einem verbalen oder visuellen Vorgang. Sie sind nur mit dem Grundgerüst zum Überleben ausgestattet.

Unsere Untersuchungen solcher Menschen zeigen einen von Luft dominierten Fuß mit verdickten, verknöcherten Gelenken und dem Verlust der Beweglichkeit. Diese Beschreibung trifft auf Menschen zu, die sich lange Zeit nur mit dem Überleben beschäftigt haben. Sie hatten keine Zeit zum Nachdenken. Entsprechende allgemeine Symptome zeigen sich als Konzentrationsprobleme und Lernschwierigkeiten, Migräne, Kurzatmigkeit und forcierte Atmung. Es gibt Menschen, die mit Erde in Luft geboren sind; sie neigen zu Gehirnschäden und Epilepsie. Bei Kindern weist Erde in Luft auf eine geschwächte Funktion des Kopfes hin.

Wasser in Luft: Die Gefühle verdrängen die Gedanken. Die Betreffenden machen unbedachte Bemerkungen – etwas, was sie nicht gesagt hätten, wenn sie einen Augenblick lang nachgedacht hätten. Sie werden sehr ärgerlich und glauben, immer im Recht zu sein. Es genügt ihnen, zu sagen: »Ich ärgere mich.« Sie geben niemandem eine Erklärung, weshalb das so ist. In seinem natürlichen Zustand steigt Wasser nicht zur Luft auf: Wir begnügen uns damit zu fühlen. Wenn das Wasser aber zur Luft aufsteigt, legen wir uns Erklärungen zurecht und rechtfertigen uns, weshalb es richtig ist, daß wir so fühlen, wie wir eben fühlen. Leute, die einen Ausbruch von Wasser aus dem Luftgebiet heraus miterleben, haben das Gefühl, der andere würde Müll über ihnen auskippen. Wasser im Luftgebiet erzeugt Persönlichkeiten, die nicht klar denken können, weil sie nichts als Nebel im Kopf haben. Sie wissen nie, ob das, was sie sehen, tatsächlich real ist oder ob sie sich nur das Schlimmste einbilden.

Die körperlichen Beschwerden betreffen die Körperflüssigkeiten: Infekte in den Körperzonen, die der Luft zugeordnet sind – zum Beispiel Nebenhöhlen, Augen und Hals –, Neigung zu Tränen, häufige Allergien. Die Betreffenden behaupten, die Gefühle von anderen erklären und analysieren zu können, dabei beschreiben sie in Wirklichkeit nur ihre eigenen. Wenn Wasser im Luftgebiet vorhanden ist, saugt sich die Luft voll mit Wasser und kann daher den Körper nicht mehr so gut durchdringen. Das führt zu Atembeschwerden, die typisch für diesen Zustand sind. Kinder weinen leicht und machen beständig emotionale Szenen, um recht zu bekommen. Sie leiden an wäßrigen Sekreten aus den Augen, der Nase und dem Mund.

Im Fuß ist ein Überschuß an Wasser und ein Mangel an Luft zu erkennen. Die dritte und die vierte Zehe sehen ungewöhnlich aus: Sie sind blaß und biegsam, die Haut schält sich, und die Zehennägel sind weich. Ekzeme oder Mykosen bilden sich. Wasser steigt nur in Ausnahmefällen als erstes zur Luft auf. Manchmal geschieht das, weil Feuer das Wassergebiet besetzt hat und dem Wasser keine andere Wahl läßt, als aufwärtszusteigen. Solche Leute kontrollieren sich selbst sehr stark, aber sie sind keine Denker, sondern emotional geprägt. Sie haben eine spezielle Auffassung oder einen Glauben, der nicht auf logisches Denken oder bewußte Entscheidung gegründet ist. Etwas hat sie auf einer emotionalen Ebene angesprochen, und das genügt. Die Anwesenheit von Wasser in Luft ist die Wurzel vieler Vorurteile. Vorgefaßte Meinungen aufgrund dieser Kombination bilden die Basis unserer Sicht von der Welt. Wenn wir sie eindringlich prüfen, werden wir feststellen, daß sie eher auf Gefühle als auf sorgfältiges Nachdenken zurückzuführen ist. Leute mit Vorurteilen, die auf Wasser aufgebaut sind, mißachten ihre Intelligenz.

Feuer in Luft: In diesem Zustand ist die Luft durchdrungen von Vorstellungen von Kontrolle und wie etwas zu tun sei sowie von der bangen Frage: »Was werden die anderen sagen?« Das steht im Gegensatz zu den emotionalen Eigenschaften, die oben beschrieben worden sind. Die Triebkraft des Feuers ist nach außen gerichtet. Seine Betonung liegt darauf, wie wir den anderen erscheinen. Je mehr Feuer die Luft durchdringt, desto mehr Kontrolle üben die Betreffenden auf ihre Handlungen aus. Daher kommt es, daß die Verhaltensmuster, die aus dem Luftgebiet heraus entstehen, sich darum drehen, wie wir handeln sollten. Wir sagen uns: »So etwas darf man nicht sagen, und deshalb sage ich auch nicht, was ich denke.« Personen, die sich noch stärker kontrollieren, stellen ihr gesamtes Denken ein, damit sie ja keinen Fehler machen. Ihre Zehen sind rot, heiß, muskulär und aufgetrieben (mit vollem Gewebe).

Feuer in Luft steht in Verbindung mit erlerntem Verhalten. Es ist kennzeichnend für Personen, die strikt einer anerkannten Meinung folgen, und das nicht, weil Erde ihre Luft blockiert hat, sondern weil sie dazu erzogen wurden, »richtig« und kontrolliert zu denken und zu handeln. Leute mit Feuer in der Luft sagen zum Beispiel: »Ich werde nie so wie meine Mutter sein«, aber die Heftigkeit ihres Einwandes verursacht die Angst, daß es doch dazu kommen wird. Solche Leute schießen zuerst und fragen später. Ihre Antworten – in welcher Form auch immer – werden spontan abgefeuert. Sie sind Hitzköpfe; es rutscht ihnen etwas heraus, bevor sie es stoppen können. Sie verwenden immer die erste Person Singular (ich, mein), weil ihr Kopf, das heißt ihr Ego, in ihre Luft aufgestiegen ist, was für den Ausdruck nach außen steht. Sie neigen zu Kopfschmerzen, die von Fiebergefühl begleitet sind.

Ihre körperlichen Beschwerden betreffen die Teile des Verdauungssystems, die sich in der Luftregion zeigen. Sie leiden an schlechtem Geschmack im Mund oder Mundgeruch und häufigen Rachenentzündungen. Die Kiefermuskeln sind gespannt und wund vom Versuch, keine Miene zu verziehen. Kontrolle bedeutet, daß keine Veränderung stattfindet. Wenn die Luftregion einer Person mit Luft gefüllt ist, wie es sich gehört, würde sie keine so starre Selbstkontrolle ausüben.

Menschen in diesem Zustand müssen recht haben, denn ihr Stolz will immer wieder bestätigt werden. Nicht recht zu haben betrachten sie als Angriff gegen sich selbst. Sie neigen zur Oberflächlichkeit und glauben, alles über eine Sache zu wissen, und das schon nach kurzer Zeit. Solche Leute können keine Fehler zugeben und verteidigen sich, selbst wenn sie im Unrecht sind, damit ihre Kraft, das heißt ihr Feuer, nicht gebrochen und ihr Stolz nicht verletzt wird. Verletzter Stolz kann sehr schwerwiegende Beschwerden hervorrufen wie zum Beispiel Gehirnblutungen. Dabei nimmt ein starker Ausbruch des Feuers das Luftelement so zerstörerisch ein, daß die Person nicht länger funktionsfähig ist. Viele Betroffene bestätigten, kurz vor einer Gehirnblutung Gefühle von Wut oder Entrüstung erlebt zu haben.

In diesem Kapitel haben wir die vier grundlegenden Energien (Eigenschaften) und die Art, wie sie sich verbinden, betrachtet. Jede hat ihren Raum oder ihr Territorium, in dem die eigenen Eigenschaften und Funktionen dominant sind. Jede Energie erscheint, wenn auch nicht in dominanter Form, gleichfalls in den drei anderen Bereichen. Die vielen Möglichkeiten dieser Eigenschaften, auch in andere Domänen einzudringen oder im eigenen Gebiet an Halt zu verlieren, macht unsere Individualität aus. Das genau ist das Gleichgewicht oder der Mangel an Gleichgewicht, der Veränderungen und Wachstum hervorbringt.

7. Die Aufteilung des Fußes

Indem wir die Füße untersuchen, lernen wir Aspekte des Menschen kennen, die dem oberflächlichen Beobachter nicht sichtbar sind, aber die Grundlage der Persönlichkeit bilden. Verschiedene Typen von Füßen zeigen die Diskrepanz zwischen dem Gesicht, das eine Person den anderen nach außen hin zeigt, und dem, was die Füße über deren innere Welt erzählen.

Gelegentlich begegnen wir Füßen, die älter oder jünger aussehen, als es der Klient vermuten läßt. Das weist auf Unterschiede zwischen dem inneren und dem äußeren Selbst des Betreffenden hin und zeigt, ob das Kind in ihm noch lebt oder nicht. Ein Fuß, der jünger als der dazugehörige Körper aussieht, zeigt, daß bis dahin ein relativ leichter Weg im Leben gegangen wurde. Es kann auch sein, daß die Person wenig auf dem Weg gelernt hat und das Leben etwas zu leichtnimmt. Ein Fuß, der älter aussieht als der übrige Körper, weist auf eine Person hin, deren Lebensweg schwierig, voller Widerstände oder belastend war, oder daß die Schrecken des Krieges erlebt worden sind. Dieser Mensch hat auf seinem Weg Lektionen gelernt, aber nicht unbedingt die richtigen.

Im Prinzip zeigen Unterschiede zwischen dem Fuß und dem übrigen Körper viel über die Haltung der Person zu sich selbst und die Unterschiede zwischen ihrer inneren und äußeren Welt.

Wichtig, ist, zwischen Rechts- und Linkszuständen zu unterscheiden. So sind die passive und die aktive Energie in zwei verschiedene Typen geteilt. Erstens: die Teilung zwischen rechts und links, wobei der dominante Fuß aktiv und der andere passiv ist. Zweitens: die Aufteilung in Elemente, wobei Luft und Feuer aktiv, Wasser und Erde passiv sind. Aus diesen zwei Unterteilungen ergeben sich drei mögliche Zustände:

1. Wenn die dominante Hand und der dominante Fuß auf derselben Seite sind, befinden sich die aktiven Energien auf der dominanten Seite und die passiven auf der anderen.
2. Wenn die dominante Hand und der dominante Fuß nicht auf derselben Seite sind, besteht eine Spaltung zwischen aktiver und passiver Energie, zwischen Feuer und Wasser. In diesem Fall müssen wir untersuchen, ob mechanische Ursachen, wie eine Verletzung oder Amputation, vorliegen.
3. Wenn es eine dominante Hand gibt, aber keinen dominanten Fuß, dann gehen wir davon aus, daß der Fuß auf der Seite der dominanten Hand ebenfalls dominant ist.

Menschen, bei denen die dominante Hand und der dominante Fuß rechts sind, haben ihre aktive Energie an der dominanten rechten Seite, wo sie sich sehr klar in den Elementen Luft und Feuer manifestiert. Ihre passive Energie manifestiert sich an der linken Seite.

Wenn die linke Hand und der linke Fuß dominant sind, befindet sich der Gipfel der aktiven Energie links und der der passiven rechts.

Rechtshänder mit dominantem linken Fuß und Linkshänder mit dominantem rechten Fuß müssen in Wasser und Feuer aufgeteilt werden. Aktive und passive Energie befinden sich bei ihnen in einem beständigen Kampf. In ihren aktiven Gebieten (Feuer und Luft), die für Tätigkeit

(Hände) stehen, befindet sich die dominante Energie auf der rechten Seite. In ihren passiven Aspekten (Wasser und Erde), die für die Erfahrung oder Durchlässigkeit (Füße) stehen, befindet sich die dominante Energie auf der linken Körperseite. Solche Leute sind tatsächlich in zwei Teile gespalten, und jede Seite zieht sie in eine andere Richtung. Diese Art von Konflikt ist nicht unbedingt schlecht, sondern kann in einigen Fällen sogar hilfreich sein.

In dem Fuß, den wir als dominant erkannt haben, begegnen wir sowohl passiven als auch aktiven Elementen im Höhepunkt ihrer jeweiligen Erscheinungsformen. Passivität erscheint in vielen Abstufungen. Sie ist weniger passiv im dominanten Fuß, wo die dominanten, aktiven und nach außen gerichteten Elemente unter Kontrolle sind. Im nichtdominanten Fuß dagegen herrschen hauptsächlich die passiven Elemente und zeigen einen Zustand größtmöglicher Passivität. Man könnte auch sagen, daß sich die Aktivität in ihrer passivsten Ausprägung am nichtdominanten Fuß manifestiert.

Wenn ich von aktiv und passiv spreche, meine ich unsere Grundenergien und unsere Tendenz, das Leben zu kontrollieren und zu planen, im Gegensatz zum Kontrolliertwerden und Verplantwerden. Wir können in jedem Bereich des menschlichen Lebens beobachten, ob das zuvor Gesagte zutrifft. »Planen« weist auf zuviel Anstrengung und »Verplantwerden« auf zuwenig Anstrengung hin.

Zwischen der passiven und aktiven Energie liegt die Spannung, in der wir leben. Unsere Essenz ist weder aktiv noch passiv, sondern das Ergebnis der Spannung zwischen diesen beiden Polen. Wir wachsen durch den Kampf dieser beiden Energien, die wir unser ganzes Leben hindurch erfahren. Das völlige Gleichgewicht zwischen diesen Kräften ist ein statischer Zustand, den es nicht gibt, denn es findet ein ständiger Wandel statt. Die chinesische Philosophie spricht von dem Moment vor und nach dem Gleichgewicht, denn vom Gleichgewicht selbst kann man nicht sprechen. Wenn ein Mensch diesen Zustand erreicht hat, gehört er nicht länger zu dieser Welt. In unserem Leben erleben wir nur flüchtige Momente von Gleichgewicht.

Der Fuß berichtet uns von den Erfahrungen im Kampf zwischen der aktiven und der passiven Energie. Dieser Prozeß ist auch nach außen gerichtet und betrifft die Beziehung zur Umgebung, zum Partner, zu den Eltern usw. Wenn wir in diesem Kapitel die Begriffe »Überschuß« oder »Mangel« verwenden, dann vereinfachen wir damit alle Kombinationen aller Elemente außerhalb ihres Territoriums.

Wenn die dominanten Hände und Füße sich gegenüberliegen, ist das durch eine Grenze, die eine vollkommene Unterbrechung zwischen Wasser und Feuer ist, gekennzeichnet. Das wird durch eine Linie oder durch eine scharfe Trennung deutlich zwischen dem Feuer- und dem Wasserelement im Gewebe oder in der Farbe des Fußes. Eine solche Teilung wird aber nur sehr selten beobachtet.

Wir haben schon die wechselnde Anziehung zwischen aktiven und passiven Energien beschrieben und verschiedene Arten von Verbindungen und Beziehungen herausgearbeitet. Wenn die dominanten Hände und Füße einander gegenüberliegen, sind die aktiven und passiven Seiten des Betreffenden voneinander getrennt. Die Welt der Gefühle und Emotionen existiert zwar, sie ist jedoch nicht mit der Welt des Ausdrucks, der Tätigkeit und der Gedanken verbunden. Das sind zwei völlig verschiedene Universen. Solche Leute können zum Beispiel während der Arbeit hoch konzentriert sein; wenn sie sich aber zu Hause nur mit Emotionen befassen, können sie ihren Intellekt vollkommen ausschalten. Diese Spaltung in aktiv und passiv findet im allgemeinen während der Kindheit statt. Sie kann durch

Erwachsene verursacht werden, die ein linkshändiges Kind zwingen, mit der rechten Hand zu schreiben, denn die Händigkeit ist ein Gefühl (Wasser), und Zwang ist Feuer. Solche Leute haben gar keine andere Wahl, als Wasser von Feuer zu trennen.

In diesem Fall müssen wir jeden Fuß getrennt untersuchen und zuerst die aktiven und dann die passiven Elemente betrachten. Wenn wir wollen, daß diese Menschen unsere Beratung verstehen und aufnehmen, können wir uns nicht plötzlich zwischendurch auf etwas Passives beziehen, wenn wir gerade dabei sind, über ihre aktiven Attribute zu sprechen. Diese Klienten haben nämlich keine Verbindungen zwischen diesen beiden Welten und können uns in so einem Fall überhaupt nicht folgen.

Im Fall eines Linkshänders ohne dominanten Fuß betrachten wir den linken Fuß als dominant. Im Fall eines Rechtshänders ohne dominanten Fuß betrachten wir den rechten Fuß als dominant.

Das oben Gesagte beinhaltet Informationen, die wir im ersten Stadium der Untersuchung anwenden. Wenn wir den Klienten einer der genannten Kategorien zuordnen, wissen wir, wie wir an ihn herangehen und welche Worte wir verwenden müssen, damit er uns verstehen kann. Wir müssen entscheiden, von welchem der vier Elemente aus wir beginnen. Wenn wir von der Erde her kommen, sprechen wir von der körperlichen Ebene und den körperlichen Beschwerden des Klienten. Wenn wir von der Luft ausgehen, dann sprechen wir von den Verstandesqualitäten. Wenn wir vom Feuer kommen, konzentrieren wir uns auf seine Kreativität und das, was er tut. Wenn wir vom Wasser her kommen, fragen wir ihn, was in seinem Bauch vorgeht – was nicht unbedingt nur körperlich gemeint sein muß.

8. Die Wirbelsäule und der Fuß

Das Gebiet der Wirbelsäule am Fuß hat eine große Ähnlichkeit mit der tatsächlichen Form der Wirbelsäule. Wir erkennen beide Male konvexe und konkave Anteile (Abb. 45). Bei der Fußanalyse nimmt die Wirbelsäule eine sehr wichtige Stellung ein, denn sie durchläuft die Gebiete aller Elemente. Dabei betrachten wir den Fluß von oben nach unten und den von unten nach oben innerhalb der Wirbelsäule. Die Wirbelsäule repräsentiert den Körper in allen Phasen seiner Entwicklung, beginnend mit der Empfängnis über Schwangerschaft und Geburt.

Bei jeder Fußanalyse muß der Wirbelsäule besondere Beachtung geschenkt werden. Dazu werden Überschuß und Mangel erfaßt, die Beweglichkeit der Fußgewölbe als Gegenstück zur Wirbelsäule getestet und beide Füße miteinander verglichen. Schmerzen im unteren Rücken zeigen sich je nach Intensität durch Risse oder Schwellungen in diesem Gebiet. Die Bewegung der großen Zehe nach oben, unten und seitwärts zeigt den Zustand des Nackens. Wenn man die Gelenke der großen Zehe in Ruhelage miteinander vergleicht, zeigt sich, ob eine Seite des Nackens stärker verspannt ist. Ein inneres Geschehen, zum Beispiel Verstopfung, zeigt sich in der entsprechenden Zone der Wirbelsäule.

Am Fuß findet man im Gebiet der Wirbelsäule eine Stelle, die den Moment der Empfängnis sowie die Schwangerschaft und die Geburt des Betreffenden markiert (Abb. 46). Die höchste Zone des Nackens steht für den Augenblick der Empfängnis. Das ist die Stelle, wo wir als Zellklumpen be-

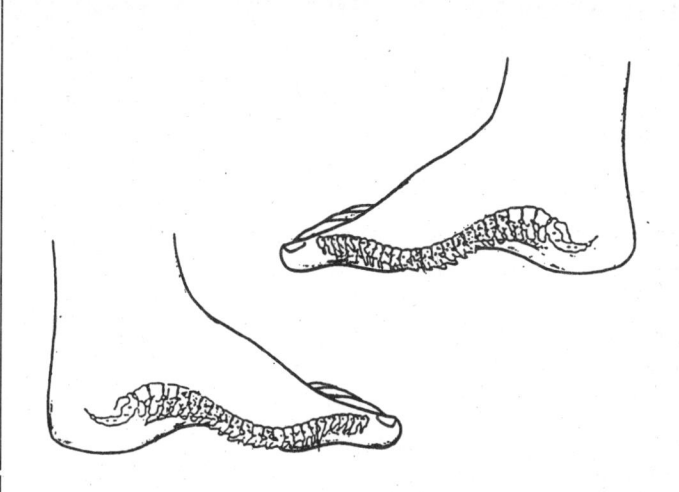

Abbildung 45: Die Wirbelsäule, wie sie sich am Fuß zeigt.

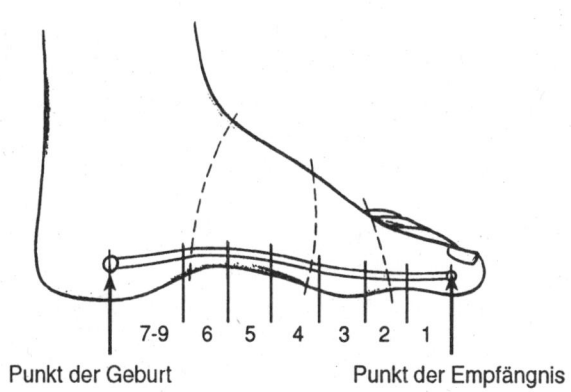

Punkt der Geburt   7-9 6 5 4 3 2 1   Punkt der Empfängnis

Abbildung 46: Die neun Monate der Schwangerschaft am Fuß.

ginnen. Dieser Prozeß findet in der Mitte der Ferse an der inneren Fußseite – die mit der Basis der Wirbelsäule korrespondiert – sein Ende. Diese beiden Pole repräsentieren den Zenit der männlichen Energie in Luft und den der weiblichen Energie in Erde. Das Männliche ist zur Zeit der Empfängnis aktiv; seine Energie durchdringt und energetisiert das Luftelement. Hier erkennen wir die Rolle des Vaters, der die Energie bereitstellt. Im Fersengebiet, das mit dem Uterus (Erde) zusammenhängt, erkennen wir den Höhepunkt der mütterlichen Energie, wenn sie neues Leben zur Welt bringt. Eine gedachte Linie zwischen diesen beiden Punkten beschreibt die neun Monate der Schwangerschaft.

Die kreative Energie des Vaters

Die kreative Energie des Vaters vereint Luft und Feuer. Die genaue Stelle des Höhepunktes der väterlichen Energie liegt am Ende des Zehennagels der großen Zehe an der inneren Seite des Fußes (Abb. 46). Wenn dort ein Überschuß besteht, dann war und ist die männliche Energie, die diese Person geformt hat, eine komprimierte, harte und dominante Energie, die einen Überschuß im Luftelement besitzt.

Luft im Gleichgewicht bedeutet meist, daß der Vater keinen unterdrückenden oder negativen Einfluß ausübte, und daß die Beziehung zu ihm ausgeglichen war. Im allgemeinen besteht die Beziehung zum Vater aus den Elementen Feuer und Luft, denn durch sie wird die Kommunikation mit einer anderen männlichen Energie (auch in Frauen) eingeleitet. Diese beiden Elemente geben uns einen tieferen Einblick in die Beziehung des Vaters zu seinem gerade gezeugten Sprößling. Ein deutlicher Überschuß oder Mangel entlang der Linie, die durch Feuer und Luft führt (Abb. 47),

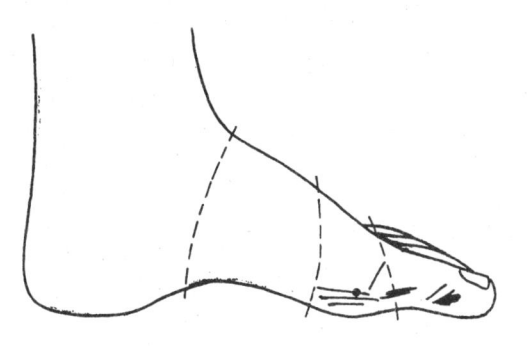

Abbildung 47: Die Entwicklung des Fötus kann am Fuß abgelesen werden. Bei diesem Beispiel läßt sich erkennen, daß das Ungleichgewicht der aktiven maskulinen Energie des Erwachsenen seinen Ursprung in den ersten Monaten der fötalen Entwicklung hat.

zeigt uns, welche männliche Energie auf Empfängnis und frühe Schwangerschaft eingewirkt hat. Das väterliche Element ist sehr wichtig für uns, denn es bildet viele Formen der männlichen Energie in einer Person aus.

Wenn in besonderen Fällen die Stärke der männlichen Energie der Mutter die des Vaters übertrifft, ändern sich die entsprechenden Gebiete am Fuß. Wir betrachten Vater und Mutter nicht unter sexuellen Gesichtspunkten oder als sich ergänzende Gegensätze, sondern wir achten eher darauf, wie stark ihre Energien sind. Anders ausgedrückt, die »Vaterfigur« des männlichen Elements hat nicht immer etwas mit dem tatsächlichen Vater des Betreffenden zu tun, obwohl es meistens so ist. Statt dessen kann sich hier eine Mutterfigur widerspiegeln, deren kraftvoller männlicher Energieanteil die männliche Energie der Person am stärksten beeinflußt.

Die passive Energie der Mutter

Das mütterliche Element besteht hauptsächlich aus Erde und Wasser. Während der fünf letzten Monate der Schwangerschaft sehen wir die Wirkung der weiblichen Energie und auch die Beziehung zu der Person, die diese weibliche Energie bereitstellt. Wenn wir zum Beispiel viele Anzeichen, die die Schwangerschaft betreffen, im Wassergebiet finden und die Erdzone dagegen klar und ausgeglichen ist, dann können wir im allgemeinen sagen, daß stabile Beziehungen, Vertrauen und die Fähigkeit, Sicherheit und Wärme zu geben, vorhanden sind. Dennoch besteht die Möglichkeit emotionaler Komplikationen, denn es ist problematisch, mit dieser Person eine tiefe Gefühlsbeziehung einzugehen. Diese letzten fünf Monate erzählen uns, wie jemand im Mutterschoß gehalten wurde und wie er sich in der Gegenwart fühlt, wenn er mit Situationen, die Entwicklung und Wachstum fordern, konfrontiert wird. Wir können ablesen, bis zu welchem Grad er seine eigene weibliche Energie annimmt beziehungsweise wie kompliziert und problematisch das für ihn ist.

Das mütterliche Element dient zu mehr als nur der Erhaltung und Entwicklung. Es bringt auch die erste Trennung im Leben einer Person hervor. Aus diesem Element entsteht eine unabhängige Energie, die sich ihrem eigenen Kampf um das Gleichgewicht stellen und für sich selbst sorgen muß. Der Vorgang der Trennung, die Geburt, wirft oft ein Licht darauf, wie der Mensch mit anderen Trennungen im Leben umgeht und fertig wird. Bei einer schwierigen Geburt, in der Wasser das Erdelement durchdrungen hat, zeigt sich häufig ein frühes Muster von Abhängigkeit, Trennung und Verlassenheit. Ein Kaiserschnitt wird wie jede andere Geburt behandelt, denn allein die Zeichen am Fuß sind ausschlaggebend.

Empfängnis – Entstehung des Lebens aus passiver und aktiver Energie

Das männliche Element erreicht seinen Höhepunkt dort, wo Spermium und Ei zusammenkommen. Die entsprechende Stelle liegt auf der Fußinnenseite, und zwar auf der Höhe, wo der Nagel der großen Zehe beginnt (Abb. 46). Zeichen an dieser Stelle weisen auf einen Überschuß oder Mangel dieser männlichen Energie hin. Leberflecken und Muttermale sind ein Hinweis auf genetische Probleme, genetische Erkrankungen oder besondere genetische Phänomene. Andere Erscheinungen an den Zehen wie Schwimmhäute oder Mißbildungen weisen auf eine genetische Übertragung durch die männliche Energie, die diese Person gezeugt hat, hin. Wenn Sie solche Hinweise entdecken und feststellen, daß bei der Mutter oder dem Vater etwas »Ähnliches« existiert, dann können Sie herausfinden, welcher Elternteil die stärkere männliche Energie besaß.

Häufiger sind diese Zeichen jedoch kein Hinweis auf eine vorhandene Krankheit, sondern eine persönliche Ausprägung, die den Betreffenden letztlich dazu verhelfen kann, positiv und gesund zu leben.

Schwangerschaft – die neun Monate

Die Schwangerschaft ist ein wichtiges Geschehen, das man am Fuß beobachten kann. Verletzungen und Disharmonien zu dieser Zeit hinterlassen Zeichen am Körper, die mit einer unterbrochenen fötalen Entwicklung zu einem bestimmten Zeitpunkt der Schwangerschaft in Verbindung stehen. Auf diese Weise können wir die fötalen Ursprünge von Verhalten, Emotionen und anderen Mustern erkennen. Es wurden zahlreiche psychologische Theorien und psychotherapeutische Techniken entwickelt, die uns gefühlsmäßig von den Traumata während der Schwangerschaft und Geburt befreien sollen. Hypnose und Rebirthing sind nur zwei Beispiele dafür. In der Fußanalyse befassen wir uns nicht nur mit dem emotionalen Element, sondern auch mit den körperlichen Zuständen, die durch Emotionen entstehen können, und natürlich auch damit, wie die Emotionen die Beziehungen zwischen den Elementen beeinflussen.

Die neun Monate zeigen sich im Wirbelsäulengebiet am Fuß, das sich während der Schwangerschaft entwickelt. Alte Zeichen in diesem Gebiet weisen auf ein Ereignis in einem bestimmten Stadium der Schwangerschaft hin. Wenn wir das mit denjenigen Organen, die sich während dieser Periode entwickeln, vergleichen, können wir den Ursprung und das frühe Muster eines Problems feststellen. Solche Einflüsse auf den Fötus können zum Beispiel von einer Mutter stammen, die ihr Kind nicht wollte, von einem Abtreibungsversuch oder von Medikamenten, die die Mutter zu einer bestimmten Zeit der Schwangerschaft einnehmen mußte, und durch Hunger. Wenn man eines dieser Geschehen in der Zone findet, die mit dem Monat, in dem sich die Lunge entwickelt hat, in Verbindung steht, kann das eine Erklärung für bestehende Atemprobleme sein.

Die Aufteilung der Monate am Fuß ist nicht gleichförmig, da der Mensch die Zeit jeweils unterschiedlich erlebt. Für den Fötus können einige Monate sehr schnell und andere wiederum langsam verstreichen. Wenn wir kleine Stellen von Feuer und Luft sehen, können wir daraus folgern, daß der Beginn der Schwangerschaft als beschleunigt erlebt wurde. Das bedeutet, daß der Einfluß der männlichen Energie vergleichsweise kurz und weniger ausgeprägt war. Während der ersten sechs Monate geschieht hauptsächlich das physische Wachstum, darauf folgt die emotionale Entwicklung, wenn das Baby sich bewegt und etwas fühlt.

Erster Monat: Der Fötus fängt an, sich zu entwickeln. Das Kreislaufsystem beginnt zu funktionieren. Die beiden Gehirnhälften bilden sich aus. Die ersten Anzeichen der Wirbelsäule sind zu sehen, ebenso die Muskulatur, die Leber, das Verdauungssystem, das Gesicht und der Hals. Zeichen, die den Fluß unterbrechen, weisen auf mögliche Schädigungen von Kopf, Herz, Wirbelsäule, Hals und Kreislaufsystem hin, die während dieser Entstehungsperiode eintraten. Die meisten spontanen Abgänge geschehen während des ersten und zweiten Monats, denn wenn der Kopf verletzt ist, kann der Fötus nicht überleben.

Zweiter Monat: Das Gesicht, die Glieder, das Hirngewebe, das Skelett und die Wirbelsäule entwickeln sich. Zehen und Ohren werden gebildet. Die Muskelbewegungen und die Interaktion zwischen Muskeln und Nerven beginnen. In diesem Monat entsteht das Feuerelement. Ein Abgang in diesem Stadium zeigt, daß die weibliche Energie nicht in der Lage war, die männliche Energie aufzunehmen. Ein Zeichen an der entsprechenden Stelle zeigt, welche Schwierigkeit die weibliche Energie hatte, die männliche Energie zu absorbieren. Wenn eine Frau in diesem Gebiet ein Zeichen hat, fällt es ihr schwer, männliche Energie aufzunehmen und Männer zu akzeptieren. Zeichen in diesem Gebiet weisen auf Probleme mit den Muskeln, den Sehnen und dem Zusammenspiel von Muskeln und Nerven hin. Ein signifikantes Trauma in diesem Gebiet zieht eine frühe Verletzung der Persönlichkeitsstruktur nach sich, denn das ist die Stelle, wo das Ego wohnt.

Dritter Monat: Der Fötus bewegt sich mehr und mehr. Er dreht seinen Kopf und bewegt die Hände. Sein Körper ist berührungsempfindlich. Der erste Saugreflex entsteht. Die Gesichtsmuskeln formen sich nach einem vererbten Muster. Feuer erreicht während dieses Monats seinen Höhepunkt. Zeichen in diesem Gebiet beziehen sich auf die Persönlichkeit. Heutzutage entscheiden sich Frauen in diesem Monat dafür, abzutreiben oder auszutragen. Wenn die Mutter unentschieden ist, erscheinen entsprechende Zeichen in diesem Gebiet. Diese Ambivalenz wirkt sich auf den Fötus aus und äußert sich später durch ausgesprochen unsicheres Verhalten beim Erwachsenen, der nie weiß, ob er gewollt war oder nicht. Solche Unentschiedenheit ist ein Trauma für das Ego der Person.

Vierter Monat: Das Nervensystem bildet sich in den Skelettknorpeln. Die Geschlechtsunterschiede werden deutlich, die Genitalien bilden sich aus. Das ist der erste Monat im Wasserelement. Die männliche Energie ist nicht mehr so stark, und die weibliche Energie beginnt vorzuherrschen. In diesem Monat hat der Fötus eine gewisse Möglichkeit, seine Zukunft zu wählen. Er bildet einen Übergang zwischen Feuer und Wasser heraus, schafft Punkte des Gleichgewichts und entscheidet sich fürs Überleben. Eine instabile Schwangerschaft und vorbeugende Maßnahmen wie vollkommene Bettruhe oder das Zunähen des Muttermundes hinterlassen in diesem Gebiet ihre Spuren. Das Zwerchfell und die obere Wasserregion sind davon körperlich betroffen. Das ist die Stelle, wo die männliche Energie in die weibliche Energie übergeht, und es besteht die hohe Wahrscheinlichkeit, daß beide aufeinanderprallen. In diesem Fall kann man die Anzeichen dafür in diesem Gebiet sehen.

Fünfter Monat: Das Skelett verbindet sich. Der Fötus hat Finger- und Zehennägel, Brustwarzen und Haare. Er ist etwa fünfundzwanzig Zentimeter lang. Das ist der Monat des Wassers. Starke Anzeichen in diesem Gebiet weisen auf

Angst oder anderen emotionalen Aufruhr hin. Linien, die bis in das Fußgewölbe hinabreichen, zeigen Ängste an.

Sechster Monat: Der Fötus schließt seine Augen willentlich, der Greifreflex wird stärker. Der Fötus ist beinahe vollkommen ausgebildet. Frühgeburten, die am Ende dieses Monats zur Welt kommen, können überleben. In diesem Monat wird eine Grenzlinie zwischen Wasser und Erde gezogen, die die Beziehung zwischen diesen beiden Elementen deutlich macht. Das Gebiet, das mit dem sechsten Schwangerschaftsmonat in Verbindung steht, betrifft die Blase, den unteren Rücken und den Dünndarm.

Siebter, achter und neunter Monat: Der Fötus nimmt vor allem an Gewicht zu. Sein Haar wächst, und er saugt. Im achten Monat nimmt er mindestens zwei Pfund zu. Diese Zeit von der Mitte des siebten Monats an gehört zum Erdelement. Zeichen an dieser Stelle weisen auf Probleme mit dem unteren Rücken sowie mit Fruchtbarkeit und Sexualität hin. Die Mutter übt hier wieder den vorherrschenden Einfluß aus. Der Fötus erhält den größten Anteil seiner Kraft aus der weiblichen Energie. Diese Monate sind sehr wichtig, denn nun wird das symbiotische Band zwischen Mutter und Kind ausgebildet.

Geburt

Extreme Anzeichen im Fersengebiet unterhalb des Knöchels weisen auf Überschuß oder Mangel beziehungsweise auf ein besonderes Trauma während der Geburt hin. Ein Asthmatiker, der in diesem Gebiet einen Überschuß an Wasser zeigt, kann zum Beispiel während der Geburt Fruchtwasser geschluckt, sich die Nabelschnur um den

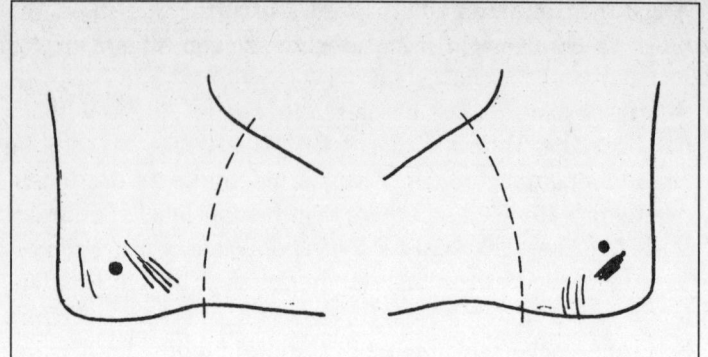

Abbildung 48: Zeichen einer schweren Geburt sind zerklüftete Längsstriche im Fersengebiet einer Frau. Wenn die Linien horizontal im Uterusgebiet erscheinen, weist das auf einen spontanen oder gewollten Abgang hin.

Hals gewickelt oder im letzten Monat vor der Geburt Atemprobleme gehabt haben. Wenn sich in diesem Gebiet Flüssigkeit angesammelt hat, kann jede dieser Möglichkeiten zutreffen.

Alle Zeichen, die nicht frisch sind (tiefe Linien, Leberflecken, Sommersprossen; Abb. 48), weisen auf Ereignisse hin, die lange zurückliegen. Dasselbe trifft auch auf die Struktur des Fußes zu.

Wir untersuchen die Wirbelsäule und die entsprechenden Anzeichen und schließen daraus auf die betroffenen Gebiete. Dann untersuchen wir die entsprechenden Zonen des Fußes, an denen wir die Zeichen eines solchen Einflusses sehen können. Wenn auch dort Zeichen zu finden sind, können wir auf ein chronisches Muster schließen, das durch die frühesten Erfahrungen entstanden ist. Solche Anzeichen sind schwer zu interpretieren. Um damit verbundene Beschwerden behandeln zu können, müssen wir den Betreffenden in einen tieferen Bewußtseinszustand versetzen (mittels Hypnose oder Rebirthing), damit er die Schwangerschaft oder Geburt wiedererleben kann.

Schwangerschaft und Geburt – Zeichen am Fuß

Bei Frauen, die ein Kind geboren haben oder einen spontanen oder einen induzierten Abgang erlebten, zeigt die Fußanalyse die Stadien der Empfängnis, Schwangerschaft und Geburt in denselben Gebieten und in derselben Reihenfolge, wie sie die Frau während ihrer eigenen Zeit im Mutterleib erlebt hat (Abb. 46). Anders als ihre eigenen Markierungen, die alt sind, erscheinen diese Indikatoren schärfer, neuer und frischer, wenn Schwangerschaft und Geburt noch nicht lange zurückliegen. Diese Zeichen zeigen den Zustand des Fötus und Probleme wie Krankheit oder andere Schädigungen während der Schwangerschaft an – Zustände, die mit der Wirbelsäule der Mutter und den Organen, die zur Entwicklung des Fötus nötig waren, in Verbindung stehen. Frauen erleben oft dieselbe Schwangerschaft und Geburt, die sie selbst als Babys erfahren haben. Die Zeichen am Fuß verbinden diese beiden Geschehen miteinander. Zeichen eines Abgangs oder einer Abtreibung erscheinen in Form von horizontalen Linien im Erdelement, das dem Uterus entspricht; sie unterbrechen den natürlichen Fluß (Abb. 48). Eine schwierige und problematische Entbindung ist als längliche Kerbe zu sehen. Ein erfahrener Fußanalytiker kann die Zeichen mehrerer Geburten identifizieren.

9. Energiemuster

Wenn wir die Linien des Fußes sorgfältig untersuchen, können wir sowohl die Richtung des Energieflusses erkennen als auch Ungereimtheiten im Fluß selbst (Abb. 49). In dem Gebiet, das Schwangerschaft und Geburt entspricht, sehen wir Linien, die einen exzessiven und/oder unterbrochenen Fluß anzeigen. Linien, die eine Unterbrechung des Flusses anzeigen, sind charakteristisch für eine Energie, die sich nicht richtig entfalten konnte und so die Entwicklung des Fötus behindert hat. Eine »Trennungslinie« in der Zone des vierten Monats zeigt, daß die männliche Energie behindert wurde und in einen Kampf mit der weiblichen Energie verwickelt war. Eine »Flußlinie« zeigt einen exzessiven Energiefluß an. Solch eine Linie in der Zone des dritten Monats weist auf Gefahr oder Angst hin oder auf den Wunsch abzutreiben. Eine Längslinie im Gebiet des vierten Monats zeigt, daß die männliche Energie über die weibliche Energie triumphiert hat. In der Zone der letzten Schwangerschaftsmonate zeigen diese Linien, daß zu dieser Zeit ein exzessiver Energiefluß stattgefunden hat. Sie weisen daher auf einen beschleunigten Entwicklungsvorgang und auf eine Frühgeburt hin.

Da Wasser von Natur aus nach unten fließt, zeigen Querlinien oder Falten im Wassergebiet eine Unterbrechung im Fluß der Wasserenergie an – ein klassisches Zeichen von Verstopfung. Solche Leute sind auch emotional verstopft. Längslinien im Wassergebiet deuten auf einen besonders schnellen oder ungewöhnlich starken Energiefluß hin und

Längs-
linien

Quer-
linien

Längslinie

Querlinie

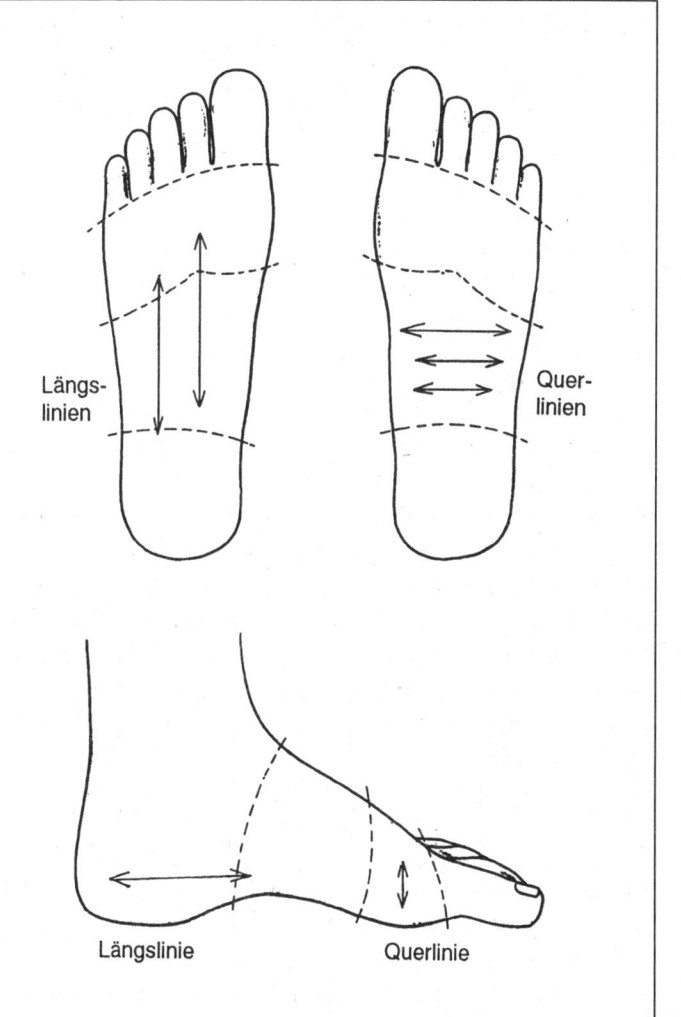

Abbildung 49: Zwei typische Linien am Fuß: Querlinien blockieren den Energiefluß der Elemente, während Längslinien einen exzessiven Energiefluß anzeigen.

sind charakteristisch für Personen, die an Durchfall oder hysterischen Ausbrüchen leiden. Längs- und Querlinien im Wassergebiet symbolisieren eine Kombination von Hysterie und Gefühlsblockaden in Verbindung mit chaotischen körperlichen Symptomen im Bauchraum. Die meisten Menschen zeigen eine Kombination davon.

Der Fluß der Sexualenergie

Ein gleichmäßiger Fluß der Sexualenergie zeigt sich in einem allmählichen Farbwechsel von der Erd- bis zur Luftregion, der ohne Unterbrechungen verläuft. Obwohl die sexuelle Energie vom Erdelement repräsentiert wird, schließt die Sexualität auch alle anderen Elemente ein und muß zur Luft hinaufströmen. Wenn sich die Sexualität im Luftelement niedergelassen hat, befindet sich Erde in der Luft, und die Betroffenen können weder klar denken noch sich beherrschen. Während des Orgasmus gibt es einen Moment, in dem die Erdenergie abfließt. Dadurch wird eine andere Ebene von Bewußtsein und Wahrnehmung geschaffen, denn die Ekstase ist im Luftelement zu Hause. Die sexuelle Energie muß dann entlang der Schwangerschaftslinie wieder zur Erde zurückkehren (Abb. 50).

Sexualität umfaßt alle Elemente in einem sexuellen Zusammenhang: Genitalien, Emotionen, sexueller Akt und persönliches Erleben. Wenn Erde und Wasser voneinander getrennt sind, hat der Betreffende zwar sexuelle Beziehungen, kann sie aber nicht in den anderen Elementen ausdrücken. Wenn eine Trennung im Wassergebiet besteht, dann verhindern die Gefühle den Aufstieg der Sexualenergie.

Eine Trennung im Feuergebiet ist charakteristisch für Menschen, die nicht aufhören können, sich selbst zu kontrollieren. Je ausgeprägter diese Trennung ist, desto

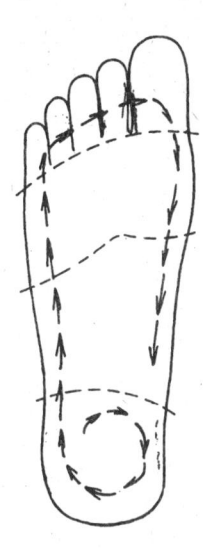

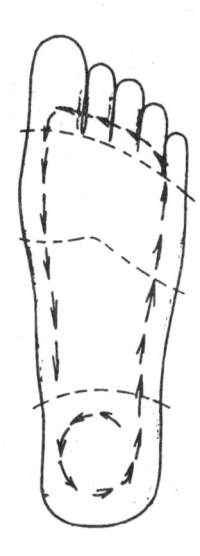

Abbildung 50: Der Fluß der Sexualenergie verläuft von der Ferse zur kleinen Zehe. Von dort aus geht er zur großen Zehe hinüber, um dann durch das Gebiet der Wirbelsäule wieder zur Ferse zurückzufließen.

schwerer fällt es ihnen loszulassen und desto mehr versuchen sie, ihre Sexualität zu beherrschen.

Eine Trennung im Luftgebiet zeigt Behinderungen hinsichtlich der Wahrnehmung, der Gedanken, der Kritikfähigkeit und der sozialen Normen an. Solche Leute verlieren selten ihren Kopf. Auch die Intelligenz hat einen Einfluß auf die Sexualität. Einfach strukturierte Menschen erleben eine viel geringere sexuelle Befriedigung, denn ihnen dient der Sex nur zur Fortpflanzung. Tiere wissen nichts von sexuellem Vergnügen, sie erleben nur den Trieb. Es ist das Erdelement, das für den Sexualtrieb steht. Obwohl der Mensch ihn auch in anderen Elementen als nur der Erde erleben kann, erfahren einige Menschen Sexualität ausschließlich auf der Ebene des Erdelements. Die Anhänger einiger Religionen zum Beispiel praktizieren die Sexualität nur um der Fortpflanzung willen und aus keinem anderen Grund. Freude, Vergnügen, Gedanken und Handlungen, die über das dazu nötige Minimum hinausgehen, sind verboten.

Wenn wir den Begriff »Orgasmus« verwenden, meinen wir damit nicht nur die Erfahrung des sexuellen Akts, sondern eine Vermischung aller Elemente. Die Menschen behindern ihre Sexualenergie in den Gebieten, in denen sie sowieso schon Schwierigkeiten haben. Immer wenn wir ein problematisches Element sehen, können wir auch mit sexuellen Problemen rechnen.

Sexualität ist eine passive Energie, die in eine aktive Energie hineinfließt und wieder in einen passiven Zustand zurückkehrt. Menschen mit einem starken Willen verhindern, daß ihre Passivität aufsteigt, denn sonst würden sie die Beherrschung verlieren. Die Sexualität des Mannes ist um so dürftiger, je größer sein Verlangen nach Beherrschung und Kontrolle ist, denn die sexuelle Energie an sich ist passiv. Wenn der Fluß harmonisch ist, dauert der sexuelle Akt lang und verläuft langsam. Ein schneller Fluß weist auf Kontrolle und einen hohen Anteil von Aktivität hin.

Die kleine Zehe zeigt den Fluß der Sexualenergie im Kopf an. Ihr Aussehen sagt uns, wie der Verstand mit Sexualität umgeht. Wenn die Zehe vergrößert und geschwollen ist, ist die Sexualenergie im Kopf blockiert, und der Betreffende hat Schwierigkeiten, die sexuelle Energie wahrzunehmen. Wenn sich am Fuß keine Druckstelle, die vom Gehen herrührt, befindet, dann zeigt dies mangelnden sexuellen Fluß an. Dieses Phänomen finden wir bei Kindern und alten Frauen, die kein Sexualleben haben, und bei Personen, die aus religiösen Gründen zölibatär leben, sowie bei Leuten, die ihre sexuellen Bedürfnisse »in die Erde versenkt haben«. Sie haben Schwierigkeiten im Erdgebiet, ohne daran zu denken, daß sexuelle Bedürfnisse auch in allen anderen Elementen vorhanden sind.

Personen, deren sexuelle Energie ausgeglichen ist, sollten vom Gehen eine Druckstelle haben, die etwa ein Viertel der Fußbreite bedeckt. Wenn sie größer ist, dann haben Erde oder Feuer (abhängig von der Farbe) ein Gebiet besetzt, das zum Wasser gehört. Wenn sie kleiner ist, dann ist Wasser aufgestiegen und hat den Platz besetzt, an dem Feuer und Erde zusammentreffen. Zwischen Erde und Feuer bestehen die meisten Blockaden, denn unsere Erziehung und Gesellschaft erlauben keinen ununterbrochenen Fluß.

Der Energiefluß vom Mund zum Anus

Kommen wir nun zum Energiefluß, der in den Körper eindringt. Dazu gehören Nahrung, Wasser, die Luft, die wir atmen, Verständnis und Einsicht. Der Fluß vom Mund zum Rektum wird in zahlreiche Abschnitte unterteilt.

Atmung: Die Atmung ist der Energiefluß zwischen Luft und Feuer. Er betrifft auch teilweise das Wasser, und das hängt mit der Bewegung des Zwerchfells zusammen (Abb. 51). Jede Unterbrechung der Bewegung verursacht auch eine Unterbrechung des Atems. Wir lesen das am besten an der ersten und zweiten Zehe (Luft und Feuer) und an der Feuerzone ab. Ein Asthmazeichen zeigt sowohl einen exzessiven Fluß als auch Blockaden an. Stridor, eine Atemstörung bei Kindern, ist nur in Form von Blockaden zu sehen.

Verdauung: Der Energiefluß der Verdauung geht von der Luft zum Feuer (Magen), er durchquert das Wassergebiet, vermischt sich damit und ist im Erdelement zu Hause, im

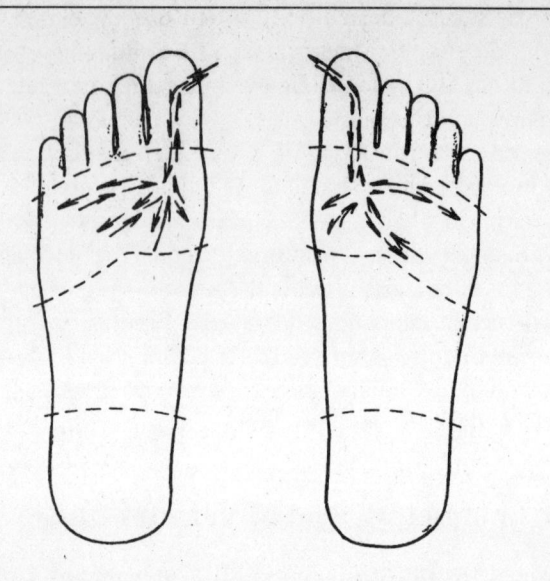

Abbildung 51: Der Atem fließt durch die große Zehe im Luftelement in das Feuergebiet hinein und wieder hinaus.

Rektum, das an der Grenze zwischen Erde und Feuer liegt (Abb. 52). Jedes Zeichen einer Blockade in diesem Gebiet weist auf eine Störung des Verdauungsprozesses hin. Ein Geschwür zeigt sich als Linie im Magengebiet, denn dieser Zustand ist charakteristisch für eine Blockade zwischen Luft und Erde. Längliche Linien in diesem Gebiet weisen auf eine beschleunigte Verdauung hin. Der Körper hat nicht genügend Zeit, die Nährstoffe ausreichend zu verdauen.

Diese Beobachtung läßt sich nicht nur auf Nahrungsmittel, sondern auch auf alles, was wir erleben, anwenden. Auch Lernen muß verdaut werden. Wir absorbieren etwas durch die Luft, und es bleibt stecken, wenn wir selbst verstopft sind. Das geschieht im Wassergebiet, wenn wir kein

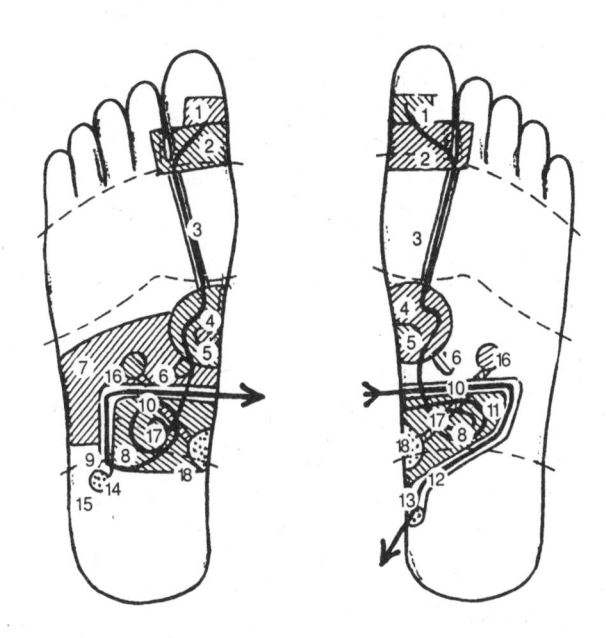

Abbildung 52: Der Energiefluß durch das Verdauungssystem, wie es sich am Fuß zeigt.

1 = Mund
2 = Kehle
3 = Speiseröhre
4 = Magen
5 = Zwölffingerdarm
6 = Zwölffingerdarm
7 = Leber
8 = Dünndarm
9 = aufsteigendes Kolon
10 = Querkolon
11 = absteigendes Kolon
12 = Rektum
13 = After
14 = Ileozökalklappe
15 = Blinddarm
16 = Nieren
17 = Harnleiter
18 = Blase

Selbstvertrauen haben, und im Feuergebiet, wenn wir nicht damit umgehen können. Leute, die nicht verstehen, was sie lernen, bleiben in der Luft hängen; andere stecken in der Erde fest und kommen nie dazu, etwas zu lernen.

Der Verdauungsprozeß ist abgeschlossen, wenn das Wasser von der Erde aufgenommen wird. Alle unwichtigen Stoffe werden über das Rektum ausgeschieden. Das Problem dabei ist, daß viele Leute nicht wissen, was wichtig ist und was nicht. Alles, was uns im Leben begegnet, unterliegt einem Verdauungsprozeß. So erleben viele von uns vor dem Einschlafen noch einmal das Tagesgeschehen. Wenn wir nun an einem besonderen Ereignis hängenbleiben, können wir nicht frei werden und einschlafen. Wenn wir es dagegen hinter uns lassen, kann es uns nicht mehr festhalten. Wenn nachts unsere aktiven Energien ausruhen und die passiven wirken, dann werden alle Elemente verarbeitet. Bei einer Behinderung im Wassergebiet leiden wir an Verstopfung, denn unsere aktive Energie kann nicht zur Ruhe kommen und hindert dadurch die passive Energie, ihre volle Wirkung zu entfalten.

Damit der Verarbeitungsprozeß vollständig ist, muß alles, was wir verdauen, auf seinem Weg zur Erde durch alle Elemente hindurchgehen. Leute mit quer verlaufenden Einkerbungen im Wassergebiet haben langsame, instinktive Reaktionen, denn ihr Verdauungsprozeß ist träge. Diese Beobachtung läßt sich sowohl auf den körperlichen Vorgang der Ausscheidung als auch auf die Geschwindigkeit anderer Reaktionen, die auf dem Prinzip von Verarbeitung und Verdauung beruhen, anwenden. Querlinien im Wassergebiet zeigen etwas, was wir nur schwer verdauen konnten, während längliche Linien im selben Gebiet auf Dinge hinweisen, die wir zu schnell verdaut haben. Der vergebliche Versuch, etwas durch uns hindurchzulassen, und eine übersteigerte Geschwindigkeit erzeugen gitterähnliche Linien.

Eine gesunde Reaktion liegt dann vor, wenn der Fluß der Sexualenergie und der Energiefluß vom Mund zum Rektum einen Kreislauf bilden. Immer wenn dieser Kreislauf unterbrochen wird, treffen wir auf ein chronisches Problem, das irgendwo festhängt. Der Energiefluß von Erde zu Luft und von Luft zu Erde geschieht die ganze Zeit hindurch. Um die Ursache für die Unterbrechung finden zu können, suchen wir zuerst nach der Stelle, an der der Fluß unterbrochen wurde. Mit Hilfe der Zeichen für die Fließrichtung können wir feststellen, an welcher Stelle die Energie schneller wurde. Eine Blockade im Feuergebiet zeigt einen Menschen, der seine Fähigkeit, etwas zu verdauen, unterdrückt hat. Er ist völlig überladen mit Theorien darüber, was erlaubt ist, und darüber, wie die Dinge sein sollten, und gestattet sich nicht, selbst zu fühlen. Im Gegensatz dazu erzählen Allergielinien von einem Wasserschwall und einem exzessiven, schnellen Fluß. Linien, die von der Erde über Milz und Leber nach oben gehen, weisen auf ein sehr intensives Erdelement hin und geben möglicherweise einen Hinweis auf Arthritis.

Der Energiefluß in der Wirbelsäule

Ein zusätzlicher Energiefluß ist mit dem zentralen Nervensystem verbunden. Er steht für die Kontrolle, die vom Luftelement ausgeht und in alle Körperteile eindringt. Die wichtigsten Stellen sind der Schädel und die Wirbelsäule, denn dort befinden sich die Zentren, von denen die Nerven alle sensorischen und motorischen Aktivitäten, wie zum Beispiel die Kommunikation mit den Organen, steuern und in alle Körperteile lenken. Dementsprechend verlaufen diese Bahnen nicht nur im Feuer- und Luftelement, sondern auch durch alle anderen Elemente (Abb. 53).

Das Luftelement, das sich über dem Kopf und der Wirbelsäule befindet, kann die anderen drei Elemente umgreifen. Wenn wir die Wirbelsäule als lange Röhre betrachten, von der viele enge Röhren ausgehen und sich in alle Körperteile erstrecken, können wir zwei Fließmuster erkennen: eines im Hauptkanal und ein anderes in den kleineren Kanälen. Der Energiefluß in diesen beiden Kanalsystemen verläuft gleichzeitig in beide Richtungen. Wir wissen auch von einem auf- und absteigenden Fluß im Hauptkanal oder in der Wirbelsäule. Er zeigt sich in Auf- und Entladungen dieser Energie in einem beständigen Kreislauf von Aktion und Reaktion. Mit anderen Worten, wenn wir etwas sehen, so erreicht es unsere Luft und entlockt eine körperliche Reaktion, etwa eine Bewegung oder eine Veränderung der Konzentration im Luftelement. Wenn wir jemanden an der Hand berühren, so entsteht die lokalisierte Konzentration einer besonderen Empfindung, die durch diesen Kontakt hervorgerufen wurde. Wenn ein Fremder uns zufällig im Zug berührt, dann entsteht dadurch ein Zustand der Trennung vom Punkt des Kontakts aus.

Längliche Linien in dieser Zone bedeuten, daß der Fluß in diesem Gebiet gesteigert ist. Die Linien ähneln denen, die in der Wasserzone Angst oder Durchfall anzeigen. Diese Linien weisen auf einen Überschuß in einem besonderen Gebiet hin, der durch Empfindlichkeit und Hyperaktivität gekennzeichnet ist. Wenn wir die Wirbelsäule des Klienten dadurch untersuchen, daß wir die querverlaufenden Abschnitte des Fußes betrachten, können wir in einem dieser Bänder auch Längslinien finden. Das zeigt einen starken Überschuß einer besonderen Energie an, die in diesem Abschnitt zu Hause ist. Die körperlichen Anzeichen eines solchen Zustandes sind nervliche Störungen an dieser Stelle, die eine Überempfindlichkeit verursachen (Abb. 54).

Querlinien zeigen an, daß der Fluß in der Wirbelsäule

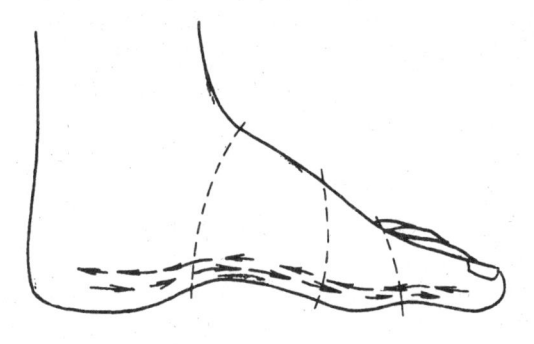

Abbildung 53: Der Energiefluß in der Wirbelsäule, der in beide Richtungen verläuft.

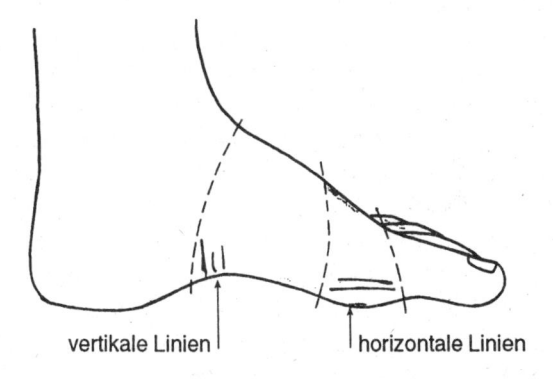

vertikale Linien | | horizontale Linien

Abbildung 54: Linien im Gebiet der Wirbelsäule. Querlinien zeigen Blockaden in der Wirbelsäule an. Längslinien weisen auf einen exzessiven Energiefluß in der Wirbelsäule hin.

behindert ist. Die Energie des Betreffenden wird festgehalten und kann ihren Bestimmungsort nicht erreichen. Hinter dem Zeichen einer Blockade im Gebiet des unteren Rückens kann zum Beispiel ein Bandscheibenvorfall verborgen sein, der durch die Druckverhältnisse innerhalb der Wirbelsäule hervorgerufen wurde. Es entsteht ein Druck auf die Nerven, der ihre Funktion stört. Auch Ischialgien sind ein Beispiel dafür. Diese Linien zeigen einen geminderten Fluß an sowie eine Schwäche oder Funktionseinschränkung an dieser Stelle. Das ist von der Lage der Abschnitte abhängig, in denen sie zu sehen sind, sowie von dem Körperteil, der von denjenigen Nerven versorgt wird, die der betreffenden Stelle der Wirbelsäule entspringen. In jedem dieser Fälle finden wir Schmerzen oder Funktionseinschränkungen in denjenigen Körperteilen, die mit dem entsprechenden Abschnitt in Verbindung stehen, in dem sich das Symptom zeigt.

Da diese Energie der Luft entspringt, die sich mit allen anderen Elementen vermischt und bestrebt ist, sie zu energetisieren und zu durchdringen, müssen wir auch die Elemente und Körpergebiete untersuchen, in denen die natürliche Kraft des Klienten zu stark oder zu schwach ist. In der gleichen Art und Weise können wir unsere Ergebnisse überprüfen, die wir durch die Untersuchung der vier Elemente an der Fußsohle erhalten haben. Wir können also unsere Resultate doppelt absichern. Meist finden wir eine perfekte Beziehung zwischen der Wirbelsäule und den vier Elementen. Wenn Diskrepanzen auftreten, müssen wir die Zeichen sorgfältig untersuchen, denn es gibt zwei Möglichkeiten, die das Bild trüben könnten: alte Narben im Gebiet, das mit der Wirbelsäule in Verbindung steht, oder eine Verletzung an der Fußsohle.

Der Energiefluß zu den Armen und Beinen

Hier sprechen wir von zwei Arten des Flusses: der eine verläuft von der Wirbelsäule zu den Gliedern. Der andere hat seinen Ursprung in dem spezifischen Element, von dem aus die Glieder Feuer zu den Händen oder Erde zu den Beinen senden (Abb. 55). Anders gesagt, das ganze Feuerelement und ein Teil der Luft fließen durch die Hände; in den Füßen fließt das ganze Erdelement und ein Teil des Wasserelements.

Wenn wir den Zustand der Glieder untersuchen, müssen wir als erstes die Querabschnitte beachten, die mit ihnen in Verbindung stehen (Abb. 55), das heißt das gesamte Feu-

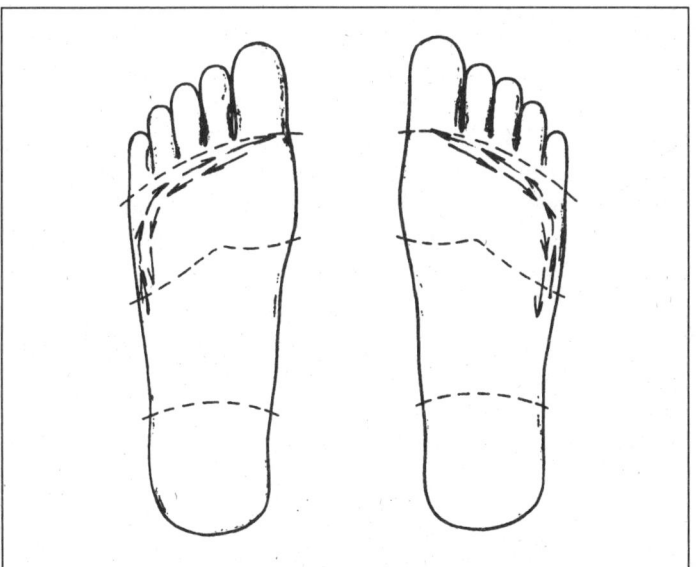

Abbildung 55: Der Energiefluß zu den Armen. Die Energie bewegt sich vom Wirbelsäulengebiet zum Gebiet der Arme. Der Energiefluß verläuft in beide Richtungen.

er und den unteren Abschnitt der Luft, die ganze Erde und den unteren Abschnitt des Wassers. Dadurch können wir die Art der Energie identifizieren, die durch die Arme und Beine fließt. Das allein ist jedoch nicht ausreichend, denn Arme und Beine können selbst nicht in Ordnung sein, wenn sich in ihnen die Energie eines anderen Elements zeigt. Deshalb untersuchen wir die Glieder direkt, wie sie sich am Fuß zeigen, und prüfen, ob dort Längs- oder Querlinien oder Anzeichen eines anderen Elements zu finden sind.

Die Arme und die Beine sind unsere Verbindungsstellen zur Welt, denn sie erlauben uns, zu handeln und beweglich zu sein. Unsere Untersuchung zeigt uns buchstäblich, wie der Betreffende auf »seinen eigenen zwei Füßen steht«. Verletzungen der Füße weisen auf eine Schädigung des Erdelements und des unteren Anteils von Wasser hin. Fußbeschwerden sind häufig Nebenerscheinungen von Schwierigkeiten, die anderswo lokalisiert sind, zum Beispiel in der Lendenwirbelsäule. Durchblutungsstörungen der Füße können aus dem unteren Wasserabschnitt oder von den Sexualhormonen stammen, die das ganze Gebiet beherrschen.

Die Hände reflektieren das, was ein Mensch aus seinem Leben macht. Sie drücken die Kraft, das Charisma und die Fähigkeit, die Realität entsprechend der Vorstellung zu gestalten, aus. Verletzungen der Hände beeinträchtigen all diese Faktoren und weisen auf eine Störung im Fluß dieser Kräfte hin. Meist können wir die Qualitätsverluste und das Ungleichgewicht des unteren Feuers und der Luft sehr deutlich an der Fußsohle erkennen.

10. Die Zeitschiene

Es ist seine persönliche Geschichte, die den Klienten zu dem gemacht hat, was er ist. Daher sollten wir das Leben als einen Prozeß betrachten, der sich im Laufe der Zeit entfaltet. Ein chronisches Muster ist etwas, das jemand sein ganzes Leben lang wiederholt. Zeichen am Fuß wie Trennungslinien, Operationslinien und ähnliches – Überbleibsel all der ungelösten Traumata, die von einem lang anhaltenden Ungleichgewicht hervorgebracht wurden – zeigen den Versuch der Energie des Betreffenden, wieder ins Gleichgewicht zu gelangen. Es ist wichtig, daß wir diese Zeichen beachten, wenn wir dem Klienten den Spiegel vorhalten. Wenn wir verstehen, auf welche Weise sich Muster über einen Zeitraum hinweg aufbauen, können wir dem Klienten zeigen, wie er in seinem Leben immer wieder dasselbe wiederholt und dieselben Gefühle erlebt.

Rein auf der Körperebene ist es einfach zu erkennen, wie sich ein bestehendes Muster über die Jahre hinweg verfestigt und ausprägt. Ein fünfjähriger Junge, der zum Beispiel an chronischen Ohrenschmerzen leidet, hat die Angewohnheit, die Schulter zum betroffenen Ohr hochzuziehen, um den Schmerz zu lindern. Wenn diese Bewegung über einen längeren Zeitraum hinweg wiederholt wird, bildet sich ein Muster aus, das unabhängig von den Ohrenschmerzen besteht und das auch noch erhalten bleibt, wenn die Ohrenschmerzen schon längst verschwunden sind. Wenn die Schulter andauernd in dieser Haltung bleibt, kommt auch der Nacken aus dem Gleichgewicht, und der

Körper reagiert besonders empfindlich auf Druck in der Lendenwirbelsäule. Als Erwachsener kann er an chronischen Kopfschmerzen leiden, die vom Nacken und der Lendenwirbelsäule ausgehen.

Die meisten chronischen Muster bilden sich am Ende der Reifezeit im Alter von zwanzig bis fünfundzwanzig Jahren. Die Zeitlinie beginnend mit der Geburt bis zum fünfundzwanzigsten Lebensjahr zeigt sich am Fuß; sie beginnt an der Ferse und erstreckt sich bis zu den Zehen. Wir können hier ablesen, in welchem Alter ein Muster wurzelt. Das Element, in dem das Zeichen gefunden wird, zeigt, welche Energie in dieser Zeit dominant war. Wenn wir die Qualitätsveränderung dieses Elements beobachten, können wir auch eine Vorhersage über ein Muster treffen, das möglicherweise erscheinen wird (Abb. 56).

In der Erdzone können wir die Zeichen von Mustern sehen, die bis zum dritten Lebensjahr eingegraben wurden, denn Erde ist das beherrschende Element während dieser Phase. Die passive Energie, die typisch für diesen Zeitabschnitt ist, kommt meist von der Mutter, obwohl es auch Fälle gibt, in denen der Vater die stärkere Energiequelle war. Die Passivität dieser Jahre spiegelt sich in dem Umstand, daß Kinder in diesem Alter der Welt nichts geben – sie empfangen nur. Sie brauchen ein Maximum an Sicherheit und Unterstützung, und ihre fundamentalen Bedürfnisse müssen befriedigt werden. Sie sind hauptsächlich auf einer instinktiven Ebene aktiv. Ein Ungleichgewicht, das sich in diesem Alter zu einem Muster verhärtet, zeigt sich darin, wie die Betroffenen zu ihrer eigenen Erdenergie und zu der von anderen stehen, darin, wie sie ihre Lebensumstände einrichten, wie sie ihre eigenen Kinder behandeln und wie sie Sexualität und Sinnlichkeit entwickeln.

Da Erde für unsere Körperlichkeit steht, bedeuten Schwächezeichen an dieser Stelle, daß die Person in der

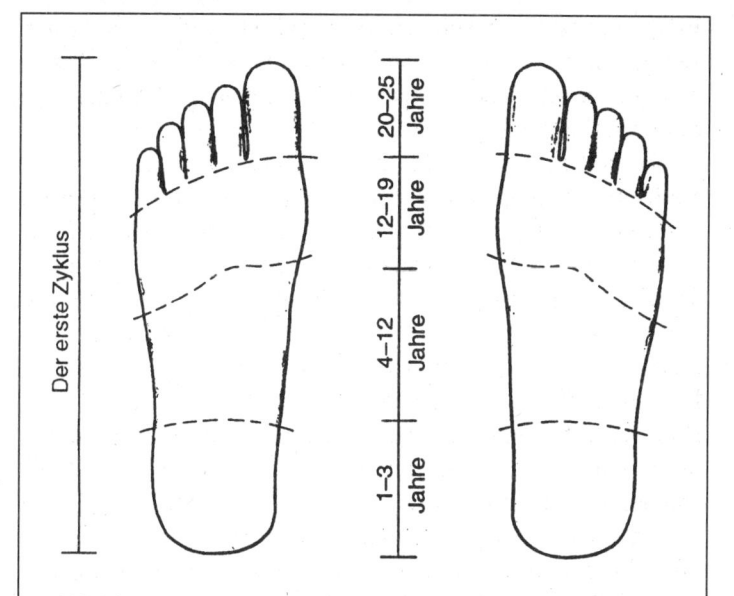

Abbildung 56: Bei einem Erwachsenen umfaßt das Erdelement das 1. bis 3. Lebensjahr, das Wasserelement das 3. bis 12., das Feuerelement das 12. bis 19. und das Luftelement das 19. bis 25. Lebensjahr.

Kindheit sehr krank gewesen ist und auch heute noch an einer allgemeinen Schwäche leidet. Etwas an der Qualität dieser grundlegenden Energie war herabgesetzt. Meist ist das an der gesamten Form der Ferse zu sehen, an ihrer Größe und ihrem Gewebe, all das weist auf Schwäche und Mangel im Erdelement hin.

Je näher sich die Zeichen am Wasserelement befinden, desto wahrscheinlicher wurde das Muster im Alter von drei Jahren ursprünglich gebildet. Das Element Wasser ist typisch für das dritte bis zwölfte Lebensjahr. Obwohl während dieser Zeit die Kinder zunächst von der Mutter beeinflußt und abhängig sind, beginnt ihre emotionale Welt jetzt Form anzunehmen. Sie sind ganz konzentriert auf ihre emotionale Energie – Angst, Wut, Reizbarkeit, Eifersucht, Frustration und Schuld. Diese Kräfte sind in diesem Zeitabschnitt sehr deutlich zu sehen. Störungen, die in diesem Alter auftreten, schaffen dauernde Muster, die mit diesen Energieformen verbunden sind.

Wenn wir uns dem Feuerelement nähern, der Stelle, an der sich passive und aktive Energien treffen, berühren wir die Zeit der Pubertät – eine Phase, in der die meisten Kulturen Durchgangsriten feiern und in der Jungen zu Männern und Mädchen zu Frauen werden. Zu dieser Zeit beginnt meist der monatliche Zyklus, und die Sexualhormone werden aktiv. Die Stimme wird tiefer, Brust und Schamhaare beginnen zu wachsen, und das Verhalten ändert sich deutlich. Je verspäteter oder länger dieses Stadium ist, desto länger besteht der dominante Einfluß der Mutter. Im Fuß zeigt es sich darin, daß ein größeres Gebiet von Wasser und Erde besetzt ist.

Während der schwierigen Jahre des Heranwachsens zwischen dem dreizehnten und siebzehnten Lebensjahr versuchen die aktiven und passiven Kräfte sich auszugleichen. Die aktiven Kräfte haben gerade erst angefangen, sich zu entwickeln und stark zu werden. In diesem Alter taucht in Verbindung mit dem Selbstbild und dem Ego auch der Konflikt zwischen Internalisation und Externalisation der Gefühle auf. Es ist ein schwieriger Kampf, der vom Heranwachsenden nicht selten als quälend empfunden wird. Wenn sich ein dauerhaftes Muster entwickelt hat, weisen die Zeichen an der Grenze zwischen Feuer und Wasser darauf hin, wie heftig dieser Konflikt war.

Das Feuergebiet umfaßt die Jahre der Pubertät zwischen dem zwölften und vierzehnten Lebensjahr und reicht etwa bis zum neunzehnten Lebensjahr, in dem die männliche

Energie dominant wird. Im Feuerelement werden die Muster, die Verhalten und Körperbewegung betreffen, herausgebildet. Das Selbstbild entsteht, und das Ego nimmt Form an. Obwohl das Ego häufig seine ursprüngliche Struktur beibehält, verändert es sich aufgrund der Eigenschaften des Feuers das ganze Leben hindurch. In diesem Alter sind wir völlig mit unserer äußeren Erscheinung beschäftigt. Da sich unsere Identität konstelliert, besteht die Neigung dazu, sich bestimmte Glaubensrichtungen und Ideale zu eigen zu machen, die uns sagen, was und wie wir zu handeln haben. Viele Leute treffen zu dieser Zeit Entscheidungen, die ihr ganzes Leben beeinflussen, und zwar bezüglich Beruf, Interessengebieten, Zeitvertreib und Zielen. Auch die Muster, die unsere sozialen Beziehungen und Interaktionen betreffen, werden während dieser Jahre geprägt, etwa Mut und Kühnheit. Sie bleiben meist für den Rest unseres Lebens bestehen. Da das Feuerelement der wichtigste Bestandteil unserer Kreativität ist, fällt in diese Zeit auch die Entscheidung zwischen einem kreativen oder von Routine geprägten Lebensweg.

Die Entwicklungsphase zwischen dem zwanzigsten und dem fünfundzwanzigsten Lebensjahr spielt sich im Luftelement ab. Die Muster in den drei anderen Elementen haben sich bis jetzt weitgehend verfestigt. Sie diktieren die Art zu denken und die Welt wahrzunehmen. Menschen, die ein tiefes Angstmuster haben, sind zum Beispiel aufgrund ihrer Vorstellungen und Meinungen nur schwer dazu in der Lage, sich neue Horizonte zu erobern. Leute, die von ihren materiellen Grundbedürfnissen beherrscht werden, nehmen sich kaum die Zeit, ihre Gedankenwelt oder ihre Spiritualität zu kultivieren. Beim jungen Erwachsenen bildet sich die Sicht von der Welt und die Richtung, in der er lernen und sich entwickeln will, heraus. Nur sehr selten ändern Menschen noch nach dieser Zeit ihr Weltbild. Die meisten von uns versuchen eher, es mit allen Mitteln zu verteidigen.

Beachten Sie, daß ein Ungleichgewicht in jedem Element und in jedem Alter auftreten und seine Spuren hinterlassen kann. Die Zeitspanne, zu der ein bestimmtes Element dominant ist, zeigt jedoch, wann sich das Muster, das mit diesem Element verbunden ist, einwurzelte. Bevor ein Element seinen Höhepunkt erreicht hat, stellen Ungleichgewichte ein Risiko für die Entwicklung dieses Elements dar. Während der Untersuchung sollte dieser Punkt besonders beachtet werden. Deutliche Zeichen in der Feuerzone eines dreijährigen Jungen zeigen zum Beispiel sowohl Schwierigkeiten an, die seine aktive, männliche Energie betreffen, als auch ein Problem hinsichtlich Ego und Identität. Wenn dieser Zustand sich nicht ändert oder auflöst, besteht die hohe Wahrscheinlichkeit, daß sich dieses Muster während des Heranwachsens verstärkt und verfestigt. Damit schwinden die Chancen für einen zukünftigen Wandel.

Ein anderer Weg, die Dimension der Zeit zu erkunden, sind die neun Monate der Schwangerschaft. Die Zeichen, die wir im Wirbelsäulengebiet (die Schwangerschaft zeigt sich am Fuß in diesem Gebiet) sehen, haben im allgemeinen einen Zusammenhang mit den chronischen Mustern, die wir im selben Querstreifen am Fuß vorfinden. Es besteht ein Zusammenhang zwischen fötalen Erfahrungen und postnatalen Ereignissen.

Wie können wir nun das Alter eines Zeichens am Fuß bestimmen? Die Zeichen von Überschuß und Mangel können teils alt, teils neu sein. Die folgende Aufstellung beschreibt neuere Zeichen, die drei bis sechs Monate alt sind:

– Rote Flecken.
– Empfindliche, sich schälende Haut.
– Verletzungen.

- Starke rote Zeichen im Wassergebiet.
- Tiefe rote Rillen.
- Extreme Berührungsempfindlichkeit.
- Hypertonus ohne Klumpen oder Steifheit.
- Veränderungen im Hautgewebe.
- Alte Leberflecken (im allgemeinen Zeichen eines angeborenen oder lange bestehenden Ungleichgewichts).
- Dünne, weiße, undeutliche Rillen, die sich dem umgebenden Hautgewebe angleichen.

Zeichen, die älter als drei Monate sind:

- Schwielen oder strukturelle Veränderungen, die nicht rückgängig zu machen sind. Starke Anzeichen von Erde im Feuer- und Luftgebiet sind sehr alt, denn es dauert ziemlich lange, bis dieses Gebiet die Energien eines fremden Elements aufnimmt.
- Sehr trockene weiße Rillen, heller als die Farbe des Fußes.
- Kristallbildung.
- Taubheitsgefühl. Schmerzen mit Taubheitsgefühl zeigen ein lange bestehendes, chronisches Problem an.
- Grobe, kalzifizierte »Steine«, die knacken, aber doch nicht kristallin sind. Hypertonischer Zustand, der sich zu Knoten verhärtet hat.
- Veränderungen in den darunterliegenden Hautschichten.

Je mehr ein solches Zeichen in die Struktur des Fußes eingegangen ist oder je größer die strukturelle Veränderung (verformte Zehen, Steifheit, Unbeweglichkeit der Gelenke), desto chronischer ist dieser Zustand.

Die Struktur des Fußes ist eine Funktion der Knochen und des Skeletts. Von dort können wir Informationen über das Potential der Person erhalten. Strukturelle Veränderungen werden in der Schwangerschaft oder in der frühen Kindheit festgelegt. Probleme oder Symptome können allerdings erst in fortgeschrittenem Alter auftreten, selbst wenn die Struktur des Fußes zeigt, daß sie von einem früheren Ungleichgewicht herrühren. Bei jungen Leuten, deren Wachstum noch nicht abgeschlossen ist, erscheinen die Zeichen am Fuß dynamischer und veränderlicher als bei Erwachsenen, denn sie haben sich noch nicht unauslöschlich eingeprägt.

Um zu lernen, wie die Zeitzeichen auf dem Fuß aussehen, untersuchen wir verschiedene allgemeine Anzeichen, die eine unmittelbare, sich nicht wiederholende Wirkung spiegeln. Dazu gehören zum Beispiel Trennungen, Operationen, Todesfälle oder Schocks aufgrund von Angst. Letzteres zeigt sich als Linie auf dem Nieren-Pankreas-Abschnitt. Wenn die Angst in Zusammenhang mit einem sexuellen Geschehen stand, liegt das Zeichen näher am Erdelement. Wir fragen den Klienten, ob eines oder mehrere der zuvor erwähnten Ereignisse aufgetreten sind. Wenn wir wissen, wie alt diese Zeichen sind, können wir daraus auf das Alter von anderen Anzeichen schließen.

Die Füße können das tatsächliche Alter des Klienten reflektieren, sie können aber auch jünger oder älter aussehen. Alter und Jugend sind ein Spiegel des Energiepegels einer Person. Junge Menschen, die alt aussehende Füße haben, verbrennen ihre Energie sehr schnell. Sie leben intensiv und haben viele anstrengende Erfahrungen hinter sich gebracht. Solche Menschen halten sich selbst für älter, als sie tatsächlich sind. Alte Menschen mit jung aussehenden Füßen halten sich möglicherweise für jünger als sie an Jahren zählen. Es könnte jedoch sein, daß das Leben einfach an ihnen vorbeigegangen ist. Im Alter nimmt die Energie fortschreitend ab. Je weniger Energie vorhanden ist, desto schwieriger ist es, das Gleichgewicht wiederherzustellen. Daher brauchen alte Menschen auch länger, um sich von einer Krankheit zu erholen, als junge. Das Alter zeigt sich in Gewebeverlust, allgemeiner Schwäche, Kälte, Trockenheit, Steifheit der Gelenke und Verkalkung.

Das Alter einer Markierung am Fuß ist sehr wichtig, denn es zeigt uns, wie lange das betreffende Problem sich schon eingegraben hat. Kommt das Problem von einem chronischen, langanhaltenden Muster her, oder entspringt es einer erst kürzlich erlebten Situation? Solche präzise Festlegung ist weniger wichtig, wenn der Klient schon sehr alt ist, denn fünf Jahre hin oder her sind nicht mehr so entscheidend, wenn wir Muster, die etwa fünfundzwanzig Jahre zurückliegen, untersuchen. Im allgemeinen werden unsere Empfehlungen davon abhängen, wie lange ein besonderes Muster bereits besteht. Wenn das Muster sehr frühe Wurzeln hat, raten wir der Person, sich therapeutisch behandeln zu lassen. Ein frisches Muster kann mit dem Lebensstil des Betreffenden zusammenhängen: In diesem Fall sind unmittelbare Änderungen möglich.

Denken Sie daran, daß es für diese Arbeit von äußerster Wichtigkeit ist, Zeitfaktoren am Fuß zu bestimmen. Auf diese Weise wird die Untersuchung mehr als nur eine Ansammlung von Einzelheiten erbringen, sondern die Lebensgeschichte des Klienten klar herausarbeiten.

11. Die Zehen

Aus westlicher Sicht ist der Kopf der wichtigste und komplexeste Körperteil. Wir glauben, daß er den ganzen Organismus kontrolliert, weil er das Gehirn enthält. Aber das ist nicht richtig. Das Gehirn kontrolliert nur das Nervensystem. Sein Wirkungsbereich erstreckt sich nicht auf die energetischen Eigenschaften aller Elemente.

Wir untersuchen die Zehen, um Informationen über den Zustand des Luftelements zu erhalten. Für Luft ist typisch, daß sie allgegenwärtig und allumfassend ist. Deshalb enthält sie auch alle anderen Elemente. Die Zehen zeigen die Intelligenz des Betreffenden: IQ, Begriffsvermögen und Lernfähigkeit, Organisationstalent, Gedächtnis, Kreativität und Verarbeitung von Informationen. Der Zustand der Luft (Zehen) zeigt uns, wie jemand seine Intelligenz nutzt, wie er lernt usw. Ich betone, daß Intelligenz nicht unbedingt mit einem Studium oder dem Erwerben von besonderen Kenntnissen zu tun hat.

Damit die Intelligenz einer Person ausgeglichen ist, muß sie alle Elemente enthalten. Sie muß in der Erde verwurzelt sein, das bedeutet, daß der Betreffende fest auf dem Boden stehen muß, um etwas Neues aufnehmen und lernen zu können. Das Wasserelement muß vorhanden sein, um die Erlebnisse zu verdauen und um Angstgefühle möglich zu machen. Denn Angst bringt uns dazu, zu wachsen, etwas zu überwinden und Kraft zu erlangen. Sie führt uns zu Wachstum und Entwicklung, wenn sie nicht übertrieben stark ist. Feuer gibt uns den Antrieb zu lernen. Kraft ohne

Motivation ist nicht ausreichend. Ohne den Willen, unsere Grenzen zu überschreiten, können wir unsere Kräfte nicht nutzen. Lange Zehen enthalten zum Beispiel wenig Feuer und sind kennzeichnend für Leute, die ihre Intelligenz nicht anwenden. Das Luftelement zeigt, wie fähig eine Person ist, neues Wissen zu erlangen und die Grenzen ihrer alten Programme zu überwinden.

Damit Intelligenz zum Ausdruck kommen kann, müssen die übrigen Elemente im Gleichgewicht sein. Wenn das Potential der Luft groß ist und die anderen Elemente aus dem Gleichgewicht geraten sind, wird letzteres alle Anstrengungen des Klienten, seine Intelligenz voll einzusetzen, durchkreuzen.

Intelligenz wird nicht durch ein Element allein definiert. Alle Elemente tragen dazu bei, sie zu nutzen. Ein gewisser Grad von Ehrgeiz und Kraft ist hier nötig, was sich im Feuerelement des Fußes zeigt. Feuer erhitzt die Luft, so daß sie aufsteigen kann. Wasser spielt eine Rolle bei der Verdauung und bei der Verarbeitung von Informationen. Erde verbindet den Betreffenden mit seiner Realität und mit materiellen Abläufen und schenkt ihm die Zuversicht, daß es ihm offensteht, sich zu entwickeln.

Wie jedes andere Potential kann sich auch die Intelligenz in einem Zustand von Überschuß oder Mangel befinden. Sie ist dann entweder überbetont oder nicht verwirklicht. Diese Zustände können anhaltend oder vorübergehender Natur sein. Intelligenz und Neugier stehen in Beziehung zueinander: Je neugieriger jemand ist, desto mehr fragt, forscht und weiß er. Die Tendenz zur Spezialisierung hat eine Kultur geschaffen, die häufig nur Fragen stellt, die in eine einzige Richtung gehen. Es gibt immer weniger Menschen, deren Fragen in verschiedene Richtungen zielen. Ihre Zehen sind gespreizt, und jede einzelne sieht anders aus. Solche Leute erleben zwar viele Konflikte, haben aber auch die Bereitschaft, zu fragen und zu kämpfen, verbunden mit der Fähigkeit, Dinge einzubeziehen, die nicht Teil ihrer gewohnten Perspektive sind.

Intelligente Leute sind sich bewußt, daß sie nur wenig von dem erfassen, was sie eigentlich wissen könnten. Selbst wenn sie eine Sache zu neunzig Prozent beherrschen, wissen sie nur, wieviel sie nicht wissen. Manchmal ist das Wissen ein Hindernis beim Lernen. Wenn jemand bereit ist, nichts zu wissen, befähigt ihn das dazu, mehr zu lernen. Der Lernprozeß integriert alle Elemente. Der Zustand eines jeden Elements erzählt uns, wie eine Person damit umgeht.

Da alles sich in den Zehen zeigt, haben wir hier die Gelegenheit zu verifizieren, was wir am gesamten Fuß beobachtet haben. Die Zehen gehören nicht zur Gehzone. Da Luft frei sein muß, sollten die Zehen leicht erhoben sein. Sie dürfen nicht im Erdelement steckenbleiben. Ordentliche Leute haben auch ordentlich aufgereihte Zehen. Die Zehen von gedankenverlorenen Personen sind gespreizt. Beim Gehen wird der Fuß gehoben und befindet sich nun völlig im Luftelement, er müßte sich entspannen. Untersuchen wir als erstes, ob der Zustand der Zehen mit dem Potential des Betreffenden in Verbindung steht oder nicht. Geht er mit Hilfe der Zehen oder nicht? Sind sie gestreckt, krumm, zusammengekrampft oder entspannt? Sind sie harmonisch ausgerichtet? In ausgeglichenem Zustand ist die Zehenlänge gestaffelt, ohne extreme Abweichungen in Größe oder Form – Zeichen eines hohen Niveaus an Intelligenz und Reife.

Menschen, deren Luft im Gleichgewicht ist, übertreten ihre Grenzen nicht. Ihrem Denken und ihrer Intuition mangelt es an Extravaganz. Sie sind mit dem Leben zufrieden und wenig daran interessiert, etwas Neues zu entwickeln. Luft im Gleichgewicht erzählt uns, daß der Betreffende in Frieden lebt, aber nicht weiterkommen will. Solche Leute sind festgefahren, nichts treibt sie vorwärts.

Elemente, die die Luft durchdringen, zeigen, wie der Betreffende denkt. Ein Eindringen von Erde ist ein Zeichen für eine pragmatische, geordnete Gedankenwelt. Solche Leute brauchen Ordnung und haben das Bedürfnis, Probleme zu lösen. Feuer in Luft zeigt Denken in Verbindung mit Tun, Vollzug, Befehl und Beherrschung. Luft in Luft zeigt klare, leuchtende Gedanken. Auch die genaue Lokalisation von überschießenden Elementen an den Zehen ist wichtig. Wir werden später ausführlich darüber sprechen. Luft wird unter folgenden vier Aspekten der Zuordnung analysiert:

– die einzelnen Zehen,
– die Wahrnehmung über Augen und Ohren,
– die Querteilung,
– die Längsteilung.

Die Zuordnung der Zehen

Jede Zehe zeigt, wie sich der Kopf zu jedem einzelnen der Elemente verhält, das heißt, wie er zu Sexualität, zu Gefühlen usw. steht. Der Kopf ist unser einziges Instrument zur Überwachung. Er ist nicht dazu da, um Erfahrungen zu machen.

Der Zustand der Zehen steht mit dem Zustand der Elemente in Verbindung. Wenn eine Zehe auffällt, dürfen wir etwas Ungewöhnliches in dem ihr zugeordneten Element erwarten (Abb. 57).

Zehe 1: Luft – die Zehe des Denkens: Diese Zehe zeigt, wie wir uns und äußere Objekte wahrnehmen. Sie zeigt unsere männliche Energie, und sie spiegelt das Denken. Informationen, die über die Augen und Ohren aufgenommen werden, ordnen sich in der großen Zehe. Die Größe dieser Zehe und des Zehenballens ist von Bedeutung. Je

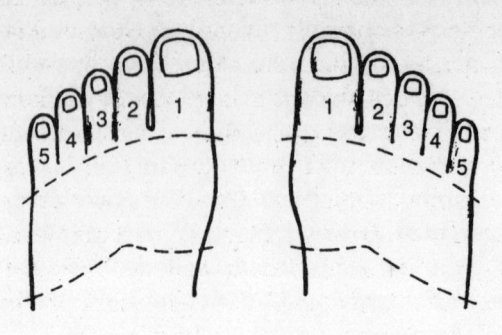

Abbildung 57: Die Zehen und die mit ihnen in Verbindung stehenden Elemente. Zehe 1 ist mit Luft verbunden und steht für Kopf, Gedanken und Wahrnehmung. Zehe 2 ist mit Feuer verbunden und steht für Herz, Brust, Mut und Charisma. Zehe 3 markiert die Grenze zwischen Feuer und Wasser; sie steht für Ausgewogenheit und das Zwerchfell. Zehe 4 ist mit Wasser verbunden und steht für Leber, Milz und Gefühle. Zehe 5 ist mit Erde verbunden und steht für Uterus, Prostata, Sexualität, Fruchtbarkeit und Geld.

größer der Zehenballen, desto mehr Raum bleibt für das Denken. Wenn der Ballen riesig und der Rest der Zehe klein ist, können wir daraus schließen, daß das Denken dieser Person stark von Luft beherrscht wird. Wenn solche Leute ihren Kopf einschalten, gehen sie völlig darin auf. Kein anderes Element darf eindringen.

Eine kleine konische große Zehe zeigt einen manisch-depressiven Zustand an – entweder als Veranlagung oder als tatsächliche Störung. Menschen, die gerade in einer Depression stecken, legen keinen Wert darauf, Gedanken zu entwickeln und zu kontrollieren.

Sie fühlen sich düster und dunkel, denn Denken ist eine Form von Licht. Je weniger inneres Licht vorhanden ist, desto kleiner ist die große Zehe. Menschen, die zu Depressionen neigen, haben eine Abneigung gegen das Denken. Denken deprimiert sie. Sie ziehen Handeln und Erfahrungen vor. Natürlich sind sie in der Lage zu denken, sie können aber keine Gedankengebäude entwickeln oder keinen längeren gedanklichen Prozeß durchhalten. Leute, die ganz von ihrer heilen, wohlgeordneten Welt absorbiert sind, können keine neuen Dinge aufnehmen und die Grenzen ihres Geistes nicht überschreiten. In beiden Fällen hat der Vorgang des Aufnehmens und der Gebrauch von Informationen nichts mit dem Intelligenzniveau zu tun.

Menschen, deren große Zehe eckig ist, während die anderen Zehen harmonisch und ausgeglichen wirken, sind auch »eckige« Denker. Sie lassen sich von der Logik beherrschen und stürmen keine Barrikaden. Wir dürfen nicht erwarten, daß sie als Erfinder hervortreten oder etwas Bahnbrechendes tun. Eine eckige große Zehe neben einer längeren zweiten Zehe ist charakteristisch für Leute, die sich in einem Konflikt befinden. Einerseits sind sie geradlinige Denker. Doch wenn sie etwas gedanklich erfassen, dann tun sie das andererseits in einer Art, die jede logische Ordnung mißachtet, und in Folge davon sind sie verwirrt. Sie nehmen die Dinge unter Umgehung der Logik wahr. Im Anschluß daran haben sie jedoch das Bedürfnis, eigene Erfahrungen in feste Schubladen zu pressen (ideal für einen Fußanalytiker).

Realitätssinn und Intuition müssen im Gleichgewicht sein. Leute, die nur mit Hilfe der Intuition etwas aufnehmen, können ihre Entdeckungen anderen kaum mitteilen. Das ist nicht intelligent.

Zehe 2: Feuer – die Zehe der Tat: Diese Zehe ist mit folgenden Fähigkeiten verbunden: Kommunikation, Sehen, außersinnliche Wahrnehmung, Wahrnehmung anderer, Durchsetzungskraft, Sensibilität oder Unsensibilität gegenüber Dingen, die sich außerhalb des eigenen Rahmens bewegen. Während die Länge der zweiten Zehe nichts über die Intelligenz aussagt, ist sie ein wichtiges Anzeichen dafür, ob der Betreffende die Grenzen seines persönlichen Ichs überschreiten kann. Wenn die Zehe lang ist und über die Grenzen des Kopfes hinausgeht, dann kann der Betreffende handeln, ohne nachzudenken. Hier treffen wir auf emotionale, intuitive und energische Menschen.

Personen, die ihr Ego (Feuer) nicht bei sich behalten können, deren Emotionalität ihr Ego zerstört hat, haben die zweite Zehe wie ein Zelt gekrümmt, denn dadurch wird ihre Luft gezwungen, etwas von ihrer aufsteigenden Qualität aufzugeben. Sie gehen buchstäblich auf der Luft und bilden eine Gehzone, durch die die Erde eindringen kann.

Kinder, deren zweite Zehe kürzer als die anderen Zehen ist, können zerebrale Probleme haben. Bei Erwachsenen kann dieses Syndrom auf Unsensibilität gegenüber anderen hinweisen oder auf ein familiäres Problem, das vielleicht eines der Kinder betrifft. Die zweite Zehe steht für Handlung. Wir untersuchen sie, wenn der Klient uns fragt, wie er sich in der Zukunft verhalten soll. Ein großer Zwischenraum zwischen der ersten und zweiten Zehe zeigt eine Diskrepanz zwischen Denken und Handeln an.

Zehe 3: Wasser und Feuer – die Zehe des Gleichgewichts: Diese Zehe sagt etwas über das Gleichgewicht des Betreffenden aus. Genetische Erkrankungen, die das allgemeine Gleichgewicht betreffen, zeigen sich hier. Wenn die dritte Zehe viel kürzer oder viel länger als die zweite oder vierte Zehe ist, kann ein grundlegendes Ungleichgewicht emotional motorischer oder mentaler Art bestehen. Wenn dieses Merkmal gemeinsam mit Leberflecken im Bereich der Fruchtbarkeit auftritt, können wir auf ein genetisches Problem schließen; es weist jedoch eher auf das Ungleichgewicht eines Familienmitglieds hin, als daß es den Klienten unmittelbar betrifft.

Die dritte Zehe ist mit der Niere und mit der Angst verbunden, einer Emotion, die uns schützt. Angst führt zu einem Ausgleich zwischen unseren Trieben und der Notwendigkeit, vorsichtig zu sein. Die dritte Zehe hat auch mit dem Sehen zu tun. Um festzustellen, wie ein Mensch mit seiner Angst umgeht, achten wir auf das Element, das hauptsächlich in dieser Zehe herrscht. Feuer zeigt an, daß er seine Angst kontrollieren kann; Wasser zeigt an, daß er seine Angst unterdrückt.

Zehe 4: Wasser – die Zehe der Emotion: Die vierte Zehe des rechten Fußes steht mit der Leber in Verbindung, die des linken mit der Milz. Diese Zehe ist mit Schuld, Wut und Tadel verbunden, ebenso mit Hören, Aufmerksamkeit und innerem Aufnehmen. Intelligente Leute wissen von diesen Gefühlen, auch wenn sie sich nicht von ihnen beherrschen lassen. Ungewöhnliche Zeichen an der vierten Zehe weisen auf ein Problem mit Luft und Wasser hin. Der Betreffende kann auch an Hörstörungen leiden, denn die vierte Zehe ist mit den Ohren verbunden. Leute, die sehr ärgerlich sind (Wasser), können nicht zuhören (Ohr = Luft), sie vermögen nichts hineinzulassen.

Zehe 5: Erde – die Zehe der Bedürfnisse: Diese Zehe zeigt den Zustand des Erdelements, wenn es sich im Luftgebiet befindet. Sexualität ist ein Aspekt der Intelligenz, und die fünfte Zehe zeigt, wie der Betreffende seine Sexualität wahrnimmt. Intelligente Menschen wissen, daß sie Bedürfnisse haben, die ernst genommen werden müssen.

Die vierte und die fünfte Zehe sagen uns, wie der Klient Informationen mittels der Ohren empfängt. Wir müssen gar nichts tun, um zu hören, denn der Akt des Hörens ist passiv. Informationen, die durch das Hören aufgenommen werden, müssen die Luft aktivieren und ein Bindeglied zwischen unserem Denken und dem empfangenen Klang bilden. Der Mensch kann zur gleichen Zeit hören und denken, auch wenn das Gehörte und der Gedanke nichts miteinander zu tun haben.

Die zweite und die dritte Zehe zeigen, wie Informationen über die Augen aufgenommen werden und wie etwas durch dieses Medium eindringt. Die Augen können geöffnet und geschlossen werden. Das ist eine aktive Form, etwas aufzunehmen, die Muskeltätigkeit und Muskelkontrolle verlangt. Die Aufnahme durch das Sehen ist in doppeltem Sinn aktiv: Wir wissen über alles, was wir sehen, etwas zu sagen. Visuelle Aufnahme ist immer mit Analyse, Erklärung und der Zuordnung von Namen verbunden. Diese beiden Zehen stehen für Urteilskraft und Kritikfähigkeit, denn wir kritisieren das, was wir sehen.

Die meisten Menschen haben getrennte und ungleiche auditive und visuelle Fähigkeiten. Um herauszufinden, ob der Betreffende eher auditiv oder visuell veranlagt ist, vergleichen wir die Länge der zweiten und dritten Zehe mit der vierten und fünften Zehe. Die auditiven Personen haben mehr passive Energie und neigen zur Passivität. Visuelle Personen haben eine stärkere aktive Energie und neigen zu Aktivität, zu Anteilnahme, Sprechen und Handeln. Unterschiedliche Kombinationen der Zehen zeigen, wie Sehen und Hören des Betreffenden miteinander in Verbindung stehen und wie er mit dem, was er durch die Sinne erfährt, umgeht.

Sich auf etwas vollkommen Neues einzustellen ist ein sehr schwieriger Vorgang, denn es ist die Begegnung mit dem Unbekannten. Das zwingt uns, alles einzuordnen und allem Neuen, dem wir begegnen, einen Namen zu geben –

beinahe so, wie wir es in unserer Kindheit taten. Um die Anpassungsfähigkeit zu untersuchen, betrachten wir die vierte und fünfte Zehe zusammen mit der zweiten und dritten und der großen Zehe. Die fünfte Zehe steht für Erde, die vierte Zehe für Wasser. Da Wasser und Erde in den ersten drei Lebensjahren dominant sind, spiegeln sie den Lernprozeß in der Kindheit wider. In diesen Jahren lernen wir durch Hören und Nachahmen. Das Sehen ist bei diesem Lernprozeß weniger entscheidend. Unsere Untersuchung zeigt uns, welche Art Kind der Betreffende einmal war. Die Basis für Wärme und grundlegendes Selbstvertrauen (ich bin gewollt) wird in diesen Jahren gelegt, ebenso baut sich die Fähigkeit auf, mit Ängsten fertig zu werden. In diesen Jahren erschafft sich der Mensch eine realistische Grundlage für sein Leben. Wenn jemand während dieser Zeit ein Trauma erleidet, können ernste Hörprobleme entstehen, denn Hören ist die Fähigkeit, Informationen von außen in Ruhe aufzunehmen. Solche Menschen sind voller Ängste, und ihre Furcht nimmt sie so in Anspruch, daß sie nicht dazu in der Lage sind, dem Geschehen in ihnen und um sie herum Aufmerksamkeit zu schenken.

Jede Kombination von übereinandergebogenen Zehen weist auf eine Interaktion der Elemente hin. Eine Zehe über der anderen zeigt, daß die höherliegende Zehe die aktive und beherrschende Rolle spielt und die tieferliegende aufgegeben hat und kraftlos ist. Wenn wir prüfen, welche Zehe über der anderen liegt, können wir erkennen, was jemand sich selbst und anderen antut.

Wenn die fünfte Zehe unter die vierte Zehe gekrümmt ist (Abb. 58), ist Wasser eingedrungen und beherrscht das Erdelement im Fuß. Das zeigt, daß im Hinblick auf Überleben und Sexualität akute Ängste bestehen. Man kann auch sehen, welche Macht die emotionale Vergangenheit über diese Person hat.

Wenn die zweite Zehe über der großen Zehe liegt (Abb. 59), dann hat die Feuerenergie die Kontrolle über die Gedanken dieser Person übernommen. Wenn solche Leute Eindrücke verarbeiten, sind sie sehr subjektiv (Feuer = Kontrolle). Sie hören nur das, was sie hören wollen. Bei Konfrontationen reagieren sie mit scharfen Worten, die von Feuer beherrscht sind. Solche Leute leiden an Sodbrennen und Migräne, die vom Magen ausgeht.

Wenn die erste Zehe über der zweiten steht (Abb. 60), weist das auf jemanden hin, der sein Ego und seine Handlungen kontrolliert. Dabei ignoriert er die Tatsache, daß sein Ego auch Bedürfnisse hat. Bei ihm sind Aktivität, Kreativität, Selbstausdruck und Wille geschwächt, denn sie alle durchlaufen den Filter der Kritik, der im allgemeinen verhindert, daß etwas frei fließt. Da diese Zehe, die für das äußere Sehen steht, verdeckt ist, sind die Betreffenden vor allem damit beschäftigt, sich Gedanken über die anderen zu machen, und gleichzeitig sehr besorgt, wie sie von ihrer Umgebung gesehen werden. Ihre eigene Fähigkeit, sich selbst und andere wahrzunehmen, ist dagegen gleich null.

Wenn die erste und zweite Zehe sehr lang sind (Abb. 61) und die anderen Zehen sehr kurz, dann wird die Luftenergie durch ein starkes männliches Element ausgedrückt. Meist finden wir hier einen sehr niedrigen Grad an passiver Energie im Fuß vor.

Die Zehen können andererseits auch zusammengedrängt sein. Das zeigt, daß die Elemente miteinander in Konflikt stehen. Wenn die Zehen weit gespreizt sind, weist das auf eine Trennung zwischen den benachbarten Elementen hin. Die westliche Kultur gibt dem Denken und Handeln (erste und zweite Zehe) den Vorrang vor den Gefühlen und unausgesprochenen Bedürfnissen. Nur wenige Menschen achten auf ihre Bedürfnisse. Viele sind in etwas verwickelt, das sie selbst gar nicht wollen und von dem sie das Gefühl haben,

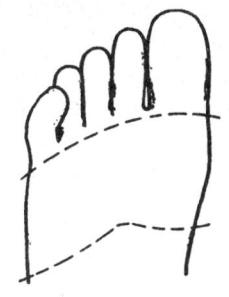

Abbildung 58: Die fünfte Zehe steckt unter der vierten Zehe. Das zeigt an, daß die Gefühle die Erdenergie beherrschen.

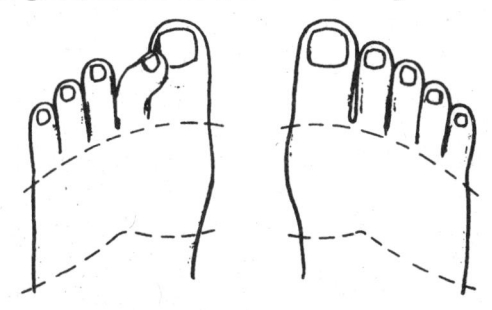

Abbildung 59: Wenn die zweite Zehe auf der großen Zehe aufliegt, geht Handeln vor Denken.

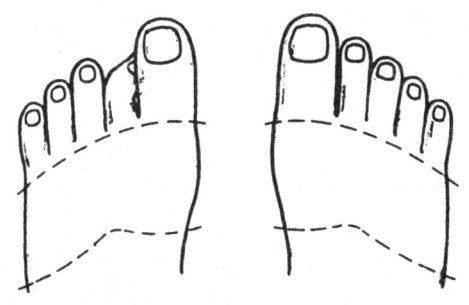

Abbildung 60: Erste über zweiter Zehe zeigt, daß Ideen wichtiger als Taten sind.

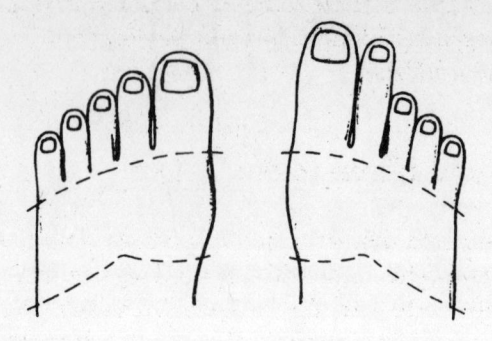

Abbildung 61: Die erste und zweite Zehe sind sehr lang. Das ist ein Hinweis auf starke intellektuelle Fähigkeiten und Durchsetzungskraft.

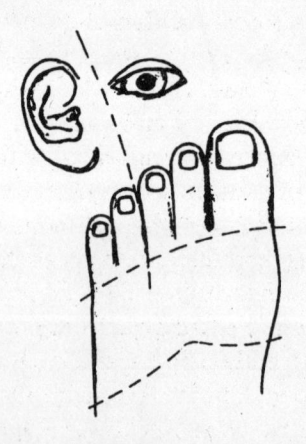

Abbildung 62: Die Aufteilung der Zehen in Sehen und Hören. Die vierte und fünfte Zehe stehen für Hören und Passivität, die zweite und dritte für Sehen und Aktivität.

daß es nicht richtig für sie ist. Die wenigsten Menschen behandeln ihre Gefühle mit dem nötigen Respekt. Und nur wenige legen bei Entscheidungen Gewicht auf ihre Bedürfnisse und Gefühle.

Sehen und Hören in den Zehen

Die Zehen sind die Antennen des Fußes. Das Sehen wird durch die zweite und dritte Zehe dargestellt, das Hören durch die vierte und fünfte Zehe (Abb. 62). Die visuelle Wahrnehmung ist eine aktive Energie (Feuer und Luft). Es ist ein Prozeß des Prüfens und der Hinwendung nach außen: Wir sehen etwas, das entfernt von uns liegt. Das Sehen erlaubt uns, unsere Umgebung zu kontrollieren. Wenn wir etwas sehen, können wir darauf reagieren. Unsere Augen senden Botschaften aus, die Menschen anziehen oder abstoßen und ihnen den Eintritt verwehren können. Das Öffnen und Schließen der Augen geschieht willentlich; wir können bewußt auswählen, was wir zulassen und was nicht.

Die auditive Wahrnehmung dagegen repräsentiert die passiven Energien von Wasser und Erde. Unsere Fähigkeit zu hören umfaßt nicht nur das Aufnehmen von Informationen, die von außen kommen, sondern auch von Botschaften unserer inneren, unbewußten Welt und unserer emotionalen Eigenschaften. Selbstbetrachtung neigt nicht dazu, auszuwählen und zu kontrollieren. Auch wenn wir unsere Ohren verschließen, können wir nicht alle Geräusche ausschalten. Und selbst wenn wir in der Lage wären, alle von außen kommenden Geräusche abzublocken, gäbe es immer noch unsere innere Stimme. Die Botschaften, die wir hören, sind weniger eindeutig als die, die wir sehen.

Die westliche Kultur ist weit stärker auf die visuelle Aufnahme von Informationen fixiert als auf die auditive. Die meisten Kunstobjekte werden geschaffen, um gesehen zu werden. Hören dagegen ist mit Emotionen und Bedürfnissen verbunden, die mit einer geheimnisvollen Welt zu tun haben, in der auch Angst und das Unbekannte herrschen.

Die Ohrkrankheiten von Kindern sind meist von Flüssigkeitsansammlungen im Ohr begleitet (Wasser und Luft). Kinder hören etwas, was sie erschreckt und was sie nicht verstehen können. Daher steigt Wasser (Angst) in Luft auf. Da im Alter die Hörfähigkeit abnimmt, verringert sich auf die Fähigkeit, nach innen zu hören.

Viele emotionale Probleme haben ihren Ursprung in nicht verstummenden inneren Stimmen, die unkontrollierte Ängste hervorrufen. Phobien entstehen aus Ängsten, die keine rationale Grundlage haben. Das Opfer wird anscheinend durch nichts bedrängt, aber eine innere Stimme weist wiederholt auf etwas Schreckliches und Lebensbedrohliches (Wasser und Erde) hin. Unsere Ohren warnen uns, die Augen erlauben uns zu kontrollieren.

Der Zustand der Zehen, ihre Länge, ihre Beziehung zueinander, ihre Struktur und Proportionen zeigen uns, welche Elemente wichtig sind. Wir können rezeptiven und erleuchteten Intellektuellen begegnen oder Menschen, die sich der äußerlichen Welt bewußt sind, deren Fähigkeit, nach innen zu hören, aber auf einen Zustand der Trennung oder auf ein akutes inneres Leiden hinweist. Andere dagegen, die nur mit ihrer inneren Welt beschäftigt sind, haben keinen Bezug zu ihrer Umgebung.

Menschen, die extrem mit ihrem Aussehen oder ihren Gefühlen beschäftigt sind, machen sich sehr viele Gedanken darüber, wie sie von anderen gesehen werden und was andere von ihnen halten. Ihre inneren Botschaften rufen nur immer neue Besorgnis über Äußerlichkeiten hervor. Bei ihnen sind Wasser und Erde in Luft aufgestiegen. Menschen, die taub geboren wurden, haben es schwer, die Fä-

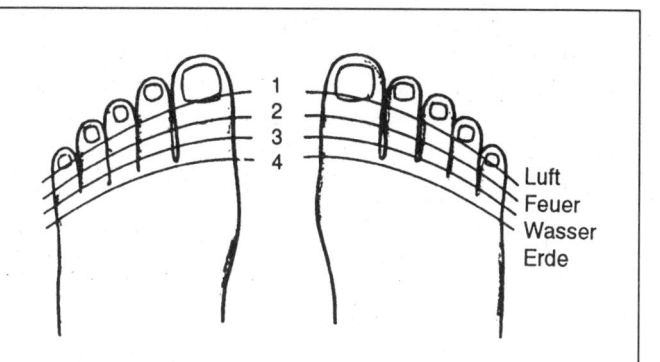

Abbildung 63: Die Querteilung im Luftelement – die vier Elemente im Luftelement.

higkeit der Anteilnahme zu entwickeln. Ihr Warnsystem ist auch geschwächt. Menschen, die blind geboren wurden, fällt es schwer, mit Gedankengebäuden und abstrakten Konzepten umzugehen. Die Trennung zwischen Augen und Ohren ist die Stelle, die von männlicher und weiblicher Energie (aktiv und passiv) besetzt ist.

Die Querteilung der Zehen

Ebenso wie der Fuß als Ganzes sind auch die Zehen in Elementzonen eingeteilt (Abb. 63):

- Erde: Von der Zehenwurzel aufwärts bis zum ersten Gelenk.
- Wasser: Vom unteren Gelenk (inklusive) bis zum oberen Gelenk.
- Feuer: Vom oberen Gelenk (inklusive) bis zum Zehennagel.
- Luft: Der Zehennagel, die Zehenspitze und der halbe Zehenballen an der Unterseite.

Entsprechend dieser Aufteilung enthält die fünfte Zehe, die für das Erdelement steht, am meisten Erde. Der Zehennagel (Luft) ist sehr klein. Diese Zehe kann man vernachlässigen, wenn man die Intelligenz untersucht. Die große Zehe steht für das Luftelement und enthält am meisten Luft.

Wenn die fünfte Zehe keinen Zehennagel hat, bekommt die Zehe, die das Erdelement repräsentiert, keine Luft. Solche Menschen zeigen keine Initiative, die über das Bestehende hinausgeht. Sie bringen beispielsweise nichts Neues in ihre Sexualität ein (Abb. 64).

Wenn die zweite Zehe sehr lang ist (Abb. 65), zeigt das eine große Menge von Luft an. Wir können daraus schließen, daß Handlungen übermäßig von Luft beeinflußt sind. Diese Leute sind voll heißer Luft. Sie nehmen die Dinge aus der Luft auf, können sie aber kaum zur Vollendung bringen. Wir werden bei ihnen einen Überschuß an Luft im Feuerelement des Fußes finden.

Eine Hornhaut an der großen Zehe zeigt einen Überschuß an Erde in der Luftzehe an (Abb. 66). Die Gedanken solcher Menschen sind eher auf Praktisches als auf Abstraktes gerichtet. Ihre Gedankenklarheit und der Grad der Wachheit ihres Denkens sind von den Elementen, die die Luft beherrschen, beeinträchtigt. Wenn die Luft der Erde nachgibt, schwinden Bewußtheit und Klarheit. Es gilt:

- Luft in Luft zeigt brillantes und klares Denken an.
- Feuer in Luft zeigt weniger Bewußtsein und Glanz in gedanklichen Vorgängen an.
- Wasser in Luft wird zu Nebel.
- Erde in Luft unterdrückt die visuelle Wahrnehmung.

Bei den Indern und Chinesen steht Luft in Luft für das Gebiet hoher Chakren. Diese Ebene ist von feiner Spiritualität und bildet das Tor zum Göttlichen. Die Kombination

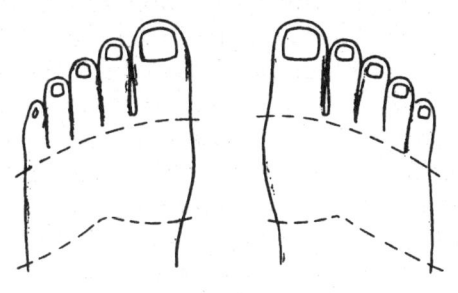

Abbildung 64: Wenn die fünfte Zehe keinen Nagel hat, zeigt das eine Störung im Luftelement an.

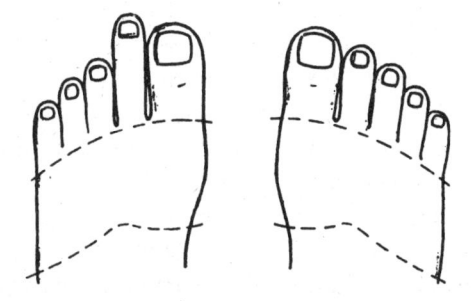

Abbildung 65: Eine lange zweite Zehe charakterisiert Menschen, die ihre luftigen Ideen schwer auf den Boden bringen.

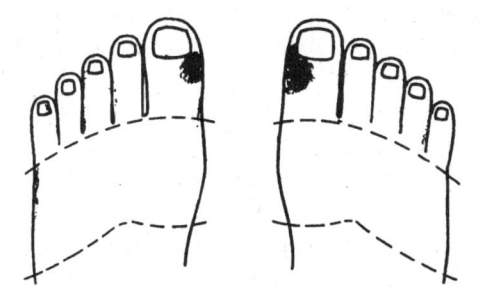

Abbildung 66: Eine Schwiele an der Luftzehe zeigt praktisches Denken an.

Luft in Luft ist so rein, daß sie das fünfte Element berührt. Das Luftelement in den Zehen steht für das Gedächtnis und die Fähigkeit, sich an Vergangenes zu erinnern. Menschen mit Störungen im Luftgebiet der Zehen haben Probleme, sich zu erinnern. Wenn auf der vierten Zehe Zeichen im Luftelement sind, können wir daraus schließen, daß der Betreffende Schwierigkeiten hat, sich auf emotionale Vorfälle zu besinnen.

Wenn wir die Intelligenz prüfen, betrachten wir die Fähigkeit, zuzuhören, zu visualisieren und Pläne zu machen, und schätzen die Quantität und Qualität eines jeden Elements der Zehen ein. Zehen mit viel Erde und einer großen Luftzone, die durch eine kleine Trennlinie geteilt sind, zeigen beispielsweise, daß Feuer und Wasser wenig mit dem Denken der Person zu tun haben. Dem Denken des Klienten fehlt der Vorgang der Verdauung (Wasser) und die Ausdauer (Feuer). Wenn wir die Struktur und das Gewebe des Fußes untersuchen, können wir das Potential des Betreffenden einschätzen und das, was er daraus macht. Wenn wir alle Zehen betrachten, können wir daraus Schlüsse ziehen über die Funktion der Ohren und Augen sowie über die Art des Denkens. Für jede einzelne Zehe bedeutet ein schwaches Element mangelnde Nutzung und ein überschießendes Element übermäßige Nutzung.

Die Längsteilung der Zehen

Die Längsteilung teilt die Zehen in zwei Schichten. Die obere Schicht umfaßt die aktiven Elemente – Feuer und Luft (Abb. 67). Die untere Schicht wird zum Gehen benutzt und umfaßt die passiven Elemente Wasser und Erde. Diese zwei Teile werden durch eine imaginäre Linie getrennt, die seitlich durch die Mitte der Zehen läuft. Wir können dadurch

Abbildung 67: Die horizontale Aufteilung der Zehen in aktive und passive Elemente.

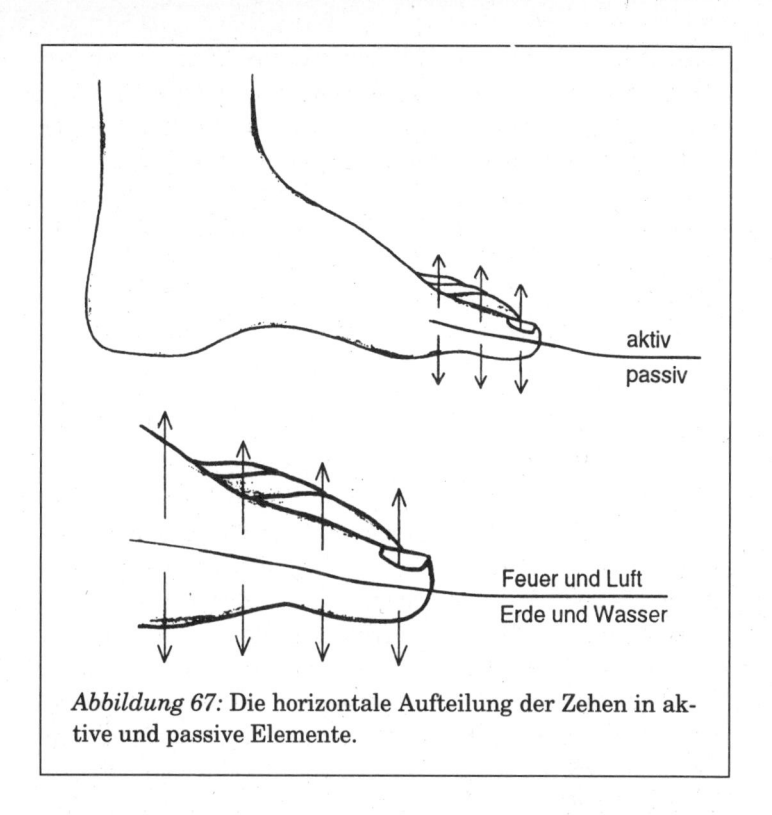

ablesen, wie der Betreffende lernt, wo er mental stark ist und wo er möglicherweise im Lernprozeß steckenbleibt. Ideal wäre, wenn der passive Anteil in den tieferen Elementen und der aktive Anteil in den oberen Elementen größer ist.

Die Ansichten eines Menschen ändern sich leichter, wenn er jung ist. Je älter wir werden, desto starrer und festgefahrener werden auch unsere Gedanken und Ansichten. Die Zehen alter Menschen sind tatsächlich weniger biegsam und krümmen sich mehr.

Intelligenz enthält sowohl aktive als auch passive Bestandteile. Aktive Intelligenz ist typisch für Menschen, die fragen; sie bohren nach und wagen sich in neue Gebiete vor. Diese Leute lernen und absorbieren schnell. Menschen mit passiver Intelligenz dagegen müssen alles sorgfältig verdauen. Letztlich können beide Typen gleich erfolgreich sein, wie unterschiedlich ihre Wege auch sein mögen.

Ein Aspekt der Intelligenz ist die Lernfähigkeit. Menschen mit Lernschwierigkeiten zeigen verschiedene Muster an ihren Zehen. Ein Überschuß an Feuer in Luft zeigt zum Beispiel eine Lernbehinderung an, die durch eigene Initiative beseitigt werden kann, da hier die Grenzen des Ego überwunden werden müssen, um etwas Neues zu lernen. Feuer in Erde im Luftgebiet weist auf Schwierigkeiten mit der Umgebung hin. Wasser im Erdgebiet zeigt Angst vor Einschränkung. Um lernen zu können, muß man sich auch mit den gesellschaftlichen Gepflogenheiten auseinandersetzen.

Um die natürlichen Fähigkeiten zu erkennen, untersuchen wir das Potential der Zehen, indem wir sie strecken. Wie hat unser Klient in der Vergangenheit gelernt – durch passives Zuhören oder durch aktives Erproben? Wenn diese Frage beantwortet ist, wissen wir, was er mit seinem Potential angefangen hat. Die Trennlinie bildet eine Achse. Die Leute neigen dazu, die Zehen teilweise oder ganz anzuheben oder zu senken. Eine Zehe, die nicht mit dem Erdelement verbunden ist, weist auf Trennung, »Schweben« und Tagträumereien hin. Wohingegen eine Zehe, die sich in die Erde preßt, drückt oder biegt, von Stagnation, Trockenheit und Passivität spricht.

Wenn sich alle Zehen nach oben biegen und sich in die aktive Zone erheben, schließen wir daraus, daß keine der gedanklichen und zerebralen Aktivitäten geerdet ist. Der Betreffende sprudelt über von Ideen, die er aber nicht zur Ausführung bringt. Er hat zwar einen guten Kopf, ist aber vom Hier und Jetzt getrennt. Solche Leute haben flüchtige

Gedanken und wechselnde Ideen. Sie entwickeln zum Beispiel brillante Vorstellungen davon, welche Art von Schuh sie herstellen könnten, aber sie bringen es nicht einmal bis zum ersten Ausführungsschritt. Sie phantasieren und lassen sich von ihren Ideen begeistern, aber wenn es von ihnen abhängt, kommt sogar der originellste und faszinierendste Plan nicht zum Durchbruch. Solche Leute können nicht dazu gebracht werden, ihre Vorstellungen in etwas Reales umzusetzen. Sie sollten dort arbeiten, wo nichts anderes von ihnen verlangt wird, als Ideen zu entwickeln.

Leute, bei denen alle fünf Zehen unterhalb der Teilungslinie liegen, sind kurzsichtig. Sie sind immer nur mit dem beschäftigt, was sich im Augenblick ereignet, und zeigen kein Interesse an der Zukunft. Man kann zwar damit rechnen, daß sie ihre Sache gut machen, aber sie denken nicht viel darüber nach. Diesen Leuten muß man genau zeigen, was sie zu tun haben. Als Handwerker haben sie Erfolg in Dingen, die Sorgfalt und Beständigkeit erfordern.

Zehen, die an der Trennlinie ruhen, gehören zu Menschen, die in beidem gut sind: Sie leben im Hier und Jetzt und denken auch zukunftsorientiert, wenn es die Situation erfordert. Ihre Kreativität fließt ungehindert.

Die Zehen Ihrer Klienten weisen im allgemeinen nicht die oben beschriebenen Extrempositionen auf. Bei Ihrer Untersuchung fragen Sie sich folgendes:

1. Welche Zehe liegt ober- oder unterhalb der Trennlinie? Besteht ein Bezug zum Hören, Sehen oder Denken? Welche Elemente sind betroffen?
2. Welcher Teil der Zehe liegt ober- oder unterhalb der Trennlinie?
3. Stimmen meine Untersuchungen bezüglich der Zehen mit dem Zustand der Elemente überein, den ich am übrigen Fuß gefunden habe?

Wenn wir eine Zehe sehen, die erst nach oben zeigt und dann nach unten, untersuchen wir, welcher Teil der Zehe über die Linie aufsteigt und welcher Teil darunter bleibt. Der aufsteigende Teil gehört zu dem Gebiet der Erde, das neben dem Wasser liegt (Querteilung) oder entlang des Wassers und einem Teil des Feuers. Der Teil, der heruntergesunken ist, repräsentiert die Kante von Feuer und Luft. Diese Beschreibung paßt auf Personen, die nicht klar denken können. Ihr Denken ist durch Bedürfnisse, Emotionen und das Ego vernebelt. Sie suchen nach Wegen, Angst zu vermeiden. Solche Leute gehen auf Wolken und erlauben es der Erde nicht, in ihr Luftelement einzudringen. Ihr Denken wird äußerst hart und starr. Ihre Vorstellungen ändern sich nie, und sie lassen nichts Neues zu. Lernen fällt ihnen sehr schwer. »Ich glaube nur, was ich sehe«, sagen sie. Ohne jede Fähigkeit zur Imagination akzeptieren sie etwas nur dann, wenn es sich auch überprüfen läßt.

Der Teil der Zehe, der sich oberhalb der Trennlinie befindet, steht für die aktiven Anteile der Intelligenz. Wenn die aufsteigenden Elemente Wasser und Feuer sind, können wir daraus schließen, daß Form und Substanz der Gedanken durch Gefühle und Ego gebildet worden sind. Solche Menschen akzeptieren nur das, was den Anforderungen ihres Egos genügt. Alles andere geht zum einen Ohr hinein und zum anderen wieder hinaus. Wenn wir im Fuß starke Anzeichen von Angst sehen, können wir daraus schließen, daß der Kopf dieser Person stark mit bestimmten Ängsten beschäftigt ist. Solche Leute vermeiden es, über bestimmte Dinge nachzudenken, und ersinnen Wege, um ihrer Angst zu entfliehen.

Wenn die zweite Zehe in der passiven Zone liegt (Abb. 68), sind die kreativen Fähigkeiten der Person unterdrückt. Sie beschäftigt sich mit Dingen, die ihre Kreativität und ihren Selbstausdruck einschränken.

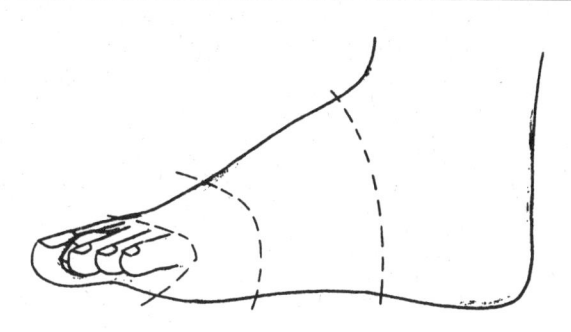

Abbildung 68: Die zweite Zehe liegt in der passiven Zone. Das ist ein Hinweis auf einen Verlust von aktiver Energie beim Ausdruck von Gedanken und Zielsetzungen.

Jede Zehe hat auch einen Ballen. Wenn die Ballen groß und kräftig sind, ist die Luft der Person behindert und schwerfällig. Wasser wirbelt im Kopf des Betreffenden herum und stört dort die gedanklichen Vorgänge. Aufgetriebene und geschwollene Zehenballen weisen auf eine Sinusitis hin.

Wenn der Zehenballen statt einer sanften Wölbung eine harte Schwiele (Erde) hat (Abb. 69) und der Zehennagel beschädigt ist, hat der Betreffende eine Schwäche in seinen aktiven, luftigen und fließenden Anteilen. Die passive Seite wird um so träger, je mehr sie sich der Erde zuneigt. Wenn dieser Zustand an der vierten Zehe zu sehen ist, kann der Betreffende Gefühle nicht verstehen und verfolgt nur auf Erdenergie basierende Vorstellungen.

Wenn die passive Seite der Luft in der dritten Zehe im Überschuß ist, dann befindet sich die aktive Seite im Mangel. Solche Menschen können nicht mehr klar denken, wenn sie in Streß kommen. Wenn die passive Seite dominant und die Lage der dritten Zehe problematisch ist, können wir daraus schließen, daß die Person so voll Angst und

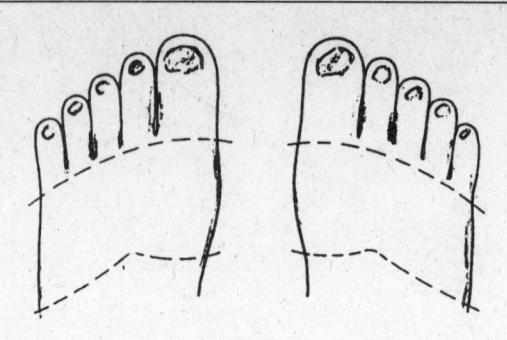

Abbildung 69: Erde in Luft. Die Anwesenheit von starker Erdenergie im Luftgebiet führt zu hornartig geformten Nägeln. Materielle Bedürfnisse beeinflussen das Denken dieser Person.

Schrecken ist, daß sie nicht mehr denken kann. Wir erkennen diese Angst als störende Kraft, denn die dritte Zehe steht für die Niere. Das zeigt sich in der Dominanz der passiven Seite und in einer Störung der Luft, die zum Denken benötigt wird. Wenn wir Längslinien im Wasserelement der Zehe sehen, dann wissen wir, daß der Betreffende an schwerer Prüfungsangst leidet.

Wenn sich Leute so sehr mit Geld beschäftigen, daß sie nicht mehr auf ihre Gefühle und Handlungen achten, heben sich die erste und die fünfte Zehe nach oben in das aktive Gebiet, während sich die zweite, dritte und fünfte Zehe in die passive Zone absenken (Abb. 70). Solche Menschen mißachten ihre Gefühle und ihre Kreativität.

Wenn Luft in Luft in passiver Form nicht vorhanden und der Zehenballen flach und scharf ist, können wir daraus schließen, daß der Betreffende keine Vorstellungskraft hat. Unbewußte Gedanken können die Ebene des Bewußtseins nicht erreichen. Das Denken einer solchen Person geht nie

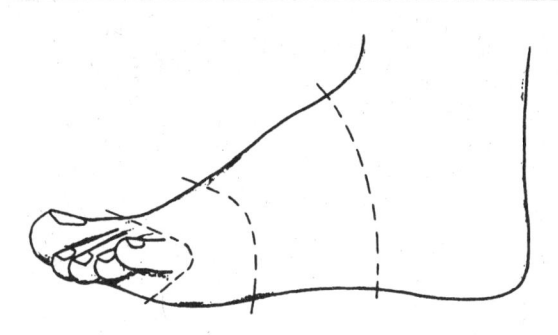

Abbildung 70: Wenn die erste und die fünfte Zehe nach oben zeigen, weist das auf eine starke Beschäftigung mit materiellen Bedürfnissen (Geld, Sex) hin, ohne über die Folgen nachzudenken.

über das allgemein Übliche hinaus. Gedanken, die in die passive Zone gesunken sind, sind dem Bewußtsein nicht mehr zugänglich. Solche Leute haben starke Schuldgefühle, die tief in ihrem Unterbewußtsein vergraben sind und von denen sie selbst keine Ahnung haben. Das gilt für alle Zehen im Hinblick auf ihre Funktionen (Sexualität, Gefühl usw.).

Bei einer extremen Art des Auftretens richten sich die Zehen in einem 90-Grad-Winkel nach oben und zeigen die vollkommene Trennung von Erde und Luft. Dieser Zustand weist auf schwerwiegende emotionale Schwierigkeiten hin.

Die Zehennägel

Die Zehennägel sind der Höhepunkt von Luft in Luft, sie bilden sowohl in der vertikalen als auch in der horizontalen Unterteilung der Zehen den höchsten Punkt. Der Zehennagel zeigt an, wie gedankliche Vorgänge aktiviert werden. Störungen des Zehennagels weisen auf Konzentrationsschwierigkeiten hin. Vertikale Linien auf den Zehennägeln sind typisch für Leute, denen ihre Gedanken zu schnell entgleiten, als daß sie sich an sie erinnern könnten. Querlinien auf den Zehennägeln sind charakteristisch für Leute, deren Denken festgefahren ist.

Da reines, ungetrübtes Denken nicht häufig vorkommt, leiden die meisten Menschen an Störungen der Zehennägel: eingewachsene, gekrümmte und verpilzte Zehennägel, die ungewöhnlich dick oder mürbe sind usw. Um Schlüsse aus den Zehennägeln ziehen und die Zeichen von Luft in Luft verstehen zu können, müssen wir die Zehen als Ganzes betrachten. Wie zeigen sie sich in bezug auf die horizontale Teilung? Besteht Überschuß oder Mangel an Luft in Luft?

Erde in den Zehennägeln (starke, mürbe, rissige Nägel mit Querlinien) erzählt uns zum Beispiel, daß es im Luftelement dieser Person keine Gedankenfreiheit gibt. Die Dynamik und die Aktivität der Luft wurden durch die Stagnation der Erde ersetzt. Oft haben Bauern solche Nägel, denn sie sind eins mit der Erde.

Ein anderes Beispiel sind wäßrige Zehennägel (biegsam, weich, verpilzt). Wir treffen oft auf verpilzte Zehen, häufig im Zusammenhang mit Fußpilz. Das bedeutet, daß die betroffene Zehe Wasser in ihrem Luftelement hat. Dies spiegelt eine Person wider, die sich nur mit ihrer Gefühlswelt beschäftigt und alle anderen Überlegungen ausschließt. Solche Menschen wissen nichts von diesem Muster, das sich durch Abwesenheit von Luft in Luft zeigt.

Ein Zehennagel mit einem nach innen gewachsenen, kegelförmigen Nagel, der sich ins Fleisch bohrt, ist charakteristisch für Störungen, die den Kopf betreffen, wie Ohrensausen, Ohnmacht, Schwindel, Migräne usw.

Die fünfte Zehe zeigt, wie der Mensch auf äußere Reize reagiert (Hören, Berührung). Die vierte Zehe gibt darüber Aufschluß, wie er mit inneren Reizen umgeht (Gedanken).

Außergewöhnliche Wahrnehmungen

Jede besondere Form von Intelligenz, Eignung oder Fähigkeit zeigt sich in den einzigartigen Eigenschaften der Zehen. Die Zehen können unregelmäßig stehen, seitlich aufsteigen, verwachsen oder von Leberflecken übersät sein usw. Wir halten bei der Untersuchung Ausschau nach etwas Ungewöhnlichem in der Struktur der Zehen, etwas, was eher das grundlegende Potential der Person widerspiegelt als die Verzerrungen, die im Laufe eines Lebens entstanden sind.

Außergewöhnliche Wahrnehmungsfähigkeiten zeigen sich meist in der ersten und zweiten Zehe, manchmal auch in der dritten, da diese Zehen zu den aktiven Elementen gehören. Wenn sich zum Beispiel die zweite Zehe in Richtung der fünften neigt, weist das auf eine Person hin, die auf eine besondere Weise Informationen erhält. Wenn sie sich in Richtung der ersten Zehe neigt, liegt eine besondere Form der Selbstbeobachtung vor. Wenn die zweite Zehe größer als die erste ist, kann der Betreffende sich in etwas hineinfühlen; er weiß, was mit einem anderen geschieht, ohne genau zu wissen, warum.

Flecken auf den Zehen weisen auf außergewöhnliche Wahrnehmungsfähigkeiten hin, denn sie geben einen Hinweis auf unser Grundpotential. Ungewöhnliches wie zum Beispiel Haut (Luft) zwischen der zweiten und dritten Zehe weist auf besondere Fähigkeiten, wahrzunehmen und Verbindungen herzustellen, hin.

Wenn an der dritten Zehe (Gleichgewicht) eine struktu-

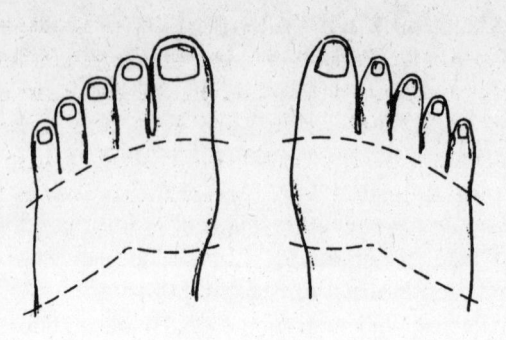

Abbildung 71: Kegelförmige Zehen zeigen eine Tendenz zu manisch-depressiven Zuständen.

relle Abweichung vorliegt, zeigt das etwas Außergewöhnliches im körperlichen oder mentalen Gleichgewicht der Person oder ihrer Familienmitglieder an. Wenn die zweite und die dritte Zehe etwa gleich hoch und etwas kürzer als die vierte Zehe sind, dann ist der Betreffende ein logischer Denker. Ernstlich geschädigte Zehennägel, die über die Zehe wuchern, können eine Hirnschädigung anzeigen. Wenn einer dieser Zustände zusammen mit einem roten, heißen, geschwollenen Gebiet um den Zehennagel herum auftritt, handelt es sich um eine bestimmte Form von Autismus.

Psychosen drücken sich in folgender Weise an den Zehen aus:

– Alle Zehen sind kegelförmig (Abb. 71). Das Luftelement in Luft ist schwer geschädigt und grundlegend geschwächt. Dieser Zustand zeigt sich im ursprünglichen Potential des Betroffenen.
– Bei chronischen Psychosen stellen wir fest, daß der Zustand der Zehen und der Zeichen, die für bestimmte Po-

tentiale stehen, sehr voneinander abweichen. Dazu gehören zum Beispiel das Gehen auf den Zehennägeln, nach oben stehende Zehen, übereinanderliegende Zehen und Hauterkrankungen zwischen den Zehen. Wenn eines der Elemente, in diesem Fall die Erde, die vollkommene Herrschaft über das Luftelement innehat, beginnt eine Psychose aufgrund von Verkalkung. Dieser Zustand kommt nur bei sehr alten Leuten vor.

12. Das emotionale Potential

Wasser ist das Element, das die schwächste Verbindung zu unserem Leben im Hier und Jetzt hat. Es enthält jedoch viel von unserer Geschichte. Wasser ist das Element der Angst, der grundlegenden ersten Emotion der Menschheit. Vom Augenblick unserer Geburt an gibt es immer etwas, was uns erschreckt. Wasser kommt in verschiedenen Kombinationen vor – Angst in Verbindung mit anderen Elementen – und verschärft unsere Gefühle von Scham, Frustration, Ärger oder Entsetzen.

Menschen, die keine chronischen Muster im Wasserelement aufweisen, bilden ihre Ängste, wann immer sie auftauchen, zu einer anderen Emotion aus. Wenn jemand seine emotionale Energie erleben möchte, ohne eine Szene zu machen, läßt er sein Wasser fließen. Man könnte auch sagen, daß die Angst verschwindet, wenn man sie fließen läßt. Leute, die an chronischen Mustern leiden, haben gelernt, jedesmal wenn Angst entsteht, auf die gleiche Art und Weise zu reagieren, und deshalb neigen sie zu Reizbarkeit, Ärger und Schuldgefühlen.

Das Wasserelement erinnert uns daran, daß wir unsere Gefühle weder erzeugen noch begrenzen können. Wir können sie nur geschehen lassen. Wir können beobachten, wie sich Wellen erheben, und sie dann frei fließen lassen. Beständige emotionale Aufregungen weisen auf ein fehlendes Gleichgewicht hin. Denn all unsere grundlegenden Gefühlsmuster entstehen so, wie wir seit Jahren mit unserer Angst umgegangen sind.

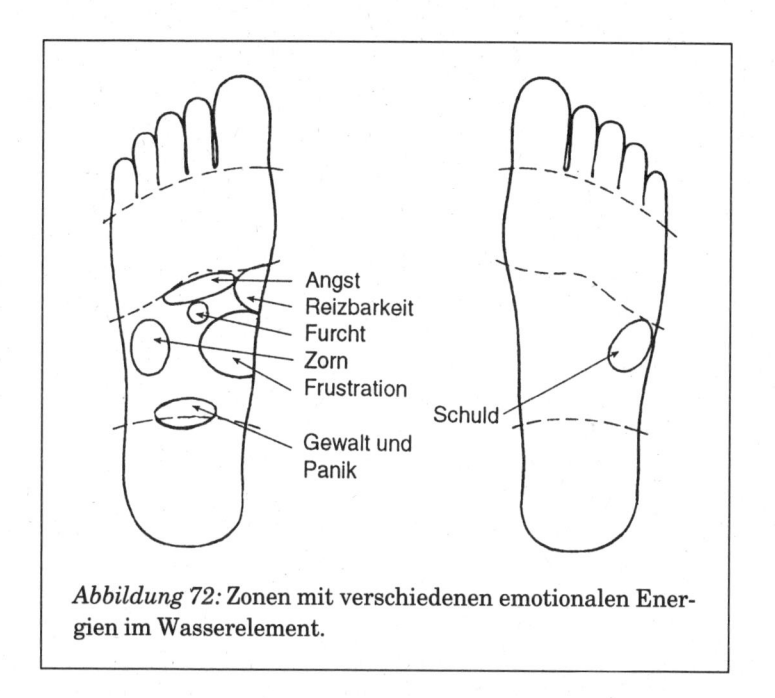

Abbildung 72: Zonen mit verschiedenen emotionalen Energien im Wasserelement.

Die Reinform der Angst ist in Wirklichkeit nichts anderes als die Angst vor dem Tod. Sie hat nichts mit dem Überlebenstrieb zu tun, der mit dem Element Erde verbunden ist, das uns daran erinnert, daß wir einmal nicht mehr existieren und sterben werden. Sie ist auch nicht mit einem Kampf- oder Fluchtreflex verbunden. Es handelt sich eher um die Angst, die wir auch dann erleben, wenn kein konkreter Anlaß dafür besteht. Die Angst beschützt uns und hält uns wach. Sie erinnert uns daran, daß wir nicht allmächtig sind; sie zeigt uns unsere Grenzen. Wenn wir etwas Neues erleben und unsere normalen Grenzen übersteigen, dann bewahrt uns die Angst davor, etwas zu tun, was uns schaden könnte. Wir füllen den Raum innerhalb unserer neuen Grenzen mit Wasser, mit Angst.

Menschen, deren Wasserelement rein und ausgeglichen ist, erleben nicht nur Ängste, sondern das gesamte Spektrum der Gefühle: Sie haben Angst, wenn sie Angst haben, sind wütend, wenn sie wütend sind, usw. All diese Gefühle sind jedoch vorübergehend, denn Wasser bewegt sich. Leute mit eingegrabenen Gefühlsmustern dagegen erleben immer wieder dasselbe Gefühl und reagieren immer gleich. Wir nehmen eine Emotion am Fuß nur dann wahr, wenn ein entsprechendes Muster besteht. In diesem Fall finden wir Zeichen von Überschuß oder Mangel in allen Gebieten, die mit der Emotion zu tun haben. Leute, die emotional ausgeglichen sind, haben keine dieser Zeichen im Wassergebiet. Weil ihr Wasser natürlich fließt, erleben sie Gefühle von Angst, Trauer, Ärger, Schuld usw. und lassen sie wieder los. Wenn das Wasserelement nicht im Gleichgewicht ist, dann hält es uns eher gefangen, als daß es uns beschützt. Angst kann ein ausgezeichneter Lehrer sein. Wie schade ist es doch, daß wir immer nur lernen sollen, keine Angst zu haben, und diese Lektion versäumen (Abb. 72).

Panik

Der untere Teil des Wasserelements beherbergt Ängste, die mit Existenz, Grundbedürfnissen und der Notwendigkeit zum Wachstum verbunden sind. Panik entsteht dann, wenn sich das Wasser mit der Erde vermischt und zu Schlamm wird. Wenn die untere Wasserregion auffällig ist und das Erdelement schlecht aussieht, erkennen wir, daß bezüglich der Grundbedürfnisse, die in der Vergangenheit nicht befriedigt worden sind, Panik vorherrscht. Wenn diese Bedürfnisse nicht in der Kindheit erfüllt wurden, treffen wir auf einen ängstlichen Erwachsenen, dem das Vertrauen fehlt. Solche Menschen wirken unsicher, sie werden von unerklärlichen Panikgefühlen bedrängt, die in der Vergangenheit wurzeln. Sie wissen nicht, daß ihre früheren Bedürfnisse unerfüllt geblieben sind, denn sie können sich nicht mehr an diese Zeit erinnern. Wir haben es hier mit einer existentiellen Urangst zu tun. Sie wohnt in dem ältesten und tiefsten Teil unserer Psyche, der am weitesten vom Bewußtsein entfernt ist.

Einige Menschen werden nur die Spitze dieses Eisbergs wahrnehmen, andere dagegen können tief in diese Panik geraten. Wenn das betreffende Gebiet deutliche Zeichen aufweist, leidet der Betreffende an irrationaler Panik – ein Zustand, der die Zeichen eines chronischen Musters hervorruft. Wenn wir Zeichen von Panik am passiven Fuß entdecken, dann handelt es sich um Ängste auf tieferen psychischen Ebenen. Das kommt daher, daß wir diese Emotionen auch vor uns selbst verstecken wollen. Sie sind mit Bedürfnissen verknüpft, die einen Bezug zu unserer passiven Energie haben. Die Betroffenen versuchen, diesen Mangel an Vertrauen zu unterdrücken, indem sie ihn ignorieren. So verschwenden sie die Energie, die sie besser dazu verwenden könnten, mit der Situation fertig zu werden. Wenn man versucht, ein Gefühl zu unterdrücken, verstärkt man es nur, denn es verbindet sich mit dem inneren Widerstand.

Ein durchgehend feuchter Fuß zeigt ein zerstörtes Erdelement an, das weich und schwammig geworden ist. Der klassische vom Wasser beherrschte Fuß ist naß und kalt, die Knöchel sind geschwollen, und der ganze untere Teil ist von Wasser besetzt. Solche Leute leben in ständiger Panik. Wenn die Panik kommt, versucht das Feuer die bestmögliche Ebene zu erreichen (gespannte, straffe Muskeln), um der Furcht zu begegnen. Auf diese Art und Weise überleben die Betreffenden ihre Panikattacken. Wenn das Feuer nicht stark genug ist, bleibt diese Reaktion aus, und es entsteht Panik. Nach einem Trauma, wie zum Beispiel einer

Kriegspsychose, sehen wir, daß Wasser in das Erdgebiet eingedrungen ist und panische existentielle Ängste hervorruft. Die Panik setzt sich am Ende der Wirbelsäule fest.

Längliche Linien, die von Erde zu Feuer gehen, weisen auf Panikattacken hin. Solche Leute neigen zu Hysterie; ihre Angst strahlt in ihre Handlungen aus. Wenn diese Linien bis ins Feuergebiet hineinreichen, können wir folgendes beobachten: Kontrollverlust, Panik und Lähmungen, denn die Erde ist in ein Gebiet aufgestiegen, das ihr nicht gehört, und hat das Feuer ausgelöscht. Der Betreffende ertrinkt und ringt nach Luft.

Gewalt

Menschen, die mit ihrer Panik nicht fertig werden, verwandeln sie in Gewalt. Das zeigt sich am Fuß darin, daß Erde in das Wassergebiet an der Mitte der Ferse eindringt – eher als daß Wasser ins Erdgebiet eindringt. Diese Gewalt ist nicht existentiell. Solche Leute beantworten alles Gefühlsmäßige mit Gewalt, denn sie halten emotionale Kräfte für lebensbedrohlich. Diese Gewalt dient nicht der Selbstverteidigung, sondern um eine aufsteigende Panik zu eliminieren.

Zeichen von Erde in Wasser sagen uns, daß der Betreffende dann gewalttätig reagiert, wenn Eifersucht eine Panikattacke auslöst. Wenn Wasser im Erdgebiet ist, wird diese Reaktion gedämpft. Menschen, die aus Eifersucht gewalttätig werden, waren selbst einmal Opfer von Gewalt.

In der Regel zeigt sich Gewalt am dominanten Fuß, denn sie richtet sich nach außen. Zeichen von Gewalt am passiven Fuß sind charakteristisch für Menschen, die unfähig sind, andere zu verletzen, und die Gewalt gegen sich selbst richten. Zeichen von Gewalt an beiden Füßen zeigen, daß beide Möglichkeiten gemeinsam existieren.

Angst

Wir müssen Angst haben, um neue Erfahrungen zu verinnerlichen. Ohne Angst lernen wir nichts, es gibt keine Erregung und keinen Enthusiasmus ohne sie. Angst macht unser Leben gleichzeitig erfreulich und leidvoll.

Reine Angst zeigt sich in der Niere, dem Hauptpunkt des Wasserelements. Die Zone, die mit ihr in Verbindung steht, ist die sanfteste und tiefste Stelle des Fußes. Meist ist sie auch die feuchteste und hellfarbigste. Man findet nur selten Füße ohne ein Zeichen im Nierengebiet.

Wenn das Wasserelement im Gleichgewicht ist, ist dieses Gebiet hellfarbig, kalt, feucht und unempfindlich gegenüber Berührung. Da die meisten von uns schon Angst erlebt haben, bemühen wir uns im allgemeinen, angstfrei zu leben und ihr aus dem Weg zu gehen.

Ängste bedeuten, daß es einen Kampf zwischen Wasser (oberer Abschnitt) und Feuer gibt. Wasser im Überschuß versucht aufzusteigen und zu entfliehen. Wir wollen das jedoch verhindern, weil wir Angst haben. Leute, die ihre Ängste zügeln, haben Anzeichen von Ängsten in der Mitte der oberen Wasserregion (quer verlaufende Teilungslinie) zusammen mit Anzeichen dafür, daß Feuer in dieses Gebiet eingedrungen ist. Solche Leute unterdrücken ihre Ängste. Sie bemühen sich, ihre Ängste vom Bewußtsein fernzuhalten, verleugnen sie und sind der Meinung, daß sie überwunden sind. Menschen, die von ihren Ängsten überwältigt worden sind, haben längliche Linien im unteren Wassergebiet, die darauf hinweisen, daß überschießendes Wasser in das Feuergebiet eingedrungen ist. Ihre Ängste sind an ihrem Verhalten zu erkennen. Sie wissen von deren Existenz, denn die Ängste sind zu den Elementen aufgestiegen, die das Bewußtsein beherrschen. Wir treffen oft beide Zustände bei einem einzigen Menschen an, der einerseits seine

Ängste kontrolliert und unterdrückt, sich aber andererseits von ihnen beherrschen läßt.

Die körperlichen Symptome von Angst sind Herzrasen, trockener Mund, Verkrampfungen des Zwerchfells und der Skelettmuskulatur, erweiterte Pupillen und Kurzatmigkeit. Wir bitten unsere Klienten, tief zu atmen, um eine Zwerchfellbewegung anzuregen und so eine Verbindung zwischen Feuer und Wasser herzustellen.

Reizbarkeit

Reizbarkeit zeigt sich in dem Gebiet des Fußes, das mit dem Magen verbunden ist. Feuer versucht das Wasser zu beherrschen, indem es das Wasser austrocknet. Einer nach innen gerichteten Aktion – der Betreffende hat etwas »heruntergeschluckt« – folgt eigentlich eine nach außen gerichtete Bewegung. Ego, Gesellschaft und Erziehung versuchen jedoch, diese Äußerung zu unterdrücken. Feuer seinerseits verhindert den Ausdruck nach außen, da es seinem Charakter entsprechend die emotionale Energie mittels Nervenstimulationen der Muskeln austrocknen und auf diese Weise freisetzen will. Das führt zu Feuer im Magengebiet, wodurch Geschwüre und Reizbarkeit hervorgerufen werden. Diese Reizbarkeit kann sich als Reizkolon manifestieren.

Ein Geschwür zeigt, daß sich Feuer im Wassergebiet konzentriert hat. Ein hoher Säureüberschuß und eine starke Magenaktivität sind dafür kennzeichnend. Der Betroffene hat das Gefühl, daß ein Feuer in ihm tobt. Das kommt daher, daß er etwas zurückhalten will, was er eigentlich herauslassen sollte. Doch nun frißt er sich buchstäblich selbst auf. Die Betroffenen wissen meist nichts von ihrer Reizbarkeit und Angst und leugnen sie.

Feuer und Angst können einander nicht verstehen. Menschen, die beide Elemente nicht in Harmonie zu bringen vermögen, zerstören sich selbst oder andere. Reizbarkeit ist der Versuch, etwas zu kontrollieren, das aufzusteigen versucht. Wenn wir das Gefühl der Angst erleben wollen, dürfen wir nicht gereizt sein.

Körperliche Anzeichen sind am Fuß im Magengebiet zu sehen: deutlich eingekerbte Linien zusammen mit Zeichen von Überschuß im Feuerelement. Nach außen gerichtete Reizbarkeit zeigt sich am dominanten Fuß, nach innen gerichtete am passiven Fuß.

Frustration

Frustration entsteht durch die Kluft zwischen den Wünschen des Ego und dem tatsächlichen Geschehen. Entweder verhindert die Angst, die zwischen Feuer und Erde sitzt, daß diese Hoffnungen erfüllt werden, oder die Angst des Betreffenden hindert ihn daran, das zu tun, was er tun will oder tun muß. In beiden Fällen hat das Wasser sein Fließen eingestellt, und es stagniert. Dadurch wird der Fluß zwischen Feuer und Erde in beide Richtungen behindert. Frustration zeigt sich durch Querlinien, die den Fluß mitten im Wassergebiet durchschneiden. Diese Linien beginnen an dem Gebiet der Wirbelsäule, das für den vierten bis sechsten Schwangerschaftsmonat steht, und breiten sich bis ins Wasserelement hinein aus.

Frustrierte Menschen sind blockiert. Sie haben Angst davor, das zu tun, was ihre Aufgabe ist. Sie spüren, daß sie ihr Potential nicht ausleben, und erfinden dafür hundert Entschuldigungen, anstatt zuzugeben, daß sie Angst haben. Sie unterdrücken ihre Ängste und nehmen ihre Frustration nicht als Angst wahr. Feuer ist eine dynamische Kraft, sie schenkt uns neue Erfahrungen und weitet die Grenzen unseres Ichs aus. Frustrierte Menschen übernehmen nie die Initiative oder beginnen nie etwas Neues.

Die Zeichen von Frustration am Fuß erzählen uns, daß der Klient aus Angst nicht gewagt hat, das zu tun, was ihm bestimmt war. Anders gesagt, bei ihm sind Feuer und Erde erstickt. Um aus dieser Frustration wieder herauszukommen, muß man einfach nur vorwärtsgehen, selbst wenn man dabei Angst hat. Frustration entsteht aus unerfüllten Sehnsüchten oder Bedürfnissen. Der Buddhismus löst dieses Problem, indem er lehrt, nichts zu wollen und zu brauchen. Die Geschichte von Siddharta erzählt von dieser Haltung. Dieser indische Prinz wollte einfach alles. Als er jedoch an der Erfüllung all seiner Wünsche stand, wandte er sich von den Dingen ab und wurde Buddha – nicht aus völligem Verzicht, sondern aus vollkommener Erfüllung.

Wenn man nichts mehr wünscht oder braucht, hört man auf, Mensch zu sein. Wenn wir aufgeben, bevor wir begonnen haben, folgt Frustration. Aber wenn wir alles besitzen und dann darauf verzichten, können wir zu einer höheren Ebene aufsteigen. Es ist unsere Wahl. Frustration und Konfusion wirken zusammen und bewachen die Tore zum Palast der Weisheit.

Sie sind Zeichen des Lernens, denn alles Neue in unserem Leben ist ein Schritt über unser gewöhnliches Ich hinaus. Wenn wir nicht die Angst erlebt haben, die durch etwas Neues entsteht, bleiben wir stecken und sind frustriert. Diese Angst kann auch als Motivation dienen und uns dazu bringen, unsere gewohnten Grenzen zu überschreiten. Da die meisten Menschen eine Angsterfahrung vermeiden, reagieren sie frustriert, wenn sie mit neuem Wissen konfrontiert werden. Frustration blockiert die Rezeptivität und den Energiefluß. Die Dinge werden zwar einverleibt, aber nicht verdaut.

Unsere erste Begegnung mit etwas Neuem mag uns verwirren. Wir wollen mehr, als wir erreichen können. Um unsere Grenzen zu überschreiten und neue Erfahrungen willkommen zu heißen, müssen wir die Gefühle von Konfusion und Frustration aufsteigen und dann frei fließen lassen. Sie stehen für Wachstum und Entwicklung. Dieser Prozeß ist nicht vereinbar mit einem Sicherheitsdenken, mit Schutzmechanismen oder dem Kleben an Bewährtem.

Zorn und Schuldgefühle

Zorn und Schuldgefühle gehen Hand in Hand. Weil sie gegensätzliche Pole desselben Spektrums sind, zeigen sie sich im selben Gebiet, aber an verschiedenen Füßen. Beide sind mit äußerlichen Einflüssen verbunden. Schuldgefühle entstehen durch etwas, was sich außerhalb der Person befindet, während Zorn versucht, nach außen zu fließen und sich zu artikulieren. Daher finden wir die Anzeichen von Schuldgefühlen am passiven und die von Zorn am aktiven Fuß. Beide Muster sind durch die Beziehung zu den Menschen, mit denen wir aufgewachsen sind, entstanden. Meist werden sie am Ende der Jugend gebildet. In dieser Zeit sind Schuldgefühle, Wut oder Zorn sehr wichtig, denn junge Leute haben noch keine Selbstkontrolle, um ihre Gefühle zu zügeln. In späterem Alter kann schon ein geringer und unwichtiger Reiz Muster von Schuldgefühlen und Zorn hervorrufen, die einmal sehr wichtig gewesen sind. Die emotionale Intensität des gegenwärtigen Erlebnisses scheint im Hinblick auf den Auslösefaktor völlig unangemessen zu sein. Immer wenn Zorn und Schuldgefühle am Fuß erscheinen, können wir Muster beobachten, die die emotionalen Beziehungen zu anderen betreffen.

Zorn: Zorn ist eine Energie der Leber, die aus einer Kombination von Wasser und Feuer besteht. Hier ist das Feuer im Wasserelement am stärksten. Es erzeugt eine Energie, die heiß wird und leicht nach oben fließt. Feuer erhitzt das Wasser, das als Dampf aufsteigt. Daher sprechen wir von Hitzköpfen und Leuten, die rotsehen. Unter dem Zorn liegen Gefühle von Angst und Bedrohung verborgen, die wir unter Kontrolle zu halten versuchen. Man wird wütend, wenn man sich fürchtet. Wut ist der einzige Weg, um mit Angst fertig zu werden. Obwohl der Zorn nach außen fließen muß, versuchen die meisten von uns, ihn zu unterdrücken, denn unsere Gesellschaft fordert das.

Die meisten Menschen wissen nicht, wie sie ihren Zorn zügeln sollen, und reagieren daher mit einer von zwei Verhaltensweisen. Die erste ist chronische Wut. Übermäßige Wut zeigt sich durch Längsstreifen im Gebiet der Leber, die eine heftige nach oben gerichtete Bewegung andeuten. Wieviel Wut und Zorn die Betroffenen auch zum Ausdruck bringen, sie können sich doch nicht von diesen Emotionen befreien. Sie sind nachtragend, grollen anderen und kennen keinen Frieden. Jedes Gefühl, das sie erleben, ist von Zorn begleitet. Das Lebergebiet am Fuß zeigt einen Überschuß; es ist geschwollen, rot und heiß. Feuer und Wasser reagieren heftig aufeinander.

Feuer blockiert alle anderen Emotionen, wenn die Feuerregion einen Überschuß zeigt. Nur der Zorn kann aufsteigen. Körperliche Anzeichen dafür sind eine Neigung zu Bluthochdruck, Leberbeschwerden, Gallensteine und erhöhte Werte von Cholesterin und anderen Blutfetten. Längliche Linien im Gebiet einer geschwächten Leber weisen auf übermäßigen Zorn hin, der sich nicht ausdrücken läßt, weil das Feuerelement des Betreffenden zuwenig Kraft hat. Sein Wasser, das nicht vom Feuer erhitzt wird, steigt als kalte Energie nach oben und produziert die klassischen Symptome einer Allergie. Anstelle des Wutausbruchs führt das aufsteigende Wasser zu Kälte und Entfremdung. Dieser Zustand ist im allgemeinen von starken Frustrationsgefühlen begleitet.

Die zweite Verhaltensweise ist charakteristisch für Menschen, die ihren Zorn unterdrücken wollen. Obwohl das Feuer in diesem Gebiet darauf hinweist, daß Wutgefühle vorhanden sind, zeigen Querfurchen und ein Überschuß in diesem Gebiet, daß der Zorn nicht zum Ausdruck gebracht wird. Man erlaubt ihm nicht, nach außen zu fließen. Wenn die Trennlinien näher am Feuer sind, wissen die Betreffenden, daß sie ihren Zorn zurückhalten, empfinden das aber als richtig. Wenn diese Linien an tieferer Stelle liegen, dann ist der Zorn auf einer völlig unbewußten Ebene behindert. Solche Menschen bestehen darauf, nicht zornig zu sein, und es geschieht nie, daß sie vor zurückgehaltener Wut kochen. Eine besonders tiefliegende Linie ist bei Menschen zu sehen, die behaupten, nie zornig zu werden.

Ein Überschuß an Zorn zeigt sich in einem breiten roten Verbindungsstreifen zwischen Feuer und Wasser. Menschen, die ihren Zorn in der Nähe des Feuergebiets unterdrücken, betrachten dies als einen Affront gegen ihr Ego – und dort bleiben sie kleben. Zorn, dem man erlaubt zu fließen, wird nicht als solcher erlebt – er kommt und verschwindet wieder von selbst. Im Stadium des Gleichgewichts ist dieses Gebiet farblich etwas heller als Feuer.

Schuldgefühle: Schuldgefühle zeigen sich an der Milz. Schuldgefühle entspringen der Angst, jemanden zu verlieren, von dem man abhängig ist. Doch wir haben lieber Schuldgefühle, als daß wir Verlustängste empfinden. Manche Schuldgefühle rühren daher, daß andere uns für schuldig gehalten haben. Das ist ein Zeichen von Angst, die wir herunterschlucken, anstatt sie auszudrücken. Da Schuld (oder ihr Zwilling, das Bedauern) ein passives Gefühl ist, finden wir einen Überschuß an Wasser im Wassergebiet. Menschen, die ihre Schuldgefühle unterdrücken, haben einen Überschuß an Feuer im Milzgebiet, das sich durch heiße, rote Haut zeigt. Je stärker man versucht, Schuldgefühle zu unterdrücken, desto mehr sind auch die Handlungen davon betroffen. Unterdrückte Schuldgefühle zeigen sich in Form von Anschuldigungen durch andere. Religiöses Dogma ist im übrigen teilweise auf Schuldgefühlen aufgebaut. Es schreibt vor, wie bestimmte Dinge zu tun sind und flößt denen, die nicht dazu bereit sind, Schuldgefühle ein.

Längslinien im Milzgebiet, wie man sie bei Arthritis und Asthma findet, weisen auf Schuldgefühle in bezug auf Handlungen hin. Arthritis erscheint meist als Feuer, das in das Milzgebiet eingedrungen ist, und zeigt einen Versuch des Feuers an, die Angst zu überwinden. Bei Allergikern besteht häufig ein Eingeständnis von Schuld – der Betroffene entschuldigt sich andauernd. Diese Menschen zeigen einen Überschuß an Wasser im Milzgebiet und ein Feuerelement, in das Wasser eingedrungen ist. Sie fühlen sich immer schuldig. Schuldgefühle zeigen sich am passiven Fuß unter der Linie des Bewußtseins, wo wir alles ablegen, was wir nicht sehen wollen. Reine Schuldgefühle zeigen sich durch einen Überschuß von Wasser im Wassergebiet. Wir brauchen die Schuldgefühle, denn sie bringen uns dazu, nach etwas Neuem zu suchen, um das Alte zu verbessern.

Zorn zeigt sich am dominanten Fuß, und Schuldgefühle zeigen sich am passiven. Bei einer linksdominanten Person spiegelt das Gebiet der Leber Schuldgefühle und das der Milz Zorn. Physiologisch macht es aber keinen Unterschied, ob diese Energien in der Leber oder der Milz stekken. Wenn eine Verwirrung zwischen der rechten und der linken Seite besteht, besteht auch eine Verwirrung zwischen Zorn und Schuldgefühlen.

Eifersucht

Eifersucht ist eine Gefühlsmischung aus Frustration und Wut. Sie hinterläßt Zeichen an dem Fuß, der Frustration und Wut aufweist, zusammen mit Querlinien, die beide Gebiete verbinden. Eifersucht ist am rechten Fuß deutlicher als am linken zu sehen, denn sie ist meist mit Wut verbunden. Aber auch am linken Fuß können Zeichen zu finden sein, denn Eifersucht geht auch mit Schuldgefühlen einher.

Viele Menschen neigen dazu, ihre Eifersucht herunterzuwürgen; doch sie bleibt in ihnen stecken (achten Sie auf Querlinien). Die Angst, die der Eifersucht zugrunde liegt, wird nicht ausgedrückt. Es besteht das Gefühl des Verlustes der geliebten Person.

Wenn sowohl Längs- als auch Querlinien zu sehen sind – in der Leber oder im zentralen Wassergebiet –, wissen wir, daß der Betreffende seine Eifersucht in Form von Wut oder Gefühlsausbrüchen äußert (Neid).

Gewissensbisse

Gewissensbisse zeigen, daß Luft über Wasser herrscht. Der Kopf hat dem Herzen etwas zu sagen. Luft steigt in das Grenzgebiet zwischen Feuer und Wasser hinab – das führt zu einer leeren, hellen Zone mit Hautfalten, die nahe am Gebiet des Bewußtseins liegt. Meist sind Beklemmungsgefühle die Vorboten von Gewissensbissen; sie werden mittels der Logik in das, was wir Gewissen nennen, umgewandelt. Gewissensbisse sind leichter zu akzeptieren als Beklemmungsgefühle, denn sie haben eine Beziehung zu etwas, was wir tatsächlich getan haben und nicht nur vage fühlen. Es beginnt mit Furcht, steigert sich bis zu Angstvorstellungen und gipfelt schließlich in Gewissensbissen.

Am Fuß zeigen sich Gewissensbisse in der Zone der Ängstlichkeit, zusammen mit anderen Zeichen des Luftelements: sehr helle Haut, die sich anheben läßt, eingekerbte Linien und feineres Gewebe als im übrigen Gebiet. Diese Anzeichen sind allerdings nur bei Menschen zu beobachten, die ständig unter Gewissensbissen leiden.

Emotionen können am dominanten und am passiven Fuß auftreten. Menschen, die ihre Gefühle unterdrücken, haben die Zeichen des Ungleichgewichts am passiven Fuß. Menschen, die sich selbst bestrafen, weisen die Zeichen an beiden Füßen auf. Menschen mit starker Dynamik im Wasserelement sind emotional unzuverlässig, denn alles befindet sich in ihnen stets im Fluß. Wenn sich der Zustand des Fußes während der Sitzung wiederholt verändert, zum Beispiel von heiß zu feucht zu trocken zu kalt, dann spielt das Wasserelement eine starke Rolle. Diese Menschen werden von ihren Gefühlen beherrscht und wissen nicht, was sie bewegt.

Die oben beschriebenen Gefühle spiegeln die verschiedenen Beziehungen von Feuer und Wasser wider. Da sich die Energien von Feuer und Wasser stark unterscheiden, brauchen wir ein gutes Feuer, um ein gutes Wasser zu haben. Aber auch umgekehrt trifft das zu: Kein Ego ist stark, wenn es auf schlammigen Grund gebaut ist. Feuer läßt Wasser selten herein. Leute, die ihren Gefühlen keine Luft machen, haben tiefe Ego-Muster. Ihr Ego setzt Grenzen und bannt alles, was es nicht akzeptieren will. Der Betreffende ist sich dieser Grenzen nicht bewußt, denn sie haben ihren Ursprung im unteren Wasser – der Stelle, die am weitesten von unserem Bewußtsein entfernt ist.

Der Charakterzug, der am meisten mit Wasser in Verbindung steht, ist die Angst. In einem ausgeglichenen Zustand bleibt die Angst selbst inaktiv. Der Betreffende akzeptiert die Angst als das, was sie ist, und läßt sie einfach zu. Doch die meisten Menschen wissen nicht, wie sie mit der Angst umgehen können, und ziehen es daher vor, sich in Wut, Depression und Selbstmitleid zu stürzen. Sie machen sich Sorgen, das Ego könnte sich auflösen, wenn Angst in ihr Bewußtsein eindringt. Die einzigen Menschen, die tatsächlich Mut haben, sind diejenigen, die sich trauen, ihre Angst zu spüren. Mut ist die Kraft, etwas zu tun, obwohl man Angst davor hat. Solche Leute sammeln ihre Energie aus den unteren Körperzonen und heben sie auf die Ebene der Tat.

Menschen, die ihre Energie dazu verwenden, die Angst in Schach zu halten, haben keine Kraft mehr für etwas anderes. Sie haben sowohl die eigentliche Energie der Angst verloren als auch die Energie, mit ihr fertig zu werden, geopfert. Sie fallen daraufhin in ein Loch und bleiben dort gefangen, weil sie keine Kraft mehr haben, etwas Neues zu beginnen. Tiere leiden nicht an diesen Symptomen; sie werden wach, wenn Gefahr lauert und Angst aufkommt. Wenn die Gefahr vorüber ist, legt sich auch ihre Angst wieder. Wenn wir gelernt haben, uns unserer Angst zu stellen, können wir auch mit unseren anderen Emotionen viel besser umgehen.

Leute mit starkem Feuer und einem problematischen Wasserelement versuchen ihre emotionalen Probleme dadurch zu lösen, daß sie damit beginnen, ihr Wasser unter Kontrolle zu bringen. Diese Klienten lassen sich darauf ein, ihrer Angst eine Chance zu geben. In bestimmten Fällen, zum Beispiel bei chronischen Schuldzuweisungen, bitten wir den Klienten, das Luftelement zu aktivieren. Wenn wir an die Luft appellieren und dem Klienten klarmachen, daß er selbst und niemand anders für seine Situation verantwortlich ist, kann er mit seinen Problemen fertig werden. Als erstes aber muß sein Luftelement ins Gleichgewicht gebracht werden.

Zusätzlich zu den Zeichen von Überschuß und Mangel in den verschiedenen Gebieten des Fußes suchen wir nach Rillen oder tiefen Linien, die uns über den emotionalen Fluß Auskunft geben. Längsrillen zeigen einen eher intensiven Fluß von Emotionen an, die an die Oberfläche steigen, selbst wenn der Betroffene sie lieber verbergen würde. Rillen an einer bestimmten Stelle zeigen einen Überschuß im Ausdruck der betreffenden Emotion an. Längslinien durch das Wassergebiet zeigen, daß eine allumfassende emotionale Kraft aufsteigt. Querlinien bedeuten eine emotionale Blockade. Rillen im unteren Wassergebiet weisen auf ein Gefühl hin, das vom Bewußtsein weit entfernt ist, während höherliegende Rillen, die näher am Feuerelement sind, davon zeugen, daß ein Gefühl eher ins Bewußtsein zu rücken vermag. Der Betreffende weiß dann, daß er dieses Gefühl hat, doch er will es wegschieben. Es ist aber bereits so präsent, daß er es durch sein Verhalten zum Ausdruck bringt.

Im allgemeinen sehen wir in einem Gebiet Linien, die in eine einzige Richtung gehen. Bei Angst, die im unteren Wasser entsteht – am weitesten entfernt vom Bewußtsein –, hat der Betreffende möglicherweise nie Angst erlebt und weiß nichts von ihrer Existenz. Er ist beschämt. Solche Leute weisen eine problematische Wasserzone mit vielen blockierten Gefühlen auf. Verschiedene parallele Linien, die aus dem Erdgebiet in Richtung der Extremitäten gehen (Hände), zeigen, daß emotionale Energie uns unbewußt beeinflußt: was wir tun, wie wir uns benehmen, wie wir uns artikulieren, wie wir sie durch unsere Körpersprache ausdrücken.

Blut gehört zum Wasserelement. Menschen, deren Feuer das Wasser beherrscht (sie wollen keine Angst erleben), leiden an Gefäßverengungen in der Brust, die zu Angina pectoris führen. Feuer trocknet das Wasser aus, macht es dicker und blockiert die Blutgefäße. Ohne den freien Fluß des reinigenden Wassers verbraucht das Feuer sich selbst. In solchen Fällen besteht keine Störung des Herzmuskels, sondern der umgebenden Blutgefäße. Das Problem betrifft also nicht das Feuer, sondern das Wasser (Blutgefäße). Im Folgestadium wird das Feuer so ausgetrocknet, daß es sich in Erde verwandelt.

Cholesterin ist eine andere Ursache von Gefäßverengungen. Menschen werden zu zwanghaften Essern, weil sie ihre Gefühle ersticken wollen. Wenn das Wassergebiet am Fuß komprimiert und trocken ist, können wir eine Rille sehen, die vom Nierengebiet zur Blase führt, ein klassisches Symptom für unzureichende Flüssigkeitsaufnahme. Dieser Zustand kommt sehr häufig bei Menschen vor, die intensive Angst haben und sich in sich zurückgezogen haben.

Trinken ist mit Angst verbunden. Personen, die von Entsetzen erstickt werden, lehnen Flüssigkeitsaufnahme ab. Frauen mit niedrigem Blutdruck, die kalte Füße mit Zeichen von Trockenheit haben, können keine großen Flüssigkeitsmengen zu sich nehmen. Ihre Art, mit Angst fertig zu werden, ist, sie abzukapseln und tief im Unbewußten zu vergraben. Das trifft hauptsächlich auf Frauen oder Männer zu, deren passive Energie dominant ist. Solche Frauen leiden an Störungen, die den Nabel, die Eierstöcke, die Nieren und den Harntrakt betreffen – die Domäne des Wasserelements –, weil sie solchen Druck auf dieses Element ausüben. Kinder zeigen eine unzureichende Flüssigkeitsaufnahme nach einem Schreck oder einer längeren Zeit intensiver Angst. Angst trocknet den Mund aus.

Menschen, die nicht viel Flüssigkeit zu sich nehmen, zeigen, daß sie keine Angst erleben wollen. Sie mögen kein Wasser. Sie haben meist einen Komplex in bezug auf Wasser, Swimmingpools, Meer oder Bäder. Oft besteht ein entsprechendes Geburtstrauma wie Wasser in der Lunge, das Gefühl, stranguliert zu werden oder zu ertrinken.

Angst und die Energie, die in einem Angstanfall verbraucht wird, zeigen sich an der Bauchspeicheldrüse. Nach einem Unfall, der mit intensiver Angst verbunden war, kann man Diabetes bekommen. Wenn wir diese Situation wiedererleben, können wir uns von diesem Trauma befreien. Zeichen von Erde im Bauchspeicheldrüsengebiet weisen auf eine Angst hin, die mit Überleben verbunden war.

Bei einer starken Verbindung von Wasser und Feuer tun wir etwas, ohne die innere Kraft zu kennen, die uns dazu gebracht hat. Menschen mit einer Trennlinie zwischen Feuer und Wasser verleugnen die Fähigkeit, spontan aus dem Bauch heraus zu handeln. Alles ist kontrolliert. Spontaneität ist Energie, die von unten aufsteigt und ohne Schwierigkeiten über Wasser zu Feuer verläuft. Aus dem Bauch heraus zu handeln beinhaltet Wasser und Erde. Wir können Wasser nicht rational verstehen, wir können es nur fühlen. Wir können nicht über Gefühle sprechen; wenn wir das tun, handelt es sich um unsere Vorstellung davon, aber nicht um das Gefühl selbst.

Wasser erzwingt keine Handlung im Sog der Gefühle. Menschen, die ihr Wasser nicht erleben wollen, können nichts Neues erschaffen, das von unten aus dem Wasser heraus entsteht. Sie sind eher Techniker, die nur das tun, was sie schon wissen. Solche Leute vermögen sich nicht zu entwickeln.

Dagegen sind Menschen mit einer starken Verbindung von Feuer und Erde gewillt, ihre Angst zu erleben. Dafür müssen die aktiven und passiven Energien verbunden sein, so daß die Handlungen (aktiv) sich mit dem Unbewußten (passiv) vereinigen. Eine Art, ein bestimmtes Problem zu lösen, besteht darin, daß man einen ganzen Tag lang nicht darüber nachdenkt. Nach dieser Ruhepause verstehen wir oft mehr. Wenn wir darauf verzichten, etwas zu tun, geben wir dem Wasser die Gelegenheit zu fließen. Unsere scheinbare Untätigkeit ist eine Form der Tätigkeit. Damit unsere inneren Organe gut arbeiten, müssen wir nichts dazutun. Wenn wir zusätzlich etwas tun und zum Beispiel eine innere Spannung erzeugen, funktionieren sie nicht mehr gut. Auf diese Weise ist die Tätigkeit des Kopfes mit der Untätigkeit des Wassers verbunden.

Das Problem besteht nicht in der Energie selbst (wie Wut, Schuldgefühle usw.), sondern in der Art, wie wir damit umgehen. Das übermäßige und unaufhörliche Strömen von Wasser – das Drama – sollten wir nicht mit den Emotionen selbst verwechseln. Die Kehrseite davon ist, alles in sich aufzustauen – eine Verhaltensweise, die zu ähnlichen negativen Ergebnissen führt.

Wir brauchen Wasser (Angst), denn es erhält uns. Menschen, die allerdings von ihren Ängsten überschwemmt werden, sind hysterisch. Sie sind Opfer ihrer Ängste. Ihre Füße sind vom Wasser überflutet. Andere, die nicht gewillt sind zu fühlen, gestatten ihrem Wasserelement zu verdampfen und verspielen so die verborgenen Energien des Wassers.

Wenn wir die Füße untersuchen, bemühen wir uns, dem Klienten einen Spiegel vorzuhalten, in dem er sehen kann, wie er mit seinen Emotionen umgeht, welche Gefühle vorherrschen und wie sie sein Leben beeinträchtigen. Das Wasserelement hat einen weitreichenden Einfluß auf unseren Körper. Es reinigt uns, und wenn wir es nicht zerstören, fließt es und reinigt sich selbst. Menschen, die ungelöste Situationen speichern, überschwemmen sich selbst mit Gift.

13. Die Technik der Fußanalyse

Eine Fußanalyse dauert gewöhnlich ein bis zwei Stunden. In dieser Zeit müssen wir uns auf das Wichtigste konzentrieren. Es ist am besten, wenn wir im Untersuchungsraum mit dem Klienten allein sind. Unterbrechungen wie Telefonanrufe sollten vermieden werden, so daß sich beide, der Klient und der Untersuchende, voll der Analyse widmen können. Ergebnisse der Analyse werden aufgeschrieben oder auf Band aufgenommen, denn die meisten Menschen vergessen mehr als die Hälfte von dem Gesagten, da die Informationen äußerst umfangreich sind. Der Klient sollte sich den Inhalt der Sitzung zunächst zwei Wochen später und noch einmal nach einem Monat anhören. Einige Punkte, die seinen Widerstand hervorgerufen haben oder einfach nicht verstanden worden sind, können dann klarer werden. Es ist möglich, daß infolge chronischer Muster zuvor mißverstandenes Material sogar noch nach einem Abstand von zwei Jahren neu wahrgenommen wird.

Der Klient sollte bequem sitzen; seine Füße liegen auf einem Stuhl, Tisch oder einer Liege auf. Auch der Analytiker sollte bequem sitzen, am besten in einem Drehstuhl auf Rollen, so daß er den Fuß bequem aus allen möglichen Winkeln betrachten kann. Halten Sie ein Handtuch bereit. Wenn der Klient sehr aufgeregt ist, kann starker Fußschweiß entstehen. Der Fuß läßt sich dann nur schwer abtasten. Die Raumtemperatur sollte angenehm sein – nicht zu heiß und nicht zu kalt – und etwa zwanzig bis fünfundzwanzig Grad betragen.

Da die Fußanalyse ein intimes Geschehen ist, sollten Freunde oder Verwandte nicht im Untersuchungsraum bleiben. Um Vertrauen zu wahren, geben wir dem Klienten alles geschriebene und aufgenommene Material mit. Alle Informationen, die wir erhalten, dürfen von uns in keiner Weise Dritten enthüllt werden. Der Klient sollte für die Sitzung auch etwas zahlen und diese Dienstleistung nicht geschenkt bekommen, damit er die volle Verantwortung dafür übernimmt und infolge davon auch mehr davon hat.

Die Sitzung beginnt damit, daß die Angaben zur Person des Klienten in einem Fragebogen festgehalten werden. Wir bitten ihn dann, Schuhe und Socken abzulegen und zuerst auf einem Bein zu stehen und dann mehrmals hintereinander einen Schritt nach vorn zu machen. Wenn wir die Füße im Stehen angesehen haben, bitten wir den Klienten, sich auf den Untersuchungstisch zu legen. Wir fahren fort, die entsprechenden Abschnitte des Diagnoseformulars auszufüllen, und überprüfen die Angaben des Klienten visuell. Dann identifizieren wir die klassischen Symptome der vorhandenen Beschwerden.

Darüber hinaus liefert uns der Körper noch eine große Menge zusätzlicher Informationen. Wir suchen nach charakteristischen und deutlichen Zeichen von Überschuß oder Mangel und fragen den Klienten, ob die von uns diagnostizierten Störungen auch tatsächlich vorliegen. Wir entdecken zum Beispiel Hinweise auf Allergien zusammen mit Zeichen der Atemwege und der Nebenhöhlen. Erneutes Nachfragen ergibt möglicherweise, daß tatsächlich eine Allergie der Atemwege und der Nebenhöhlen besteht. Eine Allergie zeigt uns, daß Wasser in die anderen Elemente eingedrungen ist. Wir ziehen den Schluß, daß das Wasser in das Gebiet von Feuer und Luft gelangt ist.

Eine chronische körperliche Störung weist auf ein chronisches Ungleichgewicht hin, das sich im Leben des Klienten irgendwie bemerkbar macht. Wenn wir die körperlichen Symptome als Ausgangspunkt nehmen, verschaffen wir uns auch den Zugang zu anderen Ebenen. So weist eine unregelmäßige Menstruation zum Beispiel darauf hin, daß wir uns mit der Sexualität und Fruchtbarkeit der Klientin beschäftigen sollten. Ein Zeichen auf der Leber zeigt, daß ein besonderes emotionales Problem besteht. Chronische emotionale Zustände manifestieren sich körperlich. Chronische Angst zeigt sich im ganzen Körper und besonders am Fuß.

Der holistische Ansatz geht davon aus, daß Körper und Seele untrennbar miteinander verbunden sind. Wenn ein körperliches Problem besteht, dann müssen wir sowohl das betroffene Organ untersuchen als auch das Element sowie die Merkmale von beiden. Unsere Diagnose ist auf dem aufgebaut, was wir bei der Untersuchung der Körpersymptome feststellen, denn sie gibt uns ein Bild der Person und erlaubt uns Einblicke in ihr Leben. Wenn unser Klient spürt, daß wir ihn wirklich wahrnehmen, schaffen wir Vertrauen, das dann zu größerer Offenheit führt. Während des Abklärens der Körpersymptome ist eine Verbindung zwischen uns entstanden. Wir haben erfahren, wer er ist und wie wir mit ihm sprechen können. Unsere Fußanalyse steht nun auf festem Grund.

An dieser Stelle müssen wir uns entscheiden, wo wir weitermachen wollen. Wir greifen das auf, was am offensichtlichsten und »äußerlichsten« ist, und gehen dann langsam auf die Aspekte zu, die verborgener, innerlicher und passiv sind. Wir suchen unter anderem auch nach den Stellen, an denen sich Spannung angesammelt hat. Alle Menschen stehen unter Spannung, jeder lebt mit Streß. Wenn wir das Element, das am weitesten aus dem Gleichgewicht gefallen ist, identifizieren, kennen wir auch die schwächste Stelle des Klienten. Wir widmen uns nun dieser Stelle: Wenn wir zum Beispiel viel aufgestaute Energie im Magengebiet sehen, dann sagen wir: »Ich sehe, daß Sie Dinge in Ihren Magen anstauen.« Es handelt sich hier um die Körperzone, in der sich alle wirklich wichtigen Dinge im Leben dieser Person abspielen. Körperliche Probleme haben hier ihre Wurzel. Es ist sowohl das »Zuhause« der Person als auch der Platz, wo ein echter Kampf ausgetragen wird.

Dann betrachten wir den Fuß und suchen nach allgemeinen Zeichen von Überschuß und Mangel. Herrscht zum Beispiel ein bestimmtes Element vor? Wenn wir alle ersichtlichen chronischen Muster aufgefunden haben, untersuchen wir das Gebiet des Potentials und der grundlegenden Fähigkeiten. Inwieweit hat der Klient sein Potential verwirklicht? Wir betrachten jedes der Elemente und stellen fest, ob es überbeansprucht oder zuwenig genutzt wird.

Es ist wichtig, den Zustand des Feuerelements zu beobachten: Nimmt unser Klient sein Leben selbst in die Hand, oder wird er vom Leben getrieben, ist er zum Opfer seines Lebens geworden? Dann überprüfen wir, welche Beziehung er zu anderen Menschen und zu seinem Beruf hat. Dadurch erfahren wir, wie wir uns unserem Klienten nähern können und welche Richtung wir einschlagen sollen. Mit all diesen Fakten sind wir in der Lage, dem Klienten ein Bild seines Lebens und Lebensweges aufzuzeigen. Dann bitten wir ihn, uns Fragen über Bereiche zu stellen, die er noch nicht völlig verstanden hat.

Danach fassen wir die Sitzung zusammen und beenden sie. Zum Abschluß sollten wir darüber sprechen, was der Klient mit sich macht: Lebt er zügellos? Lebt er in Harmonie? Was sind seine Schwächen? Wie zeigen sich seine Schwierigkeiten? An welchen schädlichen Gewohnheiten und Dingen hält er fest?

Wir beziehen uns auf wichtige Facetten seines Lebens: Gibt es etwas Wichtiges in bezug auf die Zeit im Mutterleib oder die Geburt, in Beziehungen zu den Eltern, hinsichtlich

Trennungen und Verlusten? Zwischen dem Tod eines lieben Menschen und körperlichen Schwierigkeiten, die anschließend entstanden, kann ein Zusammenhang bestehen, auf den wir unseren Klienten hinweisen sollten. Wenn er zum Beispiel vor sieben Jahren einen schweren Verlust erlitten hat und dazu neigt, alles in seinem Magen abzukapseln, können wir eine Verbindung zwischen diesem Verlust und den schrecklichen Magenschmerzen herstellen, die vor sechseinhalb Jahren begonnen haben. Die persönliche Geschichte ist wichtig, weil unser Leben sich nicht zufällig entfaltet: Die Dinge widerfahren uns, weil wir genau diesen Weg im Leben gehen, weil etwas, das sich angesammelt hat, den Siedepunkt erreicht hat.

Ebenso wie der Mensch sich ändert, so verändern sich auch seine Füße. Man rechnet mit einem Zeitraum von einem halben Jahr für Veränderungen und Bewegungen im Fußbild. Der Klient kommt zuerst zur Analyse, um Aspekte seines Lebens zu entdecken und zu verändern. Ein halbes Jahr später erscheint er wieder, um diesen Prozeß zu verstärken. Obwohl es schwer zu glauben ist, können sich die Füße innerhalb von sechs Monaten tatsächlich dramatisch verändern, wenn jemand dabei ist, seinem Leben eine neue Wendung zu geben.

Jede Fußanalyse ist ein einmaliges Geschehen. Je wichtiger sie für unseren Klienten ist, desto wahrscheinlicher ist es, daß diese Stunde sein Leben wirklich verändert.

Wie und wo wir untersuchen

Das Ziel der Fußanalyse ist es, dem Klienten den Spiegel vorzuhalten, der auch Aspekte zeigt, die bis jetzt vernachlässigt oder vergessen worden sind, Aspekte, die ihn nicht interessiert haben, Aspekte, die ihm völlig unbewußt sind, und Aspekte, mit denen er täglich in Kontakt kommt. Dabei können jedoch verschiedene Schwierigkeiten auftauchen.

Sprache: Bei der Fußanalyse müssen wir eher in die Beschreibung gehen, als mit knappen Fachbegriffen zu arbeiten. Menschen, denen ein bestimmtes Vokabular nicht vertraut ist, neigen zu Mißverständnissen, besonders wenn es um Emotionen wie Schuld oder Wut geht. Denken Sie auch daran, nicht in den Begriffen der Elemente zu sprechen, sondern in einer Sprache, die der Klient verstehen kann. Wenn wir eine bestimmte Terminologie verwenden, müssen wir sichergehen, daß auch erfaßt wird, worüber wir gerade sprechen. Halten Sie einige treffende Beispiele bereit – historische Ereignisse oder Gestalten eignen sich gut –, die es dem Klienten ermöglichen, ein wiederkehrendes Muster besser zu verstehen.

Intelligenz: Zu Beginn der Diagnose beschreiben wir die körperlichen Kennzeichen. Während des sich dabei entspinnenden Gesprächs können wir einen Eindruck von der Fähigkeit des Klienten bekommen, wie er die Informationen aufnimmt und versteht. Wir versuchen dann, einen Weg zu finden, daß er unsere Botschaften wirklich begreift. Das Luftelement einer Person ist dabei viel entscheidender als ihre Bildung.

Wenn das Luftelement gut entwickelt ist (attraktiv, lang, fast vollkommen ausgeglichene Zehen), können wir auf starke intellektuelle Fähigkeiten schließen. In diesem Fall ist es möglich, das Gespräch auf einem höheren Niveau zu führen und Vereinfachungen beiseite zu lassen. Wenn das Luftelement in irgendeiner Form problematisch ist, sollten wir die Materie so klar und einfach wie möglich vermitteln und auf allzu vielschichtige Erklärungen verzichten. Die intellektuelle Ebene des Klienten bestimmt die Sprache der

Sitzung: alltägliche Begriffe oder Fachterminologie. Denken Sie auch daran, daß hochintelligente Personen sich in einem solchen Aufruhr der Gefühle befinden können, daß ihr Verstand wie gelähmt ist.

Widerstände und Aufnahmefähigkeit: Jeder Mensch hat verschiedene Züge, die er verleugnet oder denen er Widerstand leistet. Einige betrachten zum Beispiel die Angst als etwas, was sie nicht gutheißen können oder wollen. Sie vermeiden daher jede Situation, in der Angst entstehen könnte. Wenn wir versuchen, unserem Klienten die Aspekte seiner Persönlichkeit darzustellen, die er im allgemeinen unterdrückt oder ignoriert, müssen wir mit seinem Widerstand rechnen. Er weigert sich, diese Aspekte anzuerkennen oder darüber zu sprechen. Oft begegnen wir auch einem unbewußten Widerstand beim Zuhören. Deshalb nehmen wir die Sitzung auf Band auf. Wenn der Klient es anschließend ein- oder zweimal abhört, kann er Dinge entdecken, die er früher aufgrund seiner Widerstände nicht wahrgenommen hat.

Beratungsstil und -richtung: Bei jedem neuen Klienten müssen wir uns entscheiden, wie wir uns ihm annähern, damit er uns wirklich zuhören und sich selbst erkennen kann. Es ist sehr problematisch, wenn wir einen Klienten, dessen Persönlichkeit hauptsächlich auf Selbstkontrolle aufgebaut ist, sofort in ein Gespräch über etwas verwickeln, das außerhalb seines Kontrollbereichs liegt, denn dadurch trifft uns die volle Wucht seiner Abwehr. Das ist auch dann der Fall, wenn wir mit an akuter Angst leidenden Personen über das sprechen, was sie daran hindert, ihr eigenes Potential zu verwirklichen – auch wenn wir dabei noch nicht konkret auf ihre Ängste eingehen.

Eine allgemeine Untersuchung des Fußes ist nötig, um

sicherzugehen, ob ein dominantes Element im dominanten Fuß vorliegt oder nicht. Das ist das Element, das beim Gespräch mit dem Klienten unmittelbar an die Oberfläche kommt, denn es ist am deutlichsten von außen zu sehen. Wenn ein solches Element vorhanden ist, sollten wir damit beginnen, denn wir lenken dadurch die Aufmerksamkeit des Klienten auf den Punkt seiner aktuellen Entwicklung. Wir müssen dieses Element so ansprechen, daß kein Widerstand aktiviert wird. Bei einem Menschen mit dominantem Wasserelement am dominanten Fuß sollten wir zum Beispiel auch an die Ängstlichkeit und Anspannung denken, die durch die Fußanalyse selbst hervorgerufen werden können, und ihn beruhigen, damit er überhaupt zuhört.

Ein anderes Beispiel ist ein Klient mit einem dominanten Feuerelement am dominanten Fuß. Hier müssen wir ihm versichern, daß er immer noch Kontrolle über die Situation hat und keine Abwehrmechanismen einschalten muß. Das geschieht, indem wir das Element nur streifen und besonders vorsichtig sind, um seinen Stolz in keiner Weise zu verletzen. Gelingt dies nicht, hört der Klient nicht mehr zu.

Der Anfang der Sitzung dient also dazu, einen ganz offensichtlichen äußerlichen Zug des Klienten zu besprechen. Wenn wir im Verlauf der Sitzung eine Atmosphäre des Vertrauens und des Interesses geschaffen haben, können wir uns den passiveren, verborgeneren Aspekten seiner Persönlichkeit zuwenden. Durch das Element, durch das der Klient zuhört, können wir auch die diametral gegenüberliegende Facette seiner Persönlichkeit ansprechen. Das heißt, daß wir bei einer luftdominierten Person mit der Sprache der Luft bis ins Erdelement hinabsteigen müssen, zum Beispiel mit einem Gespräch über die Existenz oder den Existentialismus. Über den Weg eines philosophischen Exkurses gelingt es uns in diesem Fall, dem Klienten zu vermitteln, daß er einen Teil von sich selbst vernachlässigt.

Gegen Ende der Sitzung richten wir unsere Zusammenfassung auf die stärkste und auffallendste Kraft im Leben des Klienten aus. Denn durch dieses Element kann er die Sitzung verstehen und für sich nutzbar machen. Wenn zum Beispiel das Luftelement eine starke Kontrolle über sein Leben hat, sollte unsere Zusammenfassung intellektuell, klug und präzise sein, denn Menschen mit diesen Neigungen versuchen alles, was wir sagen, intellektuell zu verstehen.

Aspekte der Arbeit: Der Analytiker muß sich an bestimmte Einschränkungen halten. Es empfiehlt sich nicht, die Füße von Verwandten oder engen Freunden zu untersuchen, denn unsere Hoffnungen, Erwartungen und unser Vorwissen können zu einem verzerrten Bild führen. Selbst wenn wir glauben, objektiv zu sein, sind wir es nicht. Unsere Art der Sprache zeigt schon eine Nähe, Kenntnis und Vertrautheit, die verhindert, daß wir einen genauen Eindruck erhalten.

Vor jeder Analyse sollten wir uns bemühen, in eine ruhige, sachliche Atmosphäre einzutauchen, damit wir nicht abgelenkt werden. Wir sollten bereit sein, jedes Bild durch unser eigenes Sein zu reflektieren. Das bedeutet, Aspekte des Klienten zu akzeptieren, die wir für uns selbst abstoßend finden; uns davor zurückzuhalten, die Ideale, das Verhalten oder die Gefühle anderer zu beurteilen; nur zu beobachten, worum auch immer es sich handeln mag, ohne dabei einen moralischen Maßstab anzulegen; daran zu denken, daß Menschen ihr Leben in zahllosen Varianten führen, von denen jede richtig und angemessen sein kann. Wir wissen nicht, wie ein anderer leben muß, um zufrieden zu sein. Es ist unsere Aufgabe, zu akzeptieren, daß wir keine Ratschläge oder Lösungen anbieten können. Alles, was wir tun können, ist, dem Klienten ein genaues Bild des Zustandes zu geben, in dem er sich hier und jetzt befindet. Je erfolgreicher wir darin sind, uns von persönlichem Ballast, Erwartungen, Wertvorstellungen und persönlichen Ansichten zu trennen, desto tiefer wird unser Verständnis. Daher beschreiben wir idealerweise das Leben des Klienten so, daß er das ganze Bild sehen kann.

Wir müssen auch einer großen Falle ausweichen: der Sehnsucht, daß der Klient sich bei uns gut fühlt. Dieser Wunsch führt nämlich dazu, daß wir einfach nur nett sind und Dinge abmildern, die uns zu hart erscheinen. Wenn wir es aber nicht wagen, Verhältnisse so zu schildern, wie sie nun mal sind, tun wir unserem Klienten keinen Gefallen.

Die Fußanalyse sollte nicht als Wohltätigkeitsveranstaltung betrachtet werden. Unsere Hilfestellung beschränkt sich darauf, einen genauen Spiegel vorzuhalten, in dem sich der Klient selbst sehen kann. Wenn wir in unseren eigenen Gefühlen gefangen sind, bieten wir unserem Klienten nichts anderes an als unser Mitleid – das er überhaupt nicht brauchen kann. Wenn wir ihm die Verantwortung für seine Situation abnehmen, haben wir im Grunde keinen Respekt vor ihm. Die Sitzung sollte vielmehr so ablaufen, daß das Recht eines jeden, nach seinem Gutdünken zu leben, respektiert wird. Achten Sie auch auf eine eventuell bestehende Tendenz bei Ihnen, immer wieder an derselben Stelle zu beginnen oder wiederholt einen besonderen Verhaltensaspekt zu berühren. Das ist nämlich dann eher Ihr eigenes Muster als das des Klienten.

Empfehlungen geben: Ein Teil der Analyse besteht darin, den Klienten auf etwas Neues hinzuführen. Er will nämlich oft auf neue Richtungen hingewiesen werden, seien es nun neue Therapieformen oder neue Ideen. Andererseits dürfen wir keinesfalls alles entwerten, was der Klient bis jetzt getan hat. Er würde das nämlich als Verunglimpfung seiner Person und seines Lebens betrachten.

Wenn es zum Beispiel bei einem Gemüsehändler ansteht, ihm ein akademisches Studium zu empfehlen, sollten wir ihm zunächst raten, zweigleisig vorzugehen. Wenn er mit dem Studium zurechtkommt, kann er seine alte Arbeit zurückstellen und auf sein neues Interessengebiet überwechseln. Wir sollten aus der Vergangenheit für die Zukunft lernen und sie nicht wegwerfen. Die Menschen verändern sich nicht über Nacht tiefgreifend, sondern in einem allmählichen Prozeß.

Zu einer Veränderung ist meist die Hilfe anderer nötig. Wenn man festgefahren ist, braucht man Unterstützung. Wenn es anders wäre, würden unsere Klienten nicht zu uns kommen. Eine Krise ist eine gute Gelegenheit zu Veränderung und Entwicklung. Sie sagt einem Menschen, daß sein Inneres nach mehr dürstet. Doch wird er unsicher, wenn es darum geht, seine größte Stärke endlich einzulösen. An diesem Punkt bieten wir unsere Hilfe an.

Schmerz jeder Art zeigt, daß jemand nicht länger im Gleichgewicht ist. Alles, was ein bleibendes Zeichen am Fuß hinterläßt, weist auf die verpaßte Gelegenheiten hin, das Gleichgewicht wiederherzustellen. So bietet zum Beispiel der Verlust eines geliebten Menschen einer extrem gehemmten Person die Chance, ihre Muster zu durchbrechen. Es liegt ganz an ihr, ob sie die Herausforderung annimmt oder nicht. Während unserer Analyse können wir dieses Muster unserem Klienten enthüllen, um ihm zu helfen, sich von seinen Zwängen zu befreien. Die meisten Menschen behandeln Schmerz eher als etwas, was eliminiert werden sollte, und nicht als etwas, von dem man lernen kann. Solange wir Schmerz verspüren, versucht uns innerlich etwas dazu zu drängen, aus einer schädlichen Tretmühle herauszukommen.

Als Fußanalytiker sollten wir unseren Klienten zeigen, welche Muster sie wiederholen, und sie ermutigen, Fragen zu stellen. Das ist eine Methode, sich immer wieder einmal alte Muster ins Bewußtsein zu rufen. Immer wenn Klienten versucht sind, in alte Gewohnheiten zu verfallen, können sie sich selbst fragen, ob sie etwas ändern wollen oder nicht.

Wenn wir einen bestimmten Beruf oder eine Tätigkeit empfehlen, müssen wir den Zustand der Elemente beobachten.

Für einige Menschen besteht das Neue allerdings darin, gar nichts zu tun. Menschen mit dominantem, aber ungenutztem Erdelement empfehlen wir körperliche Tätigkeiten wie Massage, Gymnastik oder Jogging – alles Dinge, die sie mit ihrem eigenen Körper verbinden. Wenn jemand in seine Gefühle verstrickt ist, empfehlen wir ihm besondere Therapieformen wie Psychotherapie, Gestalttherapie oder Psychodrama, um ihm zu helfen, mit dem fertig zu werden, was sein Ungleichgewicht ausgelöst hat.

Wenn das Luftelement einer Person hochentwickelt ist, sollte die Behandlung unter dem Gesichtspunkt der mentalen Unterstützung verlaufen. Diese Menschen können ihre Situation geistig erfassen und über ihren Verstand den bestmöglichen Weg finden, um damit fertig zu werden.

Wenn das Feuer eines Klienten schwach ist, empfehlen wir ihm, etwas zu tun, was er gern mag und ihn befriedigt. Ist das Feuer zu stark, sollte er seine Aktivitäten verringern und lernen, sich zu entspannen. Dabei helfen ihm Techniken wie Reflexzonenmassage, Meditation oder ähnliches.

In bestimmten Situationen raten wir auch zu einer Veränderung der beruflichen Aufgaben. In diesem Fall lenken wir die Aufmerksamkeit des Klienten auf ein Gebiet, das zu dem paßt, was wir am Fuß gelesen haben. Ein sinnlicher, erddominierter Typ zum Beispiel kann auf Kunst und Design, Kunsttherapie, körperliche Aktivitäten oder auf Berufe in Wirtschaft und Finanzwelt hingewiesen werden.

Der Zustand der Zehen ist in diesem Zusammenhang

wichtig, weil er Auskunft über die Wahrnehmungsfähigkeit und Persönlichkeitsstruktur des Betreffenden gibt. Eine eckige Großzehe zum Beispiel zeigt logisches Denkvermögen an. Diese Person hat eine Begabung für Buchhaltung, Physik, Mathematik oder Elektronik in einem Rahmen, der nicht unbedingt Teamarbeit erfordert.

Wenn die zweite und dritte Zehe über die große Zehe gekreuzt sind, zeigt das ein Bedürfnis und Talent für Kommunikation sowohl auf zwischenmenschlicher als auch auf anderer Ebene an. Das ist mit der Fähigkeit, etwas wahrzunehmen, das über das eigene Ich hinausgeht, verbunden. Diese Fähigkeiten kommen einer Person in einem helfenden Beruf gut zustatten.

Viele Probleme im Wassergebiet zeigen, daß der Betreffende etliche emotionale Erfahrungen hinter sich hat. Es ist gut, wenn der dies in einer Tätigkeit als Psychologe oder Berater nutzen kann.

Wenn die zweite Zehe die große Zehe überragt, kann eine Karriere in Kommunikation oder Public Relations erfolgversprechend sein. Die zweite Zehe und der Energiefluß zur Hand stehen in Verbindung mit den Eigenschaften von Augen und Händen, die von Nutzen sind, wenn man Photograph, Landschaftsgestalter, Maler oder Bildhauer ist.

Hochentwickelte vierte und fünfte Zehen zeigen eine musikalische Begabung an. Ein starkes Feuerelement, das in die zweite Zehe aufsteigt, kennzeichnet Leute, die sich zu stark antreiben und immer auf Achse sind. Man sollte ihnen raten, ein bißchen kürzerzutreten. Ihr Betätigungsfeld mag zwar sehr gut zu ihnen passen, aber sie arbeiten zuviel. Wenn wir Klienten auf ein kreatives Gebiet verweisen, sollten wir zuvor herausfinden, wo ihre Kreativität blokkiert ist, und sie darauf aufmerksam machen.

Wenn wir einem unserer Klienten Tätigkeitsbereiche empfehlen, sollten wir uns selbst folgende Fragen stellen:

1. Was will er tatsächlich? Handelt es sich wirklich um sein Ziel und nicht um unseres? (Gegen den Willen des Klienten sollen wir im übrigen gar nichts empfehlen.)
2. Was ist sein persönliches Grundpotential? Welche tiefen, alten Muster halten ihn davon ab?
3. Wie sind seine Lebensumstände: Alter, allgemeine Situation, Familienstand, finanzielle Verhältnisse, Umgebung und kultureller Hintergrund?
4. Ist er tatsächlich willens, Risiken auf sich zu nehmen und sich zu verändern?
5. Wie bewußt, aufmerksam und konzentriert ist er?
6. Will er sich selbst weiterbringen und in welchem Maße? Oder gibt er lieber auf?

Das Spiegelprinzip

Das Spiegelprinzip ist, kurz gesagt, der Versuch, dem Klienten etwas über ihn zu erzählen, und zwar so, daß er ein genaues Bild von sich bekommt, so als ob er sich im Spiegel betrachten würde. Das Problem dabei ist, daß es, selbst wenn wir uns in einem realen Spiegel betrachten, Dinge gibt, die wir nicht sehen wollen oder können, auch wenn wir andere Aspekte unserer Persönlichkeit mit großer Konzentration ins Auge fassen. Wir urteilen zu sehr über das, was wir sehen, und beschäftigen uns in erster Linie damit, wie wir sein *sollten*.

Das Ziel der Analyse ist, ein Bild des Klienten anzubieten, das tatsächlich das widerspiegelt, was da ist, und nicht das, was da sein sollte oder was der Betreffende zu sehen wünscht. Unser Ziel ist es, dem Klienten die Teile von sich selbst zu zeigen, die er im allgemeinen nicht prüft, und vergangene und gegenwärtige Themen ans Licht zu bringen, so daß er in der Lage ist, sich selbst zu erkennen – ohne

Widerstand und ohne Beurteilung, die sonst immer ins Spiel kommen. Um als guter Spiegel zu fungieren, müssen wir uns ganz sicher sein, daß wir die stärksten und wichtigsten Kräfte, die das Leben des Klienten betreffen, erfaßt haben. Wenn wir diese Gebiete beleuchten, erlauben wir dem Klienten, in einen Prozeß des Einwilligens und Ausgleichens einzutreten. Wir müssen eine nichteinmischende Haltung bewahren, wenn wir arbeiten, und Handlungsanweisungen, Forderungen und Beurteilungen unterlassen. Unsere Aufgabe besteht nur darin, einfach das zu beschreiben, was sich am Fuß zeigt. Jede persönliche Einmischung, jede Spur von Mitleid und Ärger oder jegliche Wertung verwischt gerade das, was wir unserem Klienten zu zeigen versuchen. Das bedeutet aber nicht, eine Atmosphäre von Kälte, Gefühllosigkeit oder Humorlosigkeit zu verbreiten, sondern vielmehr jedes persönliche Interesse zu vermeiden, sei es nun positiv oder negativ.

Die Begegnung mit seinem klaren und unverzerrten Spiegelbild bietet die Möglichkeit eines persönlichen Durchbruchs und den Beginn eines Veränderungsprozesses, der zu Ausgeglichenheit, Gesundheit und Freiheit führt.

Die Rolle der Intuition

Bis jetzt haben wir nur das bewußte Verstehen angesprochen und den Teil von uns ausgeschlossen, der Botschaften auf dem Wege der Intuition erhält. Intuition läßt sich auf vielerlei Weise definieren, und sie nimmt bei verschiedenen Menschen unterschiedliche Formen an. Ohne die Bedeutung der Intuition weiter zu erklären, halten wir fest, daß jeder Mensch seine persönliche Art hat, nonverbale Botschaften aufzufangen, die die üblichen Informationskanäle umgehen.

Es ist interessant, daß wir im allgemeinen diese Botschaften durch die Region aufnehmen, die die geringste Energiemenge verbraucht. Menschen, die mit Gedanken und Worten beschäftigt sind, nehmen intuitive Botschaften eher mit ihrem Körper als mit ihrem Kopf auf. Ich bin der Ansicht, daß wir außersinnliche Wahrnehmungen durch die Zone aufnehmen, in der unsere Aufmerksamkeit am wenigsten fokussiert ist und wo deshalb unsere Filter weniger aktiv sind. Ich glaube, daß keine besonderen paranormalen Fähigkeiten nötig sind, um nonverbale oder nonsensorische Botschaften von anderen zu erhalten. Die erste Vorbedingung ist, daß wir die Möglichkeit akzeptieren, Botschaften zu empfangen, ohne die Quelle zu kennen. Bei intellektuellen Personen besteht die Schwierigkeit darin, den inneren Dialog im Kopf zum Schweigen zu bringen und auf die Botschaften des Körpers zu hören. Emotionale Personen müssen ihre emotionalen Verwicklungen neutralisieren und versuchen, die Information kühl und leidenschaftslos über eine Visualisierung aufzunehmen.

Auf diese Weise wird eine Öffnung in der Wahrnehmung geschaffen, und zwar dann, wenn wir keine bestimmten Erwartungen haben. In meinen Jahren als Reflexzonentherapeut, in denen ich Tausende von Stunden in direktem Kontakt mit den Füßen der Patienten verbracht habe, erlebte ich verblüffend oft intuitive Einsichten. Intuition bedeutet nicht, zu wissen, was für diese Person das Richtige wäre, sondern plötzlich genau zu erkennen, was mit dem Betreffenden los ist.

Es muß eine klare Unterscheidung zwischen Intuition und Hysterie getroffen werden. Intuition hat nichts zu tun mit emotionaler Erregung. Sie ist kein Ausbruch von Wasser, das nach oben schießt, sondern es handelt sich um einen Zustand großer Klarheit. Intuition entsteht nicht aus Gedanken, Taten oder Gefühlen, sondern aus der Tiefe des

Wasserelements. Sie ist weder ein Vorgang noch ein emotionaler Zustand, sondern vielmehr ein plötzlicher Geistesblitz.

Man braucht eine starke Konzentrationskraft, um die Intuition aufsteigen zu lassen. Aber es bleibt trotzdem eine Tatsache, daß sie aus dem unteren Wasserelement stammt, und selbst wenn wir fähig sein sollten, diese Tiefen zu erforschen, gibt es Zeiten, in denen gar nichts auftaucht.

Um mit unserer Intuition in Verbindung zu kommen, müssen wir den festen Entschluß haben, uns zu konzentrieren. Wir brauchen auch eine gewisse innere Ruhe – anders gesagt, die Kontrolle über unseren inneren Dialog und das Auslöschen ablenkender Gedanken, die durch unseren Kopf jagen. Wenn wir die erforderliche Konzentration und Ruhe erreicht haben, müssen wir warten. Dieses Warten geschieht sehr still und ruhig, und es ruft einen Zustand hervor, als ob sich der Mond klar in der Oberfläche eines Sees spiegeln würde. Der See ist so ruhig, daß der Mond sich vollkommen unverändert auf seiner Oberfläche abzeichnet. In dieser Stille kann die Intuition wachsen. Wenn das geschieht, sollten wir uns nicht darum kümmern, was auftaucht. Natürlich sollten wir dabei auch nicht kalt oder gleichgültig sein. Intuition ist so, als ob wir eine Tür für etwas öffnen, das schon drinnen ist.

Folgendes Vorgehen erhöht die Wahrscheinlichkeit, daß während einer Fußanalyse die Intuition aufsteigt:

1. Erklären Sie Ihrem Klienten, daß Sie mit ihm die nächsten Minuten nicht sprechen werden. Sagen Sie: »Ich möchte einige Minuten lang in Ruhe beobachten und nachdenken.«
2. Setzen Sie sich bequem hin, Ihre Füße ruhen flach auf dem Boden, Ihr Atem ist tief und langsam.
3. Jede Spannung im Körper blockiert die Konzentration,

denn die Energie ist anderswo beschäftigt. Deswegen lockern Sie die Schultern, lassen die Kiefergelenke und den Anus herabsinken und entspannen die Beine. Das tun Sie so lange, bis Sie Ruhe, Entspannung und die Konzentration der Energie auf das, was Sie tun wollen, erreicht haben.
4. Sie schließen Ihre Augen und tasten die Füße des Klienten ab. Das legitimiert Sie in den Augen des Klienten und verhindert, daß er sich unter Druck fühlt und daß Spannung entsteht. Mit geschlossenen Augen beobachten Sie, was in Ihrem Kopf geschieht, ohne ihm jedoch übertriebene Aufmerksamkeit zu schenken. Das ist wirksamer, als die Geräusche im Kopf zu ersticken – denn das würde sie nur noch verstärken. Gehen Sie davon aus, daß die Botschaft, die aus Ihrem Kopf kommt, nicht Sie selbst betrifft.
5. In der Stille stellen Sie sich vor, daß Ihr Körper eine Art Röhre ist. Der untere Teil verbindet Sie mit der Erde, das obere Ende öffnet sich in den Himmel hinein. Ihre Arme zweigen vom mittleren Teil dieser Röhre ab. Und durch sie tritt die Information in Ihr System ein. Sie bemühen sich nicht, zu verstehen oder zu fühlen, sondern warten auf etwas und fühlen die ganze Zeit den Fuß des Klienten in Ihren Händen. Der nächste Schritt besteht darin, einen Weg zu finden, die erhaltene Information dem Klienten mitzuteilen.

Es gibt unzählige Wege, sich mit dem Unbekannten zu verbinden. Einige lieben das Bild eines Tores, das sie selbst öffnen, um zu sehen, was dahinterliegt. Einige stellen sich einen Fernsehschirm vor, andere hören eine Stimme, und wieder andere sehen ein Bild. Einige fühlen es in ihrem Körper, andere wissen es plötzlich. Jeder Mensch erlebt eine andere Form der intuitiven Eingebung.

Es lohnt sich, der Intuition Raum zu schenken, sich aber nicht von ihr abhängig zu machen. Es verlangt einige Übung, um die Intuition zu schärfen. Unsere Intuition und unsere Intelligenz sprechen manchmal auf unterschiedliche Weise. Intelligenz kennt ein lineares Fortschreiten von der Vergangenheit zur Gegenwart. Die Intuition absorbiert etwas aus dem Unbekannten, wo sich Vergangenheit, Gegenwart und Zukunft vermischen.

Fallbeispiel einer Fußanalyse

Der Klient ist ein einunddreißigjähriger Mann. Wir suchen nach Stellen von extremem Überschuß und Mangel in jedem Element. Wir identifizieren diese Merkmale als ungelöste Situationen aus der Vergangenheit:

Erdelement: Am Boden des unteren Erdabschnitts sind sehr auffallende Zeichen eines Überschusses in der angesammelten Erdenergie (trockene, rauhe Haut) zu sehen. Da die Zeichen sehr dick sind, besteht dieser Zustand schon viele Jahre lang. Wir schließen daraus, daß ein ungelöstes Energiemuster vorliegt, das mit Gewalt, Überleben und instinktiven Reaktionen verbunden ist. Die spezifische Lokalisation dieser Zeichen am Fuß führt uns zu dem Schluß, daß dieser Zustand in frühester Jugend aufgetreten ist.

Trockene Rillen ziehen sich durch das Gebiet des unteren Rückens, der Blase und der Wirbelsäule. Das ist die Grenze zwischen Wasser und Erde, wo Wasser in das Erdelement eindringt. Das entspricht einer Zeit, die sehr nahe am Geburtstermin liegt. Die Rillen und andere Zeichen in diesem Gebiet weisen auf einen Zusammenstoß von zwei unvereinbaren Faktoren hin. Solch ein Zustand spiegelt eine mangelnde Koordination zwischen Emotionen, Sexualität und

Instinkt. Die Person ist durch die Abtrennung dieser Triebe gekennzeichnet, und zwar geschah dies im Alter von vier oder fünf Jahren. Der Klient erzählt uns, daß zu dieser Zeit sein kleines Geschwisterchen geboren wurde und seine Stellung in der Familie beeinträchtigt hat. Die Familie ist während dieser Jahre auch umgezogen.

Die Linien einer teilweisen Trennung im unteren Wasserelement am Fuß weisen auf Ängste hin, die mit einer ursprünglichen, existentiellen Unsicherheit verbunden sind. Unser Klient hat die Geburt des Babys oder eine andere Veränderung als für seine Existenz bedrohlich empfunden. Bis heute hat er jede Situation, die eine Veränderung oder eine neue Umgebung erforderte, als tiefe existentielle Bedrohung erlebt. Ein Überschuß der Erdenergie im unteren Erdabschnitt, zusammen mit teilweisen Trennungslinien im unteren Wasserabschnitt weisen auf eine problematische ungelöste Situation hin, die mit Heim, Familie oder Geld verbunden ist. Da das größte Gebiet vom Erdelement besetzt worden ist, unterdrückt die Selbstkontrolle des Klienten den Kontakt zu grundlegenden Bedürfnissen. Er glaubt von sich selbst, daß er sich nicht für ein gesichertes Leben oder Geld interessiert. Um unsere Beobachtung des Erdelements zu überprüfen, untersuchen wir jetzt die fünfte Zehe.

Da sie, verglichen mit den anderen, klein ist, schließen wir auf eine angeborene Abneigung, die Eigenschaften des Erdelements für wichtig zu halten. Das Feuerelement ist an der fünften Zehe zu sehen; der Zehennagel ist dort kleiner und anders als die anderen Zehennägel. Die fünfte Zehe zeigt eine besondere Stellung im Erdelement und vor allem eine Teilung zwischen Instinkt, Trieben, Sinnlichkeit, Sexualität und den anderen Elementen oder sogar bestehende hormonelle Störungen oder Fertilitätsprobleme an.

Zusammenfassend wird deutlich, daß die Erdenergie in

den tiefsten Teil des Elements gepreßt wurde. Anstatt sich auszubreiten und das vorbestimmte Gebiet zu besetzen, erlaubt sie der Feuerenergie, hier zu herrschen. Dieser ungelöste Zustand hält den Klienten davon ab, seine gesamte Erdenergie in Besitz zu nehmen.

Wasserelement: Dieses Element trägt die typischen Zeichen der emotionalen Frustration: sehr klare Linien, meist alt, die ab dem Gebiet der Wirbelsäule ausfächern, und zwar bis zum inneren Teil des ganzen Wassergebiets. Diese Zeichen weisen auf eine lange Geschichte von Frustrationen hin, auf die Trennung von Feuer und Erde und den Versuch, die Angst einzudämmen und zu kontrollieren. Die Zeichen sind in dem Gebiet des dritten bis siebten Lebensjahres zu sehen. Diese Phase war emotional schwierig und hinterließ eine starke Unsicherheit. Die Zeichen weisen auf viele ungelöste emotionale Erlebnisse hin, die hauptsächlich aus dieser Zeit stammen. Sie beruhen auf Widerstand und Kampf und der Weigerung, die Emotionen zu akzeptieren, die dadurch entstanden sind. Die Wasserenergie versucht vergeblich aufzusteigen, um sich zu manifestieren. Sie bleibt gefangen im Inneren und macht es unserem Klienten schwer, seine Gefühle auszudrücken. Diese Teilung zeigt auch, daß der Klient sich seiner Gefühle nicht bewußt ist. Er kennt nur ihre Folgen. Das weist auf ungelöste Situationen in der Zukunft hin.

In der Leber- und Milzregion sind Rillen zu sehen. Das Hautgewebe ist rauher als üblich, und das Gebiet wirkt voller und dunkler. Das Lebergebiet zeigt Zeichen einer früheren Hepatitis, ebenso wie angestaute Wut und die Schwierigkeit, Ärger auszudrücken. Die Milz zeigt Anzeichen von Schuldgefühlen, die sich vom achten bis zum zehnten Lebensjahr angehäuft haben. Längslinien in der Mitte des Fußes, die vom Blasengebiet ins Nierengebiet verlaufen, zeigen eine periodische schnelle Bewegung der Wasserenergie nach oben oder unten: ein Zeichen für plötzliche Gefühlsausbrüche. Folgende Alterszonen sind besonders gekennzeichnet: das vierte, fünfte, zwölfte und dreizehnte Lebensjahr.

Frage: Woran erinnern Sie sich in diesem Alter?

Antwort: Mir wurde erzählt, daß ich mit drei Jahren von zu Hause wegkam. Bis zum fünften Lebensjahr war ich im Kinderheim und habe dort nicht mit den anderen Kinder gesprochen. Als ich fünf und sechs Jahre alt war, habe ich nur mit der Erzieherin geredet. Als ich zehn Jahre alt war, kam ich wieder von zu Hause weg. Mit zwölf Jahren kam ich ins Gymnasium und hatte hart zu kämpfen, um meinen Platz in der neuen Gruppe zu finden.

Frage: Was war mit zehn oder elf schwieriger für Sie: die Zeit, als Sie weg waren oder als Sie wieder nach Hause gekommen sind?

Antwort: Ich erinnere mich nicht.

Frage: Fällt es Ihnen schwer, sich an diese Zeit zu erinnern? Was ist Ihr allgemeiner Eindruck über diese Zeit?

Antwort: Sehr viel Unsicherheit, als ich wieder weg war.

Frage: Taucht dieses Gefühl der Unsicherheit von Zeit zu Zeit wieder auf? Haben Sie Phasen von Unsicherheit?

Antwort: Ja.

Frage: Haben Sie viel Angst in Ihrem Leben gehabt?

Antwort: Ich habe keine Angst gehabt. Ich habe sie gesucht, sie sogar provoziert, aber ich war nicht in der Lage, sie zu erleben.

Feuerelement: Verschiedene Zeichen der Trennung, die ziemlich nahe beieinanderliegen, zeigen uns, daß der Klient nicht weiß, wie er sich von anderen trennen soll. Er trägt eine Geschichte von unerledigten Trennungen in sich. Er konnte die Beziehungen zu den Menschen, von denen er sich trennen mußte, nicht wirklich abschließen oder auflösen. Das hat dazu geführt, daß sich Erde im Feuergebiet angehäuft hat, um den Trennungsschmerz zu unterdrücken und zu vermeiden. Erdenergie im Feuergebiet ist charakteristisch für eine beständige Beschäftigung damit, wie die Dinge sein sollten. Sie führt den Betreffenden zu dem Schluß, daß die Trennung unvermeidlich war: Die Trennungen wurden durch die Umstände verursacht und nicht durch eine emotionale Wahl.

Beide Füße zeigen einen Überschuß an Erde im Schultergebiet, das legt nahe, daß der Klient über längere Zeit Zustände von Ungeschicklichkeit und Koordinationsstörungen im Bereich der Hände erlebt hat. Obwohl das Feuerelement gut entwickelt ist, stieg Erde aus ihrem ursprünglichen Gebiet in das von Feuer auf. Das weist auf ein Hindernis hin, das das Feuer davon abhält, in die Hände zu fließen, um sich in den Handlungen und im Verhalten des Klienten zu äußern. Das Feuerelement ist behindert, es stagniert und ist verlangsamt, dadurch sind die Handlungen des Klienten wenig dynamisch. Gegenwärtig spiegelt es eine innere Unsicherheit im Feuerelement selbst: einen Mangel an Vertrauen in die Fähigkeit des Feuers, etwas zu erschaffen und zu bewirken. Übermäßige Kontrolle ist zu einem existentiellen Bedürfnis geworden.

Es gibt zahlreiche Anzeichen der Trennung von Feuer und Wasser, die zu einem Konflikt zwischen diesen beiden Elementen und damit zwischen Kontrolle und Gefühl geführt haben. Auch wenn eine der Seiten abwechselnd vorherrscht, ist die Person der ewige Verlierer, denn es fällt ihr sehr schwer, diese beiden Elemente zu vereinigen. Der Klient versucht, zu kontrollieren und zu verneinen, und vermeidet damit, das zu fühlen, was aus dem Wasserelement kommt. Die periodischen Ausbrüche dieser starken Emotionen machen ihn jedoch zu ihrem Opfer.

Luftelement: Die Luft des Klienten ist stark vom Feuer besetzt, was sich in roten Zehen und dickem Muskelgewebe zeigt. Einige Erdzeichen sind auch noch vorhanden: trockene, rauhe Haut an der großen Zehe und einige steife Zehengelenke. Diese Invasion verschmutzt das Element und zeigt, daß sich die Luft mit ihren intellektuellen Fähigkeiten nie entfalten konnte. Tatsächlich hat der Klient viele Jahre nur für seine Gefühle und Erfahrungen gelebt. Er verbrachte also sein Leben ohne Ziel und Plan. Er lebte nur für den Augenblick.

Heute zeigt sich das Ungleichgewicht in Schwierigkeiten bei der Konzentration, beim Lesen, beim verbalen Ausdruck und beim Schreiben. Außerdem fällt es dem Klienten schwer, einen klaren Gedanken zu fassen. Der Klient ist äußerst unsicher, was seine Lernfähigkeit betrifft. Er hat Schwierigkeiten, etwas zu begreifen, zu analysieren und neue Informationen zu verarbeiten. Er mißtraut seinen intellektuellen Fähigkeiten und ist lieber still, wenn Leute da sind, die er für besonders klug hält. Die große Kluft zwischen Einlösung und Grundpotential des Elements führt zu starken Frustrationen, deren Anzeichen wir zuvor schon im Wasserelement gesehen haben.

Die Beziehung zu den Eltern: Das Gebiet, das im Erd- und Wasserelement für die Mutter steht, ist viel stärker am aktiven als am passiven Fuß zu sehen. Dort ist nur wenig passive Energie vorhanden. Statt dessen finden wir Feuer, was sich in einer roten Färbung des Erd- und Wassergebietes zeigt. Eine kleine Menge der passiven Energie ist am Fersenende zusammengepreßt und dort in Form von trockener, rissiger Haut zu sehen. Diese Zeichen weisen auf eine schwache passive Energie der Mutter hin und auf ein lange bestehendes, schwieriges Problem mit der Mutter im Hinblick auf diese Energie. Der Klient hat weder Wärme noch körperlichen Kontakt erlebt. Bis heute sucht er beständig nach zärtlichen Berührungen und Streicheleinheiten. Nichtsdestotrotz fällt es ihm schwer, Zärtlichkeit anzunehmen, wenn sie ihm entgegengebracht wird.

In dem Gebiet, das für den Vater steht, sehen wir ein starkes Vorkommen von Erde an der großen Zehe. Das zeigt eine ungelöste Situation in bezug auf den Vater an und anhaltende Beziehungsschwierigkeiten mit ihm, die ihren Ursprung in einem sehr frühen Lebensalter haben. Der Klient hat seinen Vater als autoritäre, strenge, starre und fordernde Persönlichkeit erlebt, die eine starke männliche Energie ausstrahlte. Das Erdelement in diesem Gebiet zeigt, daß der Betroffene versucht hat, dem Einfluß des Vaters mit aller Kraft seiner passiven Energie Widerstand zu leisten, aber ohne seine aktive Energie einzusetzen. Er bestätigt uns, daß er sein Leben lang gegen den Lebensstil des Vaters opponiert hat. Der Vater ist ein Intellektueller mit brillantem akademischem Hintergrund. Der Sohn hat sich sein Leben lang vom Studium gedrückt und sich dafür entschieden, nicht zu denken. Er wuchs bei Eltern auf, die ihre aktive Energie verschleuderten. Er hat dies als Entwertung von Gefühl und Instinkt erlebt. Offensichtlich hat er stets seine passiven Aspekte vernachlässigt und sich gegen seine aktiven gewehrt. Das Ergebnis davon sind immer wiederkehrende Frustrationen und das Gefühl, in einer Sackgasse gelandet zu sein, was sich auch am Fuß widerspiegelt.

Intelligenz: Das Luftelement des Klienten ist hochentwickelt und von eindrucksvollem Potential. Wir sehen sehr starke Anlagen zu Mitgefühl, Sensitivität, Aufnahmefähigkeit und Verständnis. Dieses Grundpotential ist jedoch geschwächt, was sich darin zeigt, daß einige Zehen nach unten gekrümmt sind und daß ein Überschuß von Feuer und Erde einen schädlichen Einfluß auf die Qualität des Erdelements ausübt. Die starke Präsenz von Feuer in den Zehenballen zeigt den Versuch des Klienten, sein Denken zu kontrollieren, das heißt nur die Situationen wahrzunehmen, die er kontrollieren kann. Das hat einen gewissen Starrsinn zur Folge – es gibt Dinge, die er einfach nicht akzeptieren oder verstehen will. Er hält vieles für unverständlich, unmöglich oder unlogisch und ist nicht gewillt, über irgend etwas nachzudenken, das er für unpraktisch hält.

Der Klient berichtet uns: »Viele Jahre lang habe ich versucht, nur Sicheres zu denken.« Das ist der Ausdruck von Erde in Luft. »Ich habe nicht gewagt, irgend etwas Neues zu lernen. Ich hatte starre Ansichten und Vorstellungen und habe mich auch strikt daran gehalten.«

Zehe 1: An dieser Zehe, die den Höhepunkt der Luft bildet, sehen wir Zeichen von Erde im Gebiet des Nackens. Dieselben Zeichen haben uns zuvor von der Beziehung zum Vater erzählt. Sie weisen auf eine Lernstörung hin, die sich in Konzentrationsschwierigkeiten, passivem Denken, fehlender Kreativität, mangelnder Initiative und unlogischem Denken zeigen. Das Luftelement unternimmt keinen Versuch, sich so auszubreiten, wie es seiner Natur entsprechen würde. Statt dessen versucht es, sich selbst zusammenzudrücken und die Dinge einfach und unkompliziert zu machen. Der Klient schreckt vor intellektuellen und abstrakten Konzepten zurück. Jahrelang blieb sein hohes Grundpotential der Luftgebiete uneingelöst.

Zehe 2: Diese Zehe ist an beiden Füßen gekrümmt, das zeigt, daß der Klient sich selbst schützen möchte und Belastungen zurückweist, die sein Ego nur schwer ertragen kann. Diese Zehe steht für das Feuerelement und die Kommunikation mit anderen. Ihre Länge zeigt auch, wie man sich einfühlen kann oder Erfahrungen mit anderen teilt –

manchmal in einer Weise, die im Widerspruch zur Logik steht. Die gekrümmte Stellung der Zehe zeigt, daß der Betreffende nicht willens ist, die Situation von anderen zu sehen oder zu verstehen. Wasser ist in die aktive Zone aufgestiegen und hat versucht, das intuitive Empfinden zu kontrollieren und auszuradieren. Der Klient kann die Leiden anderer nicht nachvollziehen. Er läßt seine Gefühle nicht an die Oberfläche kommen, damit sein Ego nicht verletzt wird. Die gekrümmte Stellung zeigt eine verminderte Kreativität an, denn die Feuerzehe steht für Schöpferkraft. Wir haben schon zuvor gesehen, daß der freie Fluß der Kreativität blockiert ist.

Zehe 3: Das Feuerelement zeigt sich hier intensiv. Der Klient hat wiederholt versucht, sich zu kontrollieren und seine emotionalen Kräfte am Ausdruck zu hindern. Er duldet nicht, daß tiefe Gefühle an die Oberfläche steigen. Gedankliche Vorgänge stehen für den Versuch, zu kontrollieren, zu ordnen, zu verstehen und nein zu sagen, wenn es nötig ist. Wir können daraus schließen, daß der Klient seine Gefühle nicht zeigt (Luftelement), sondern ein Pokergesicht macht, um seine Gefühle zu verbergen. Die dritte Zehe steht auch mit Verdauungs- und Absorptionsvorgängen in Verbindung. Feuer in diesem Gebiet zeigt, daß hier Probleme bestehen; und tatsächlich können wir Zeichen von einem Überschuß an Feuer im Magengebiet erkennen. Die Zehe ist stocksteif und im Hinblick auf die Elemente präzise aufgeteilt. Es gibt nur wenige Zeichen von Überschuß und Mangel. All das zeigt, daß Absorptions- und Verdauungsvorgänge (Transformationsprozesse) langsam verlaufen, obwohl Feuer in dieser Zehe ist.

Zehe 4: Diese Zehe ist breiter und geschwollener als die anderen vier. Hier existiert viel mehr Feuer als in den anderen Zehen; das zeigt ein Übermaß an Wut- und Schuldgefühlen und Behinderungen im Denken an. Der Klient versucht, diese Gefühle zu kontrollieren und ihre Auswirkungen im Feuerelement zu verhindern. Die Luftregion der Zehe ist passiv geworden. Da diese Zehe einen Bezug zum Lernen hat, können wir daraus schließen, daß dem Klienten das aktive Lernen schwerfällt, das antreibt und fordert. Sein Problem besteht nicht darin, Inhalte zu verstehen, sondern er hat Schwierigkeiten mit dem Umfeld des Lernens. Bei einem autoritären Lehrer reibt er sich auf, denn er ruft bei ihm Gefühle von Wut, Frustration, Schuld und Beschämung hervor. Auch in Zukunft sträubt er sich wahrscheinlich, von solchen Personen zu lernen. Im Laufe der Jahre hat er eine Methode entwickelt, ihnen aus dem Weg zu gehen.

Zehe 5: Diese Zehe steht für das Erdelement in Luft. Das eigene Erdelement ist hier schwach. Der Zehennagel ist winzig, und die Zehe erscheint im Vergleich zu den anderen klein. Das Feuerelement hat sie übernommen. Wenn Erde schwach ist, fällt es schwer, zu strukturieren und zu gehorchen. Es ist kaum möglich, auf ein bestimmtes Ziel hin zu lernen oder sich eine gute Lernumgebung zu schaffen. Dem Klienten fällt es schwer, eine Aufgabe zu bewältigen und seine Vorstellungen zu verwirklichen.

Unser Klient ist ein junger Mann mit sehr großen intellektuellen Fähigkeiten. Seine diesbezüglichen Schwierigkeiten sind nicht in den Eigenschaften und Fähigkeiten des Luftelements selbst zu suchen, sondern beruhen auf Energien, hauptsächlich Erde und Feuer, die sich in der Vergangenheit konstellierten. Sie hindern seine Luft daran, sich auszubreiten und ihr tatsächliches Gebiet in Besitz zu nehmen. Wenn der Klient seine intellektuellen Fähigkeiten zum Ausdruck bringen will, muß er die ungelösten Lebenssituationen abschließen und dabei seinen Intellekt benutzen. Anders gesagt, er sollte seine Luft kontrollieren, damit sie sich weiterentwickeln kann. Er könnte sich dazu entscheiden, zu studieren oder zu lernen, um sich intellektuell zu entwickeln. Oder er könnte die Komplexität der Dinge beobachten, anstatt sie bewerten zu wollen, und lernen, seine Gefühle und Gedanken auszudrücken. Die Entscheidung für diesen Schritt der Selbstentwicklung läßt sein Luftelement größer werden und wachsen, dabei befreit es sich von den überflüssigen Elementen, die sich dort eingenistet haben.

Der Klient erzählt uns: »Ich weiß sehr wohl, daß ich Schwierigkeiten habe, unter den üblichen Umständen zu lernen. Ich habe aber auch Schwierigkeiten, unabhängig zu lernen und mich an eine andere Umgebung anzupassen. Ich habe einen Widerstand gegen das Denken. Ich ärgere mich, wenn ich etwas von jemand anders lernen soll. Ich weiß auch, daß es mir schwerfällt, etwas gedanklich zu verarbeiten, eine Idee zu entwickeln oder etwas Neues zu schaffen.«

Auf die Frage, ob er von seinen intellektuellen Neigungen wisse, antwortet er: »Ich weiß nur, daß ich immer vor ihnen davongelaufen bin.«

Gefühlsleben: Die allgemeine Untersuchung der Füße zeigt uns, daß das Feuerelement dominant ist. Verschiedene Zeichen im Wasserelement weisen auf die kraftvollen Eigenschaften des Feuers hin. Der seitliche Laufstreifen, auf den wir unser Gewicht beim Gehen verlagern, ist sehr breit, rötlich und größer als er im Wasserelement sein sollte. An einigen Stellen ist das Wasserelement trocken. Es gibt viele Flecken, rote Rillen und Querlinien, die eine Behinderung im Wasserfluß anzeigen. Letzteres sind Anzeichen von Feuer in Wasser.

Wir widmen den Merkmalen im Wasserelement besondere Aufmerksamkeit. Die charakteristischen Rillen, die Verstopfung anzeigen, weisen auf emotionale Frustrationen in der Kindheit hin. Wenn wir die Lokalisation der unteren Rillen im Wassergebiet beachten, können wir auf das genaue Alter schließen. Hier handelt es sich um die Zeit vom dritten Lebensjahr an. Das bedeutet, daß in dieser Lebensphase des Kindes ein emotionales Muster bezüglich Zurückhalten und Kontrollieren der Gefühle entstanden ist.

Wir schließen daraus, daß der Klient schon sehr früh versucht hat, seine Gefühle zu unterdrücken, hauptsächlich jene, die mit Angst und Frustration verbunden waren. Die Zeichen liegen im unteren Wassergebiet und weisen darauf hin, daß sehr tief liegende Kräfte aus der Grenze zwischen Erde und Wasser behindert worden sind. Sexuelle und emotionale Energien konnten nicht aufsteigen und sich in ihrer tatsächlichen Stärke zeigen.

Eine lange, alte und tiefe Linie in der Mitte des Wassergebietes zeigt eine alte Angst, die mit aller Kraft unterdrückt worden ist. Der Klient hat sich selbst von ihr abgetrennt. Die Emotion darf nicht in sein Bewußtsein aufsteigen, genauso wie die Rille die obere Wasserregion nicht erreichen kann, wo das emotionale Bewußtsein höher ist. Die Längs- und Querlinien zeigen eine emotionale Verwirrung. Einerseits versucht der Klient das Aufsteigen und Artikulieren dieser Gefühle zu verhindern – seine emotionalen Kräfte sind betäubt oder ausgelöscht. Andererseits erlebt er von Zeit zu Zeit Gefühlsausbrüche.

Da sich ein starkes Feuer im Wassergebiet zeigt, ist die Gefühlswelt des Klienten ein wichtiger Indikator. Sein Versuch, die Gefühle zu unterdrücken und zu kontrollieren, zeigt, daß er sie für sehr wichtig hält. Tatsächlich sieht er in dieser Kraft eine mächtige Bedrohung. Er weiß weder, wie er mit ihr umgehen, noch, wie er sie frei fließen lassen soll.

Im Magengebiet sehen wir rote Rillen, die eine Tendenz zu Reizbarkeit zeigen. Wenn die Gefühle die Ebene seines Bewußtseins erreichen, wird er ungeduldig. Er möchte, daß alles sofort und schnell geschieht. Situationen, in denen er sich gereizt fühlt und schnell reagieren muß, treten zwar nur selten ein, aber er wird dann trotzdem ungeduldig.

Rote vertikale Zeichen sind über dem Lebergebiet zu sehen. Sie stehen für Wutausbrüche. Der Klient neigt dazu, schnell aufzubrausen, aber der Überschuß in diesem Gebiet sagt uns, daß er diese Wut nie wirklich zum Ausdruck bringt. Er wiederholt unaufhörlich dasselbe Muster. Er wird wütend, bleibt in der Wut stecken, unterdrückt sie und kann sie nicht herauslassen. Nur wenn sein Kontrollmechanismus versagt, käme es zu Gefühlsausbrüchen. Der Klient erzählt uns, daß er als ausgeglichener Mensch, der niemals wütend wird, bekannt ist. Seine ganze aufgestaute Wut kommt jedoch in seinem Fahrstil zum Ausdruck.

Bis dahin haben wir gesehen, wie schwer es unserem Klienten fällt, seine Gefühle im Wasserelement auszudrücken, denn dieses Element wird vom Feuer kontrolliert. Wir untersuchen jetzt, wie ihm seine Gefühle zu Bewußtsein kommen und wie er mit seiner Umgebung darüber kommunizieren kann.

Das Gebiet der Kehle zeigt starke Anzeichen von Überschuß. Es handelt sich um einen Überschuß an Erde an der Stelle, wo Kopf und Wirbelsäule im Nacken aufeinandertreffen. Es sind auch Querrillen im Kehlengebiet zu sehen. All das zeigt, daß es dem Klienten schwerfällt, seine Gefühle auszudrücken. Wenn er es trotzdem tut, schnürt es ihm den Hals zu, und die Gefühle werden buchstäblich darin festgehalten. Das geschieht deshalb, weil das Kontrollbedürfnis mit den Gefühlen kämpft. Wenn er versucht, ehrlich mit sich zu sein, dann kommen all seine alten Kontrollmuster hoch. Er möchte, daß die Dinge so sind, wie er sie haben will.

Er fühlt etwas, drückt aber etwas anderes aus; das führt zu Verwirrung und Unehrlichkeit. Es fällt ihm schwer, nein zu sagen oder seine emotionalen Bedürfnisse deutlich auszudrücken, weil die Diskrepanz zwischen Gedanken und Worten das Vertrauen in seine eigenen Gefühle erschüttert. Sein emotionales Bewußtsein wird vernebelt: »Empfinde ich das tatsächlich, oder glaube ich nur, daß ich es fühle?« Manchmal kann er überhaupt nichts empfinden, weil die Selbstkontrolle die Fähigkeit zum Fühlen erstickt hat.

Das Milzgebiet, das mit Schuldgefühlen verbunden ist, zeigt viel Feuer und alte, tief eingegrabene Zeichen. Das weist darauf hin, daß der Klient seit seinem sechsten Lebensjahr an starken Schuldgefühlen gelitten hat. Er hat diese Gefühle immer mehr in Schach gehalten, als er älter wurde, und sie unterdrückt und unter die Oberfläche gezwungen. Vieles von dem, was ihn heute emotional motiviert, entspringt diesen alten Schuldgefühlen, die ihm immer noch im Magen liegen. Wir nehmen an, daß diese Schuldgefühle seine ständigen Begleiter sind.

Sexualität und Fruchtbarkeit: Der Zustand des Erdelements in der fünften Zehe erzählt uns etwas über die Sexualität und Fruchtbarkeit des Klienten. Der unterste Anteil des Erdelements ist im Überschuß. Wenn wir weiter nach oben gehen, wird das Erdelement ausgeglichener. Wo es sich mit Wasser verbindet, kommt es in einen Mangelzustand, das bedeutet, daß hier mehr Feuer als Erde vorhanden ist. Das Erdelement erscheint groß und attraktiv, obwohl es viel kleiner als das Feuer ist und obwohl es unser Klient viel weniger deutlich erlebt. Wir können einen Energiefluß zwischen der Ferse und der fünften Zehe sehen, trotzdem gibt es drei problematische Stellen: die Grenze zwischen Wasser und Erde, das Schultergebiet und die fünfte Zehe.

Der Klient muß lernen, mit seiner Sexualität umzugehen. Er hat ihre Kraft nicht respektiert und sie zurückgehalten. Dadurch hat er sie daran gehindert, sich direkt zum Ausdruck zu bringen. Sein Kontrollbedürfnis unterdrückt diese Energie in schwerwiegender Weise. Sie ist nicht mehr in der Lage, frei zu fließen, und bleibt im Gebiet der Sexualorgane stecken. Zeichen an der Grenze zwischen Wasser und Feuer weisen auf eine Unterbrechung des sexuellen Flusses hin. Sehr frühe Ängste, die in die Kindheit zurückgehen, hindern seine sexuelle Energie am Fließen. Die Lokalisation dieses Zeichens weist uns darauf hin, zu welcher Zeit dieses Geschehen stattgefunden hat.

Da die Erde hier fast ganz blockiert ist, bedeutet das, daß das Ego versucht hat, die Erdenergie zu zügeln. Wir können das im Schultergebiet und an der fünften Zehe sehen. Der Klient beurteilt sich sehr streng, wenn es um Sexualität geht. Wenn seine sexuelle Energie aufsteigt, ist er auf der Hut und beobachtet sich selbst. Dadurch will er verhindern, von ihr überwältigt zu werden. Weil er Angst hat, seine Selbstbeherrschung zu verlieren, befindet er sich in einem beständigen Zustand der Überkontrolle, damit diese gefährliche Energie nicht die Oberhand gewinnt.

Die fünfte Zehe ist verglichen mit den anderen Zehen relativ klein. Wir erkennen wiederum, daß Sexualität und Fruchtbarkeit im Hinblick auf das Grundpotential in diesem Fuß nicht betont sind. Alle anderen Elemente erscheinen größer und entwickelter. Der Klient hält seine Sexualität und Fruchtbarkeit nicht für besonders wichtig. Auch die Idee, eine Familie zu gründen, beschäftigt ihn nicht.

Die tieferliegende Behinderung ist die problematischere, denn sie stammt aus der frühen Kindheit. Wir erkennen erhebliche Schwierigkeiten mit körperlichem Kontakt. Intime Situationen erschrecken den Klienten und bringen ihn dazu, sich von anderen Menschen zu distanzieren. Diese

Behinderung hat sich im Leben des Klienten eingenistet. Da dieses Muster so tief verwurzelt ist, kann er es nur schwer lösen.

Das Wasserelement symbolisiert unser Gefühlsleben. Es ist eine Welt, wo ein Wechsel in der Atmosphäre zu schnellen Veränderungen führen kann und die Antworten sich nicht nur auf das beschränken, was man sieht oder zu wissen meint. Die Ströme des Wassers können auch bei sehr beherrschten Menschen alle Dämme brechen und überfluten. In dieser Welt sind Angst und Erregung die beherrschenden Kräfte; sie schenken uns eine ganze Skala von individuellen emotionalen Ausdrucksformen. Viele Leute begraben die Ängste aus der Vergangenheit in dieser sich ständig verändernden Zone. Einige Menschen werden von Gefühlen gejagt, die sie bei sich nicht dulden wollen. Andere überdecken ihre Erregung durch ein starres Benehmen. Die nonverbale Wirklichkeit der Wasserwelt läßt sich nur schwer definieren. Man kann sie nur selbst erspüren als das stürmische Meer eigener Erfahrungen.

14. Liebe und Kreativität

Der Seinszustand der Liebe umfaßt alle Elemente. Liebe zeigt sich am Fuß daran, wie die Elemente miteinander in Beziehung getreten sind. Liebe wohnt an der Stelle, wo inneres Gleichgewicht herrscht. Wenn die Liebe regiert, ist die Beziehung des Menschen zu sich selbst und anderen voller Ruhe. Er akzeptiert die Welt, wie sie ist, und macht keinen Versuch, etwas hinzuzufügen, wegzunehmen oder in irgendeiner Weise zu verändern.

Am Fuß erkennen wir, welche Rolle die Liebe im Leben des Klienten spielt. Wir betrachten dazu die Grenze zwischen dem Wasser- und dem Feuerelement in dem Gebiet, das mit dem Herzen in Verbindung steht (Abb. 73). An dieser Stelle treffen die passiven und aktiven Kräfte einer Person aufeinander. Hier am Kulminationspunkt von Opposition und Widerspruch zwischen diesen beiden Elementen werden Zusammenleben und Gleichgewicht möglich.

Wenn Feuer und Wasser sich begegnen, treffen zwei ehrfurchtgebietende Kräfte aufeinander. Die Liebe gibt und nimmt (Wasser und Feuer). Liebe ist nicht mit Weisheit, Aktion, Gefühl oder Bedürfnis verbunden. Liebe ist wie ein Licht, das alle Farben vom Braun der Erde bis zum Weiß der Wolken enthält. Sie durchströmt alle Elemente. Sie lebt in allen Menschen, wirkt aber in jedem unterschiedlich. Liebe hängt nicht von einem absoluten Gleichgewicht ab, sondern davon, ob wir uns dem Gleichgewicht annähern wollen.

Sie kann nicht entstehen, wenn eines der Elemente unser Leben beherrscht und uns unser Verhalten und unseren

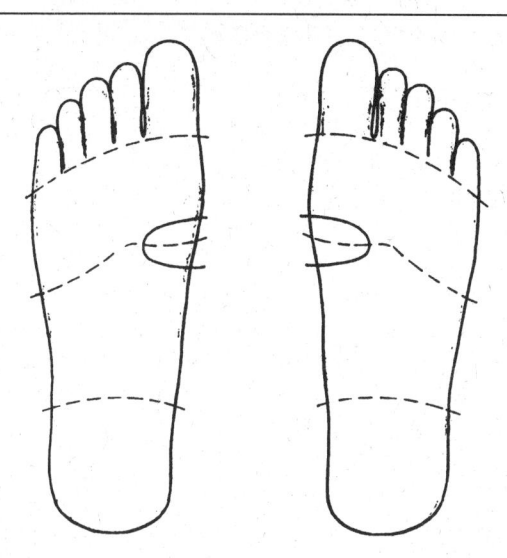

Abbildung 73: Diese Region zwischen dem Wasser- und Feuerelement steht mit dem Herzen in Verbindung. Wir können dort ablesen, welche Energien die Liebesfähigkeit des Betreffenden beeinflussen und formen.

Lebensweg diktiert. Liebe ist daher nicht Abhängigkeit, Herrschen, das Bedürfnis, mit jemandem zusammenzusein, oder die Angst vor der Nähe usw. Die meisten Menschen sehnen sich nach der Liebe, die sie mit intensiven Gefühlen von innerer Ruhe, aber auch Traurigkeit, Tiefe und Schmerz in Verbindung bringt. Unsere Gesellschaft ist jedoch nicht gewillt, Schmerz zu erfahren, und bereitet uns daher auch nicht auf eine Begegnung mit der Kraft der Liebe und ihren Ausdrucksformen vor. Wir neigen dazu, uns selbst von der Liebe zu trennen, und begnügen uns mit einer unbestimmten Sehnsucht nach etwas, was wir nicht deutlicher ausdrücken können.

Wir sehnen uns nach Liebe und leisten ihr gleichzeitig Widerstand. Es ist traurig, daß die meisten von uns nur seltene und flüchtige Begegnungen mit der Liebe haben und damit nur seltene Augenblicke des inneren Gleichgewichts erleben. Im allgemeinen sehen wir die Liebe nur durch eine Art Filter oder als ob wir sie durch eine Glasscheibe betrachten würden: Wir können sie sehen, aber nicht berühren. Ein Leben der Liebe zu leben bedeutet, ein Leben der Fülle zu leben mit all seinen starken Emotionen wie Freude, Trauer, Schmerz, mit Spiritualität, Sexualität usw.

Liebe ist die Bereitschaft, seine Gefühle freiwillig in voller Tiefe zu erleben. Dieser Wille führt die Menschen in einen Raum, der vieles umschließt: Angst, die Fähigkeit zu lernen, Selbsterneuerung und vieles andere, das uns riskant erscheint und von dem wir glauben, daß wir es besser meiden sollten.

Liebe kann nicht beurteilt oder gemessen werden. Sie ist weder logisch noch rational. Die Menschen können jemanden lieben, auch wenn sie ihm Schmerz zufügen. Unsere erste Begegnung mit dem Leben, die Empfängnis, ist ein Akt der Liebe. Liebe ist immer mit Anfängen und Beendigungen verknüpft. Liebe ist dynamisch. Vom Augenblick unserer Zeugung an werden wir über Geburt und Heranwachsen bis zu unserem Tod immer von Veränderungen begleitet. Jede Trennung ist im Grunde ein Augenblick der Wahl, ob wir uns dessen bewußt sind oder nicht. Die meisten von uns gehen durch Entwicklungen oder sogar Umbrüche im Leben, weil uns etwas abhanden gekommen ist, das wir geliebt haben. Wenn unser Leben einförmig verläuft und nichts uns zur Veränderung treibt, gibt es kaum einen Anlaß, tatsächlich unserem Herzen zu begegnen.

Liebe und Schmerz sind miteinander verflochten. Wenn ein Mensch es wagt zu lieben, muß er auch auf Schmerz gefaßt sein. Aus diesem Grund vermeiden es so viele von uns zu lieben. Wenn wir den Schmerz akzeptieren, können wir auch an ihm wachsen. Das ist zwar irrational, aber möglich, denn auch Liebe und Schmerz sind irrational. Wenn wir uns dafür entscheiden, nicht vor dem Schmerz davonzulaufen, haben wir die Möglichkeit, zu lieben und an großer innerer Kraft zu gewinnen.

Wir können die Menschen nur dann erreichen, wenn wir sie dort berühren, wo ihre Liebe wohnt, und zwar ausgehend von der gleichen Stelle in uns selbst. Wenn wir uns während der Fußanalyse nur auf die Ebene von Gedanken, Angewohnheiten oder Handlungen beziehen, werden unsere Worte schnell vergessen sein. Wenn wir uns allein auf Strukturen beziehen, stehen die Chancen für eine Veränderung schlecht, denn es ist schwer, von außen das Umfeld zu ändern. Wenn wir uns nur auf die Emotionen konzentrieren, ist es so, als ob wir auf dem Wasser gehen würden – eine sehr unsichere Angelegenheit.

Eine Analyse, bei der sich zwei Menschen an dem Ort treffen, wo ihr Herz wohnt, ist ein Akt der Transformation. Wenn wir die Menschen wirklich lieben, dann schenken wir sie sich selbst – und nicht uns. Nur wenn die Liebe sich uns zuwendet und wir eingewilligt haben, sie zu erfahren, können wir uns selbst lieben und ganz wir selbst sein. Wenn wir einwilligen, die Liebe anzunehmen, halten wir uns selbst für liebenswert. Eine einstündige liebende Begegnung mit unserem Klienten kann sein Leben dahingehend verändern, daß er bereit ist, auch seinen Schmerz zu akzeptieren.

Eine Sitzung gelingt, wenn wir im Gleichgewicht sind. Dann wird der Klient uns wirklich zuhören, denn dann strömt eine ungeheuer intensive Energie, die stärker ist als die aller anderen Elemente zusammen. Wenn wir so vorgehen, bedeutet das, daß wir dem Klienten begegnen, ohne ihn zu beurteilen oder ohne etwas von ihm zu verlangen. Wir nehmen ihn einfach an und rufen so das gleiche Gefühl von Akzeptanz und Selbstliebe in ihm wach. Ohne das hat die Sitzung keine Wirkung, denn wir erreichen den Klienten nicht wirklich.

Das Wichtigste, was wir während der Analyse beobachten können, ist das Gebiet der Liebe, denn alles, was dem Klienten begegnet ist, hat mit diesem Gefühl zu tun. Wir sind in die Welt gekommen, um uns diese Sphäre zu erobern. Die menschliche Energie bemüht sich, diesen Ort der Liebe und des Gleichgewichts zu erreichen. Jeder Mensch verfolgt dieses Ziel auf seine Weise.

Unsere Klienten sind nicht im Zustand des Gleichgewichts, denn sonst würden sie nicht zu uns kommen. Wir suchen danach, ob es Liebe in ihrem Leben gibt. Die Trennungslinien (Abb. 74) stellen Wendepunkte im Leben dar und sind gleichzeitig Gelegenheiten, über das bisher Erreichte hinauszuwachsen. Wir suchen nach einem Trennungszeichen, stellen unsere Fragen und sprechen an, daß wir einen Hinweis gefunden haben, daß etwas im Leben des Klienten ungelöst ist. Wenn eine Angelegenheit tatsächlich verarbeitet ist, gibt es die Möglichkeit für einen Neubeginn. In diesem Moment hat man die Wahl. Es gibt kein Vakuum im Leben, denn in dem Augenblick, in dem etwas endet, beginnt etwas Neues.

Vom Moment unserer Zeugung an erleben wir beständig Trennungen. Trennungen sind ein wichtiges Thema im Leben eines Menschen. Wir sollten daher lernen, wie man sich trennt, wie man Dinge abschließt, denn nur so können wir der Freiheit begegnen – der Freiheit von der Vergangenheit. Dadurch lernen wir, den Schmerz loszulassen und unsere Kraft immer dann aufsteigen zu lassen, wenn es nötig ist. Je stärker der Schmerz ist, desto größer ist die Kraft. Das behalten wir im Auge, wenn wir den Klienten fragen: »Was haben Sie aus dieser Trennung gelernt?« Oder: »Was haben Sie durch diese Trennung verloren?«

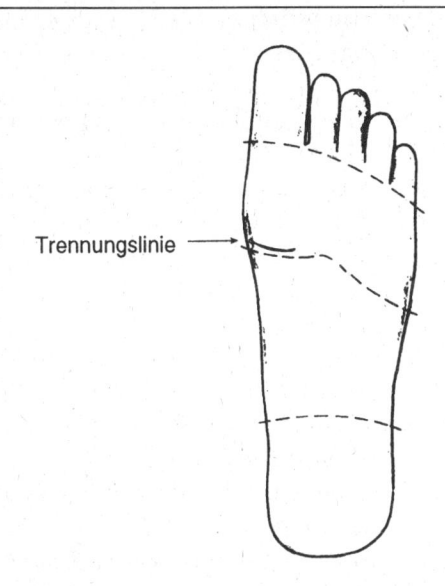

Abbildung 74: Eine Trennungslinie erscheint, wenn eine Beziehung auseinanderging oder etwas Wichtiges in einer Beziehung nicht gelöst wurde.

Eine Trennung wirkt auf einige Menschen verjüngend und treibt andere in die Nähe des Todes. Ein Beispiel für letzteres sind Krebspatienten. Sie haben sich von etwas trennen müssen, und die Liebe in ihnen ist verdorrt. Sie konnten sich nicht mehr von der Trennung erholen und haben das, was in ihnen gestorben ist, nicht wieder zum Leben erwecken können. Liebe hat sie einst erfüllt, aber als sie erlosch, sind sie innerlich leer geworden.

Nur sehr selten findet man einen Fuß ohne Trennungszeichen. Trennungen sind unvermeidbar, wenn wir lieben. Nur wer sie erlebt hat, weiß, was Liebe ist. Man kann nicht das Licht wahrnehmen, ohne zu wissen, was die Dunkelheit bedeutet. Wenn wir einen Erwachsenen ohne Trennungszeichen sehen, wissen wir, daß er nie das Risiko zu lieben auf sich genommen hat. Die Trennungslinie erscheint als Rille in dem Gebiet, wo der Punkt des Gleichgewichts liegt. Diese Rille erzählt uns, daß der Klient geliebt und später gelitten hat. Es kann die Trennung von einer Person sein, einem Tier, einer Ideologie, einem Ort, einer Sache oder von irgend etwas, dem er sich verbunden fühlte – etwas, zu dem er eine Liebesbeziehung hatte. Der Klient kann die Trennung und den Schmerz verleugnen oder vergessen haben. Aber wir finden die Anzeichen dafür im Gebiet des Herzens und können das durch andere Zeichen am Fuß untermauern.

Wir können diese Zeichen schon bei sehr kleinen Kindern sehen, denn Kinder erleben beständig Trennungen. Es gibt viele Dinge in ihrem Leben, die bisweilen sogar Vater und Mutter an Wichtigkeit übertreffen können: eine Schildkröte, eine Katze, eine schöne Blume, Opa oder Oma. Diese Zeichen entstehen sehr schnell bei Kindern, denn sie unterdrücken die entsprechenden Emotionen nicht. Sie haben die Kraft, zu lieben und Schmerz zu spüren. Später, wenn sich die Verluste häufen, werden die Menschen »immun«. Trotzdem gibt es niemanden, der nicht wieder lieben könnte.

Solange wir in einer Beziehung Streit hinter uns lassen können und in der Lage sind, zur Liebe zurückzukehren oder sie wieder zu erwecken – auch mitten in einem Ehekrach –, ist immer noch Liebe vorhanden. Wenn wir aber nicht mehr in der Lage sind, dieses Gefühl wachzurufen, dann wissen wir, daß die Beziehung sich gelöst hat. Einige Trennungen geschehen aus Liebe heraus, und die Betroffenen lieben sich immer noch trotz aller Wut und Verbitterung. Jedes Element hat seine eigenen Bedingungen, die erfüllt werden müssen, um eine Rolle im Liebesleben spielen zu können, ob Sexualität (Erde), Gefühle (Wasser) oder andere Aspekte der verschiedenen Elemente.

Manchmal spricht man von der Liebe wie von einer Strafe. Manchmal lieben wir Menschen, die nicht zu uns passen. Unvereinbarkeiten auf sexuellem Gebiet oder in anderen Bereichen lassen unser ganzes Ich aufbegehren, aber die Liebe überwindet alle Hindernisse. Wenn das Herz liebt, können sich die anderen Elemente selbst zum Ausdruck bringen. Trauer und Liebe werden im Herzen gefühlt, aber wandern auch durch die anderen Elemente.

Eine Trennung ist wie eine große offene Wunde. Wenn keine Lösung stattfindet, kann die Liebe nicht wiederhergestellt werden, und die Energie geht verloren. Wenn wir eine Trennung innerlich abschließen, heilt schließlich auch die offene, eiternde Wunde, und es bildet sich eine Narbe. Ein Trennungszeichen und ein narbiges Gebiet erscheinen dort, wo der Schmerz noch nicht erlebt worden ist. Der Betreffende kann im Rahmen einer Therapie diesen Schmerz wiedererleben und die verlorene Energie zurückgewinnen, indem er den Kreis schließt. Viele Menschen vermeiden jedoch im allgemeinen genau das. Sie wollen zuvor Unmögliches zugesichert haben: daß sie nie wieder Schmerz erleiden werden. Dadurch entgleitet ihnen die echte Liebe immer mehr.

Liebe ist ein innerer Friede, der auch nach außen strahlt. Wenn jemand in der Lage ist, am Ort der Liebe selbst zu leben, schafft er ein Gleichgewicht zwischen Wasser und Feuer. Der erste Schritt besteht hier darin – wenn auch nur für einige Augenblicke –, einen Punkt des Gleichgewichts zu erreichen. Am Gipfel der Liebe herrscht Stille – ohne die Sehnsucht, etwas verändern zu wollen.

Menschen mit Trennungszeichen haben wenigstens einmal erlebt, was es bedeutet, mitten im eigenen Herzen zu sein. Jemand, der vor drei Jahren eine Trennung erlebt hat und sich seitdem nicht mehr wohl fühlt, glaubt, daß dies von der Trennung herrührt. Tatsächlich aber fühlt er sich deshalb schlecht, weil er den Wunsch seines Herzens nach Wandel mißachtet. Bei einer Trennung halten die meisten inne und betrachten ihr Leben. An dieser Stelle stehen ihnen jedoch alle Möglichkeiten offen. Es ist der Augenblick der Wahl – eine neue Gelegenheit zur Veränderung. Wenn jedoch der Bruch nicht klar ist und der Schmerz nicht durchlebt wird, stehen auch die Chancen für eine Veränderung schlecht. Trennungen verlangen eine echte Veränderung auf verschiedenen menschlichen Ebenen. Wenn sie eine Trennung erleben, schwören die meisten, daß sie nie wieder lieben werden. Sie wollen nicht wieder so leiden und wehren sich mit aller Kraft. Ein solcher Entschluß wird häufig erstmals in frühen Jahren getroffen und hat mit unserer Familiensituation zu tun, es sei denn, wir können die Unvollkommenheit unserer Eltern akzeptieren, über die wir uns zwar ärgern, die wir aber immer noch lieben.

Wenn wir versuchen, den Trennungsschmerz zu vermeiden, behindern und ersticken wir die Möglichkeit, eine Wahl zu treffen. Wir schränken unser Leben ein, haben nur »sichere« Dinge im Auge und laufen vor dem Schmerz davon. Der Schmerz bleibt jedoch in jedem Fall präsent, obgleich es leichter erscheint, mit ihm zu leben.

Bei der Fußanalyse versuchen wir die Trennungen zu entdecken, die sich im Laufe der Jahre angesammelt haben. Wir untersuchen sie und zeigen dem Klienten, daß er zu bestimmten Zeiten die Möglichkeit der Wahl hatte. Dann beschäftigen wir uns mit den Trennungsfolgen.

Bei der Untersuchung der Körpersymptome beginnen wir damit, die Störungen zu betrachten, die am Ort des Gleichgewichts sichtbar sind. Das sind die »Fenster«, durch die wir die Folgen der Liebesbeziehungen des Klienten sehen können. Wenn dort Wasser erscheint, wissen wir, daß er die Liebe aufgrund von Gefühlsexzessen verloren hat – genauer gesagt, durch eine Überschwemmung mit Angst.

Auch wenn er sein Gefühl als Eifersucht oder etwas anderes bezeichnet, ist es dennoch nur Angst. Leute, die eine Beziehung auflösen, bevor der Partner es tut, haben paradoxerweise Angst vor Trennung.

Erde kann nur im Wasser- oder Feuergebiet der Herzregion erscheinen. Erde im Feuergebiet zeigt, daß das Leben des Klienten nicht von Geben gekennzeichnet ist, sondern von Hartnäckigkeit und Stagnation. Anstatt in Liebe zu handeln, ist sein Leben festgefahren. Erde im Wassergebiet weist auf Stillstand anstelle von emotionaler Kraft hin und auf Angst. Wenn man seine Ängste lange unterdrückt, kommt es zu Erde in Feuer, zu Feuer in Erde und zu Rillen im Wassergebiet. Diese beiden Vorgänge sind untrennbar miteinander verbunden.

Wir suchen den Ursprung der Trennungszeichen, indem wir das Potential des Feuerelements untersuchen. Wir biegen dabei den Fuß so weit wie möglich nach hinten. Die Lokalisation des Zeichens sagt uns, ob dieser Beziehung eher Wasser oder Feuer zugrunde liegt. Wir kennen dann die Ebene, auf der der Klient der Liebe begegnet ist.

Zusätzlich zu den Trennungszeichen im Herzgebiet können wir auch Zeichen in anderen Elementen finden, wenn eine Verbindung zu jemanden oder etwas bestanden hat, die hauptsächlich auf der Basis eines bestimmten Elements gebildet, erhalten und beendet worden ist. Eine Unterbrechung des Studiums zeigt sich zum Beispiel in einer Abspaltung der Kreativität (Feuer) oder intellektuellen Aktivität (Luft). Wenn man eine Karriere aufgibt, ist das der Abschied vom Tun und von der Kreativität (Feuer). Frustration ist die Trennung von etwas, was der Klient zwar ersehnte, aber nicht zu ergreifen wagte (Wasser).

Da wir die materiellen Grundbedürfnisse relativ leicht ersetzen können, sehen wir verhältnismäßig wenige Trennungslinien im Erdgebiet.

Auch jede Operation ist eine Trennung von einem Teil unserer selbst. Wenn wir diesen Prozeß nicht verarbeitet haben, zeigen wir eine Trennungslinie in dem Gebiet des Fußes, das dem Operationsgebiet entspricht.

Kreativität entsteht an einem Ort des Gleichgewichts im Feuergebiet. Hier muß der Klient die ihm entgegengebrachte Liebe annehmen können. Wenn wir keine Liebe annehmen können, können wir auch keine geben. Wenn wir uns selbst nicht lieben, können wir auch andere nicht lieben. Dann neigen wir dazu, uns selbst bei jeder Gelegenheit zu kritisieren.

Die Aufgabe des Fußanalytikers ist vielschichtig. Wir sollten diese Arbeit vom Gesichtspunkt der Liebe angehen. Wenn wir es nur des Geldes (Erde) wegen tun, als Selbstbestätigung (Wasser), aus Machtlust oder Herrschsucht (Feuer) oder aus intellektueller Neugier (Luft) heraus, dann können wir dem Klienten zwar alle Arten von Informationen geben, aber ihn weder erreichen noch inspirieren. Eine Annäherung in Liebe bedeutet, daß wir – selbst wenn wir uns irren – den Klienten im Innersten berührt haben und ihm in Liebe begegnet sind. Von einem Ort der Liebe her zu kommen ruft oft Angst und Unsicherheit hervor. Uns mit diesem Ort zu verbinden heißt, uns mit unserem eigenen Schmerz zu verbinden und wirklich bereit zu sein zu fühlen. Verletzlich zu sein eröffnet die Möglichkeit zu lieben, denn es handelt sich um einen Balanceakt zwischen aktiven und passiven Kräften.

Kreativität – etwas neu erschaffen

Kreativ sein heißt, etwas hervorzubringen, was es zuvor noch nicht gegeben hat. So gesehen, müssen kreative Menschen ihre eigenen Begrenzungen überwinden und etwas

Neues berühren. Kreativität ist ein göttlicher Akt, dem der Kontakt mit dem fünften Element zugrunde liegt. Zwischen Luft und dem fünften Element wird etwas völlig Neues geschaffen. Wenn dieses Neue in die reale Welt hinabsteigen soll, wird Energie benötigt, die alle vier Elemente durchdringt und die Grenzen der Person während dieses Schaffensvorgangs erweitert.

Die Idee der Schöpfung hat ihren Ursprung im Himmel, wird aber auf der Erde verwirklicht. Wir brauchen unseren Körper, um etwas zu erschaffen. Jede unserer Schöpfungen definiert uns selbst, denn diese Schöpfungen bringen unsere Energien zum Ausdruck. Das Geschaffene zeigt, daß wir eine Verbindung zu etwas, das außerhalb unserer Grenzen liegt, herstellen konnten.

In jedem kreativen Akt erschaffen die Menschen sich selbst. Kreative Menschen, die lernen, sich zu sammeln und spirituell zu motivieren (z. B. mit Hilfe von Meditation), können sich mit dem Himmel verbinden und so ihre Kreativität ausdehnen. Viele werden jedoch von Kreativitätsschüben beherrscht. Sie schwanken zwischen Phasen, in denen sie die Muse küßt, und Phasen, in denen sie blockiert sind. Wenn sie sich entscheiden könnten, zur Luft aufzusteigen, und versuchen würden, sich mit Luft zu verbinden, wäre ihre Kreativität ein beständiges, fließendes Geschehen und nicht ein unberechenbarer Ausbruch, der sie über ihre Grenzen hinausträgt. Einige Leute versuchen deshalb, diesen Kontakt mittels Drogen oder Alkohol herzustellen.

Kreativität findet zuerst und vor allem im höchsten Himmel, dem fünften Element, statt. Wenn das fünfte Element tätig ist, arbeiten auch alle anderen Elemente zusammen. Erde ist verantwortlich für die kreative Umgebung, die Disziplin, die man braucht, um kreativ zu sein, für Schönheit und die Annahme des Geschaffenen in der Welt des Hier und Jetzt. Wasser gibt der Kreation Tiefe und Fluß und prägt sie mit den Eigenschaften, die aus der inneren Welt kommen. Feuer ist verantwortlich für die Tat selbst, die richtige Technik, den Ausdruckswillen und für das Einbringen der Persönlichkeit. Luft erlaubt der Kreativität zu kommunizieren. Ihr Ausdruck beruht auf sorgfältiger Überlegung (Abb. 75). Ein Ungleichgewicht in irgendeinem der Elemente mindert die Eigenschaften, die dieses Element zur Schöpfung beiträgt, und blockiert ihre erfolgreiche Verwirklichung. Der Überschuß eines Elements läßt die Kreation in Richtung dieser Energie kippen. Die Schwäche eines Elements sabotiert den kreativen Prozeß, denn die Energie dieses Elements kann nicht verwendet werden.

Erde neigt zu Stagnation, Starrheit und Bewahren des Status quo und führt deshalb zur Unfähigkeit, etwas Neues zu erschaffen. Wenn sie im Schwächezustand ist, kommt es zu einem Vitalitätsmangel, der Kreativität unmöglich macht. Wasser ruft Angst und andere Emotionen hervor, die den kreativen Vorgang behindern. Feuer steht für Kontrolle; es schränkt die Spontaneität ein und bringt Überlegungen, die Ego und Prestige betreffen, mit ins Spiel, was sich letztlich schädlich auswirkt. Auch kann Kontrolle einen Mangel an Willenskraft bewirken. Luft kann kritisch und urteilend sein und jede Kreativität blockieren, die den Konzepten der reinen Logik widerspricht. Andererseits kann sie auch zu Konzentrationsmangel führen, der die Fähigkeit, etwas zu erschaffen, in ähnlicher Weise schwächt. Ein guter Fluß in beide Richtungen – zwischen Erde und Luft – ist die Vorbedingung für jeden echten schöpferischen Akt.

Bei der Fußanalyse untersuchen wir die Fließlinie zwischen Erde und dem fünften Element und prüfen die Qualität des Energieflusses in allen anderen Elementen. Wir könnten ein starkes Erdelement finden, fließendes Wasser und Anzeichen der vielen Erfahrungen, die der Betreffende im Lauf seines Lebens gemacht hat. Ein großes, mächtiges

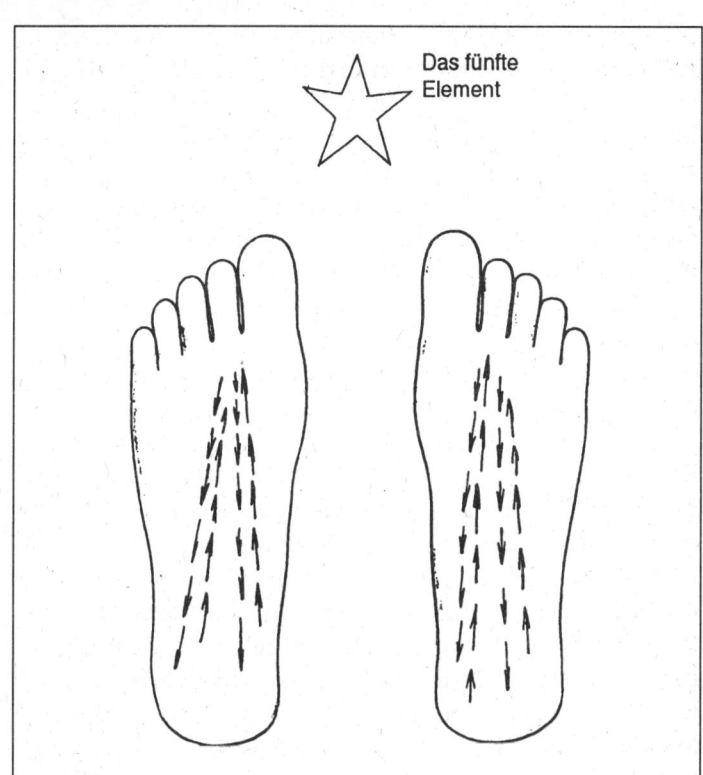

Abbildung 75: Der Fluß der Kreativität – der Fluß vom Himmel zur Erde und von der Erde, die versucht, den Himmel zu erreichen.

Feuerelement am Fuß mit geraden Zehen zeigt, daß der Drang nach kreativem Ausdruck besteht. Wenn die Luft frei von allen anderen Elementen ist, kann Feuer zu ihr nach oben steigen. Das bedeutet, daß das Bedürfnis, etwas zu erschaffen, zur Luft aufsteigt. Wir untersuchen dann die Verbindung von Feuer und Luft, um zu sehen, ob es zwischen diesen beiden Elementen einen Fluß gibt.

Alle kreativen Menschen haben ihre besonderen Ausdrucksmöglichkeiten. Diejenigen, die sehr kreativ sind, besitzen bemerkenswerte Zehen. Besondere Eigenschaften der zweiten Zehe und ein gesunder Energiefluß vom Feuerelement zu den Händen zeigen zum Beispiel eine gute Koordination von Augen und Händen an. Das wiederum bedeutet besondere kreative Fähigkeiten in Gebieten der bildenden Kunst. Auffällige vierte und fünfte Zehen weisen auf besondere musikalische Fähigkeiten hin. Bei unserer Analyse suchen wir auch nach Antworten zu folgenden Fragen: Welche Zehe erlaubt Kreativität? Welche Zehe ist stark und welche schwach? Blockiert etwas den Fluß, und was ist es?

Erde, die sich in trockener Haut an den Zehen zeigt, sagt uns, daß der Künstler an erdbezogenen Dingen hängengeblieben ist wie Geldangelegenheiten oder der Umgebung, in der er arbeitet. Zeichen von Frustration im Wasserelement zeigen, daß auch die Kreativität frustriert ist. Ein solcher Mensch ist verurteilend und unzufrieden. Die allgemeine Vitalität am Fuß zeigt uns, in welchem Grad der Klient sein kreatives Potential tatsächlich verwirklicht hat.

Kreativität ist eine innere Kraft. Menschen, die ihre Kreativität blockiert haben, werden krank. Die Kraft, mit der wir geboren werden, muß auf ein Ziel gerichtet werden. Wenn sie ihre Grenzen nicht überschreiten darf, führt das zu einem chronischen körperlichen Muster, das dazu *zwingt,* der Kreativität zu begegnen. Wenn jemand seine Kreativität versiegelt und behindert, kommt es zu einem inneren Druck, der verrückt machen kann. Eine lahmgelegte kreative Kraft ist vernichtend. Der Druck, der sich innerlich aufgebaut hat, macht buchstäblich krank.

Ein Fuß mit schwerwiegendem allgemeinem Überschuß sagt uns, daß die Kreativität des Klienten gefangen ist und sich als destruktive Kraft ansammelt. Ein Fuß mit einer allgemeinen Schwäche der Lebenskraft gehört zu einem

Klienten, der sich nicht auf ein schöpferisches Leben einlassen will. Das kündigt häufig einen völligen Zusammenbruch an, der durch eine kreative Kraft verursacht wurde, die nie richtig genutzt worden ist. Sie staut sich im Menschen an und arbeitet schließlich gegen ihn.

Unsere Gesellschaft liebt Taten. Obgleich Arbeit grundsätzlich etwas Kreatives ist, sehen das die meisten Menschen anders. Sie träumen zwar davon, an etwas Kreativem teilzuhaben, wenn es aber soweit kommt, wissen sie nicht, wie sie sich kreativ ausdrücken können und ziehen statt dessen eine Routine vor. Solche Leute haben Erde in ihrem Feuergebiet. Erde in Feuer setzt die Kreativität matt, weil sie den Energiefluß Richtung Luftelement behindert und blockiert. Die Erde führt zu einer Stagnation an der Stelle, wo eine aktive, dynamische Schöpferkraft herrschen sollte.

Auch das Lernen ist eine Form von Kreativität. Lernen heißt, Kreativität zu verinnerlichen. Kreativität ist Lernen, das sich nach außen ausdrücken kann. Lernen aufgrund von Interesse und Motivation bringt die Menschen dazu, ihre eigenen Grenzen auszudehnen. Jeder, der nicht mehr lernen will, hat seine Kreativität verloren, denn er will seine Begrenzungen nicht länger überschreiten. Das charakteristische Zeichen für ein unterbrochenes Studium ist eine Rille an der großen Zehe, die einen Bruch zwischen Feuer und Luft anzeigt – dem Kanal, durch den etwas Neues einfließen kann und in dem die kreative Kraft entsteht.

Folgende Bedingungen müssen zusammentreffen, damit Kreativität zum Ausdruck kommt: In keinem der Elemente darf ein größeres Ungleichgewicht herrschen. Es muß einen ununterbrochenen Energiefluß zwischen den Elementen geben. Und auch in einem relativ ausgeglichenen Zustand müssen Motivation und das beständige Bedürfnis, über Grenzen hinauszuwachsen und etwas Neues zu erfahren, vorhanden sein.

Beziehungen zu anderen

Wenn wir die Beziehungen der Menschen zueinander an den Füßen untersuchen, denken wir daran, daß sie dieselbe Beziehung zu anderen haben wie zu sich selbst. Anders gesagt, wenn ein spezielles Element am Fuß dominierend ist, dann herrscht dieses Element auch in den Beziehungen vor und spiegelt die Haltung anderen gegenüber. Wenn wir die Verbindung zwischen den Elementen und das Gleichgewicht der Kräfte verstehen und wissen, wie sie im Menschen wirken, können wir dieses Geschehen auch mit den Außenkontakten vergleichen. Bei Männern zeigt uns die Verbindung der aktiven und passiven Energien, wie ihre Beziehung zu Frauen ist; bei Frauen können wir daraus ersehen, welche Beziehung sie zu Männern haben.

Wir merken uns diese Verbindungen bei der Fußanalyse, während wir auch die anderen Ebenen und Themen im Leben des Klienten untersuchen. Wenn wir zum Beispiel sehen, daß ein Klient sich selbst unterdrückt und kontrolliert, können wir davon ausgehen, daß er auch seine Umgebung in derselben Manier behandelt. Was er von anderen erwartet, verlangt er auch von sich selbst. Sehr emotionale Personen, deren Gefühle eine dominante Rolle im Leben spielen, haben auch zu anderen einen emotionalen Bezug. Intellektuelle pflegen ihre Beziehungen auf intellektuellem Niveau. Kreative Menschen suchen und knüpfen Beziehungen, in denen Kreativität wichtig ist. Leute mit einem Überschuß an Erde als dominantem Element schaffen sich eine sichere, solide Umgebung und halten daran mit aller Macht fest. Sie verlangen auch, daß sich die Menschen in ihrer Umgebung niemals verändern – genauso wie sie selbst sich nie ändern wollen.

Wenn das Verhältnis der verschiedenen Elemente an beiden Füßen unterschiedlich ist, dann wissen wir, daß der

Klient sich in seiner Familie anders gibt als bei seinen Berufskollegen. Wenn sich die chronischen Muster verändern, dann verändert sich offenbar auch die Art der Beziehungen. Man trifft mit anderen Menschen zusammen, die eine neue Perspektive anbieten. Wir analysieren die Beziehungen des Klienten durch den Spiegel seiner individuellen Dynamik. Wenn sie sich verändert, dann verändert sich auch die Art und Qualität seiner Beziehungen.

15. Das Lösen von Mustern

Die Kunst, ein menschliches Wesen zu sein, verlangt unsere ganze Energie und Aufmerksamkeit. Bei Menschen, die an chronischen Mustern leiden, ist diese Aufmerksamkeit teilweise herabgesetzt. Ihr Bewußtsein dreht sich im Kreis, wodurch kein Raum für Neues entsteht. Das Energieniveau dieser Personen sinkt, weil keine Freiheit sie durchströmt.

Manche chronische Muster werden durch ein schweres und plötzliches Ungleichgewicht verursacht. In diesen Fällen wird das Gleichgewicht nicht wiederhergestellt, und das Muster gräbt sich tief ein. Ein Beispiel dafür sind Menschen, die eine traumatische Angst erlebt haben und zu Diabetikern wurden – ein Muster, das tatsächlich den ganzen Körper durchdringt und unter diesen Umständen zu einem chronischen Geschehen wird. Das gleiche gilt auch für Unfälle und andere plötzliche intensive Erlebnisse.

Eine andere Art von chronischem Muster hat ihren Ursprung in zahlreichen Wiederholungen derselben Situation oder in einer Situation, die über einen langen Zeitabschnitt hinweg andauert. Wir können jedes Muster oder jede energiebezogene Gewohnheit ungeachtet ihres Ursprungs als chronisches Muster ansehen. Ein chronisches Muster ist also ein Zustand dauernden Ungleichgewichts. Ein ungelöstes oder offenes Lebensthema bezieht sich auf ein vergangenes Ungleichgewicht, das nie korrigiert wurde. Anders gesagt, der Kreis des Energieflusses hat sich noch nicht geschlossen. Dasselbe Thema erscheint deshalb immer wieder im Leben des Klienten.

Wir wissen, daß jedes chronische Muster uns dazu bringt, sehr viel Energie aufzuwenden, die wir entweder nicht nutzen können oder nur so einsetzen, daß sie uns schadet. Der große Raum, den diese chronischen Muster in uns besetzen, beraubt uns der Fähigkeit zu Veränderung und Selbsterneuerung.

Menschen ohne chronische Muster sind frei und gesund. Ihr Leben ist alles andere als eingefahren. Sie laden sich selbst immer wieder mit Kraft auf und haben einen riesigen Vorrat an Vitalität. Menschen mit vielen chronischen Mustern pflegen dagegen zu sagen: »Das ist eben meine Persönlichkeit. So bin ich nun mal. So war ich schon immer.«

Auf diese Weise verteidigen sie ihre Muster und torpedieren die Möglichkeit zur Veränderung. Solche Menschen sind berechenbar. Sie kennen nur einen möglichen Weg im Leben. Sie leiden an den Symptomen von vielen chronischen Beschwerden, und sie haben nicht die Kraft, an sich selbst zu arbeiten. Menschen mit sehr vielen chronischen Mustern altern schneller und verharren in ihren Vorstellungen, Verhaltensweisen, Ansichten, Selbstbildern und Erfahrungen bezüglich ihrer Umgebung. Anders dagegen Menschen, die sich verändern können: Sie fühlen sich von etwas Neuem angezogen, sie sind neugierig und leben aus dem vollen.

Wenn wir die Füße unserer Klienten untersuchen, können wir eine Reihe von offenen, ungelösten Zuständen erkennen, die wieder ins Gleichgewicht zurückkommen wollen. Unsere Energie möchte von Natur aus fließen und ausgeglichen sein. Jeder Mensch strebt danach, wenn auch nur auf einer unbewußten Ebene.

Bevor wir untersuchen, wie diese ungelösten Themen abgeschlossen werden können, müssen wir uns bewußtmachen, daß jedes Muster in einem vergangenen schwierigen Erlebnis wurzelt. Anders gesagt, der Klient hat Schmerz, Angst, eine existentielle Bedrohung, emotionale Probleme,

Verluste oder körperliche Traumata erlebt – alles Dinge, an die er sich nicht erinnern mag und denen er auch nicht wiederbegegnen will. Unser Klient zeigt in der Tat Widerstände, zu einem ungelösten Problem zurückzukehren, selbst wenn das dazu dienen soll, es abzuschließen.

Die Psychotherapie spricht dann von Verdrängung, und viele Leute bleiben hier stecken. Sie verleugnen die Existenz eines chronischen ungelösten Zustandes und vermeiden es mit aller Kraft, darauf einzugehen oder damit konfrontiert zu werden. Denken Sie daran, daß Widerstand, Verurteilung, Verleugnung, Vergeßlichkeit, Zynismus, Schuldgefühle und Erdulden nur Möglichkeiten sind, eine Distanz zwischen sich und dem chronischen Zustand zu bringen. Es handelt sich dabei um Abwehrmechanismen gegen den Zustand und seine Vollendung (Höhepunkt), die verhindern, daß das Muster gelöst wird. Die Abwehrmechanismen halten das Muster also am Leben; sie werden oft so kultiviert, daß die Betreffenden das chronische Muster weder verstehen noch wahrnehmen. Bevor wir uns chronischen Mustern zuwenden, müssen wir aber akzeptieren, daß es sie gibt. Diese Akzeptanz geschieht nicht nur auf intellektueller Ebene, auch ist sie nicht auf ein einziges Element beschränkt. Sie muß vielmehr auch in allen anderen Elementen stattfinden, das heißt auf allen Ebenen unserer Existenz und Erfahrung.

Ein Ziel der Fußanalyse ist es, einen Zustand des Annehmens zu schaffen, auch wenn das nur teilweise während der Sitzung gelingt. Wir bemühen uns, dem Klienten sein chronisches Muster so zu zeigen, daß er es annehmen kann, wie wir es beschreiben – ohne zu urteilen, ohne Abscheu, ohne sich zu verteidigen, sondern mit der Bereitschaft, es aus allen Richtungen zu betrachten. Die einzige Vorbedingung für diese Akzeptanz ist, ohne Widerstand oder Beurteilung zuzuhören.

Wenn ich vom Zuhören spreche, hat das nichts mit Hören im allgemeinen zu tun, es handelt sich dabei vielmehr um einen besonderen Zustand der Bewußtheit. Wenn Menschen in einer Krise stecken, können sie diese Fähigkeit entwickeln, weil sie wieder gesund werden wollen. Wenn jemand sich fragt: »Was kommt als nächstes?«, ist er schon dabei, etwas zu bewältigen und zu verändern. Das Wiederherstellen des Gleichgewichts hat bereits begonnen.

Unser erstes Ziel besteht darin, eine Atmosphäre zu schaffen, die es dem Klienten ermöglicht, sich selbst anzunehmen – oder wenigstens einige Aspekte von sich. Er sollte verstehen, daß er die Angelegenheit, das Thema oder den ungelösten Zustand abschließen muß. Wenn er fragt: »Was soll ich dazu tun?«, wissen wir, daß er schon den ersten Schritt in Richtung Gleichgewicht getan hat.

Wenn wir diese Stufe erreicht haben, befassen wir uns damit, das ungelöste Thema abzuschließen, das heißt, etwas Altes zu streichen. In meinen Kursen nehme ich ein Stück Kreide und frage, wie ich es loswerden kann. Nur sehr wenige Leute erkennen an dieser Stelle, daß der erste Schritt, die Kreide loszuwerden, darin besteht anzuerkennen, daß ich sie in meiner Hand halte. Wenn ich das akzeptiert habe und weiß, daß sie da ist, kommt der nächste Schritt: etwas tun.

Die Schlüsselfrage lautet jetzt: Was muß getan werden oder was muß geschehen, um die Sache zum Abschluß zu bringen? Im Prinzip ist das Stadium des Tuns der Punkt, an dem wir einwilligen, das ungelöste Thema ganz zu durchleben. Anders ausgedrückt, wir erleben das Muster ohne Abwehrmechanismus und erlauben der aufgestauten Energie, mit voller Kraft vorwärtszuströmen. Tun wird hier als das Einbringen unserer ganzen Kraft in diesen Fluß definiert. Man könnte auch sagen, daß die Person mit all ihrer Energie dasselbe Trauma oder alte Geschehen in einer möglichst intensiven Weise wiedererlebt und dem keine Widerstände entgegensetzt. Das Selbst will den Kreis schließen und die gefangene Energie befreien.

In den meisten Fällen wird dieser Zustand nicht sofort, sondern allmählich erreicht. Wir haben es mit einem Prozeß des Ausgleichens zu tun. Je tiefer das Muster eingegraben ist, desto länger brauchen wir, und desto größer sind der Einsatz und die Anstrengungen, die benötigt werden. Wir erleben im allgemeinen, daß die meisten Menschen die größten Schwierigkeiten mit dem Stadium des Tuns haben. Sie sind sich zwar irgendwie ihrer Muster bewußt, aber durch ihre Handlungen nähren sie sie weiter.

Leute mit einem Angstmuster handeln zum Beispiel bewußt und unbewußt von dieser Basis aus. Durch ihr Tun bleibt die Disharmonie bestehen. Erst wenn wir sehen, daß dieses Muster verändert worden ist, wissen wir, daß der Kreis geschlossen ist. Anders gesagt, das Arbeiten an einem einzigen Muster allein reicht nicht in jedem Fall aus. Da wir immer auch aus anderen Mustern heraus handeln, steht uns nicht alle Energie für die Befreiung zur Verfügung. Das bedeutet, daß das Lösen von Mustern darauf hinausläuft, uns mit all unseren chronischen Mustern zu konfrontieren, denn sie alle sind in dieses Geschehen verwickelt.

Hier geschieht echtes persönliches Wachstum, bei dem neue Muster geschaffen und alte ausgelöscht werden. Es ist ein praktischer und therapeutischer Vorgang. Wenn wir einen Kreis geschlossen haben, entdecken wir einen neuen, so daß diese Arbeit ad infinitum weitergeht. Das Prinzip des Tuns ist leicht zu verstehen, aber schwer durchzuführen. Damit es wirksam wird, müssen wir unsere Energie dazu verwenden, die offenen Kreise zu schließen. Ich muß mir zum Beispiel bewußt sein, daß ich besser geschwiegen hätte, als etwas zu sagen. Das ist der erste Schritt. Aber tatsächlich zu sagen, was gesagt werden muß, löst viele andere Muster, etwa Angst und Unsicherheit, aus.

Das erste Prinzip des Tuns ist der Mut, das zu tun, was getan werden muß – der Mut, bisher unvollendete Zyklen zu bearbeiten. Das nächste Prinzip ist, sicher zu sein, daß das Tun vollständig ist. Der Kampf um Vollständigkeit muß so kompromißlos wie möglich sein. Denken Sie an Menschen, die einen schweren Verlust erlitten haben, die aber dem begleitenden Schmerz solchen Widerstand leisteten, daß er sich in ein inneres chronisches Leiden verwandelt hat und nie ausgedrückt oder erlebt worden ist. Solche Leute haben dauernd innere Schmerzen – Schmerzen, die sie nicht auslöschen können, auch wenn sie sich ihrer bewußt sind.

Der erste Schritt besteht darin, den Schmerz zu akzeptieren, damit er losgelassen werden kann. Der nächste Schritt ist das Tun: den Schmerz erfahren, den Verlust in die Gegenwart holen, den Schmerz so ausdrücken, wie er ausgedrückt werden muß, und den Verlust in seiner ganzen Härte wiedererleben. Wenn die bis dahin blockierte Energie freigelassen wird (denken Sie daran, daß der Grund für den Widerstand – sei es Angst, seien es soziale Normen oder ähnliches – unwichtig ist), gewinnen wir die Kraft zurück, die verlorengegangen war, und wandeln den chronischen Schmerz in lebensspendende Kraft um.

Der dritte Schritt sieht leicht aus. Nach alldem sind wir erfahrener und sind schon durch Tiefen gegangen, wo chronische Muster abgeworfen werden. Jetzt können wir uns völlig von Mustern befreien, weil wir die freigewordene Energie in neuer, ausgeglichener Weise nutzen können. Wenn wir jedoch – wie im Märchen – diese neue Energie mißachten, nehmen wir das Risiko auf uns, automatisch zum alten Muster zurückzukehren, was tatsächlich oft genug geschieht. Wir haben einen Schritt der Befreiung getan, aber da wir Angst haben und etwas Neues vermeiden wollen, haben wir uns nicht wirklich von einem Problem oder chronischen Muster getrennt.

Wir kehren zum Beispiel der Kreide zurück: Wenn die Leute die Kreide in der Hand akzeptiert und geübt haben, ihre Hand zu öffnen, fällt die Kreide auf den Boden. Wenn die Kreide zu fallen beginnt, tritt in der Hand Luft an ihre Stelle, und augenblicklich wird etwas Neues geschaffen. Die menschliche Energie duldet kein Vakuum, und das Neue ist unbekannt. Wenn wir chronische Muster ablegen, dann wissen wir nicht, was an ihre Stelle tritt, weil dieses Neue weder in Wahrnehmung, Bewußtsein oder Erfahrung zuvor in Erscheinung trat.

Die Menschen werden von Veränderungen abgeschreckt, besonders wenn die Veränderung neue Eigenschaften, Kräfte oder Perspektiven mit sich bringt. Jede Veränderung erschreckt oder macht angst, weil unser Ich Bestätigung braucht. Deshalb hängen die meisten Leute, wenn sie ein chronisches Muster verabschieden wollen, trotzdem an ihm fest, um Veränderungen zu vermeiden. In vieler Hinsicht ist dieser Augenblick ein echter Test der Lebenskraft. Um bei diesem Prozeß Erfolg zu haben, müssen wir folgende Regeln beachten:

1. Machen Sie sich bewußt, daß viele unbekannte Möglichkeiten in Ihnen stecken, und sehen Sie sich als eine geheimnisvolle, faszinierende Persönlichkeit mit großen Potentialen.
2. Seien Sie willens, mit der Vergangenheit abzuschließen oder eine Art von innerer Unabhängigkeit anzunehmen, um sich nicht in Ereignisse hineinziehen zu lassen.
3. Seien Sie sich immer der neuen Möglichkeiten bewußt und willens, sie zu erfahren, so daß der Beginn von etwas Neuem auch tatsächlich bedeutet, daß etwas Altes stirbt.

In vieler Hinsicht können wir sehen, daß der Zyklus des Akzeptierens, Erfahrens, Tuns und Vollendens ein lebenslanger ist. Wir werden geboren, wir akzeptieren, daß wir leben, wir machen in unserem Leben Erfahrungen, und dann trennen wir uns davon. Dieser Prozeß trifft auf jedes Leben zu, und er ist der Weg, dem wir folgen müssen, um offene Themen zu beenden.

Am Fuß können wir chronische Zustände und offene Muster erkennen. Wir können sehen, wie und wo die Kraft verlorenging. Häufig sind wir in der Lage, die genaue Zeit und die Umstände festzustellen, als ein chronisches Muster fixiert wurde. Denken Sie daran, daß Muster einen Bezug zu dem Gebiet und seinen persönlichen Eigenschaften haben, in dem sie am meisten hervortreten. Ein besonderes Muster in einem besonderen Element braucht die Eigenschaft der fraglichen Energie, um gelöst zu werden.

Ein mit dem Feuerelement verbundenes Muster wird dann gelöst, wenn das Element ins Gleichgewicht kommt, das heißt, die Feuerenergie muß in des Geschehen integriert sein. Unser Klient hat dabei eine aktive Rolle zu übernehmen. Er muß bestimmte Dinge tun oder mit bestimmten Dingen aufhören, die er im Übermaß verfolgt.

Viele Muster beinhalten Verbindungen zwischen verschiedenen Elementen. Das sind Muster, in denen die Kräfte aller Elemente auftauchen und im Kampf ums Gleichgewicht verwickelt sind. Allergisches Asthma ist zum Beispiel ein Muster, bei dem sich Feuer und Wasser auf körperlicher Ebene mischen. Im Feuerelement beobachten wir Schüchternheit, ein geschwächtes Ego, verminderte Widerstandskraft, schwachen Willen und die Neigung, sich anderen auszuliefern. Im Wasserelement begegnen wir extremer Angst, starker Wut und Schuldgefühlen sowie einem großen Überschuß an Wasser. Wir erkennen, daß der Klient zwei miteinander in Beziehung stehende Wege der Bewältigung hat: die

Unterstützung des Feuerelements und die Verstärkung seiner Dominanz bei gleichzeitiger Minderung des Wassereinflusses. In bezug auf Wasser bedeutet das, mit der Angst in einer Weise fertig zu werden, die sie daran hindert, sich in etwas zu verwandeln, das etwas anderes und insbesondere das Feuer beherrscht. So werden Wut und Schuldgefühle auf eine angemessene Weise freigelassen. In Hinblick auf das Feuerelement bedeutet das, alle Energie in Richtung Kontrolle und Willen zu lenken.

Wir versuchen den ersten Schritt während der Fußanalyse durchzuführen, indem wir auf Muster hinweisen und Lösungsmöglichkeiten besprechen. Häufig müssen wir dem Klienten eine therapeutische Unterstützung empfehlen wie Hypnose, Psychotherapie, verschiedene Formen von Körperarbeit, Schulmedizin, Psychoanalyse oder Homöopathie. Andere Klienten brauchen diese Unterstützung nicht. Sie wissen, was sie tun müssen, vor allem dann, wenn sie keine besonders starren oder tiefsitzenden Muster haben. Für sie ist der Schritt des Tuns und Erfahrens etwas leichter.

Damit die Analyse ein dynamischer Akt wird, untersuchen wir den Klienten spätestens drei Monate nach der ersten Sitzung noch einmal und vergleichen den Zustand der Füße. Das dient uns als Maßstab für die Entwicklung des Klienten und seiner Erfolge.

16. Vom Nutzen der Fußanalyse

Die Fußanalyse zu entwickeln und zu lernen war für mich eine transformierende Erfahrung, die sowohl meine Sicht von der Welt als auch mein Verhalten veränderte und jeden Aspekt meines Lebens berührt hat. Die Aufteilung des Menschen in seine Elemente und die Erkenntnis, daß jeder diese Kräfte besitzt, führte mich dazu, die Elemente in mir selbst zu beobachten, zu suchen, zu verstehen und zu akzeptieren. Das Wissen, daß ich eine bestimmte Energie in mir trage, hat mich und mein Leben in jeder Hinsicht bereichert.

Teile der Analyse bestehen aus dem Beobachten der Verbindungen von inneren Kräften, die sich in der äußeren Lebenssituation zeigen. Wenn ein Mensch weiß, daß er bei einer Entscheidung sein ganzes Selbst prüfen muß und daß die Entscheidung aus dem ganzen Selbst kommen sollte – und nicht nur von einem Teil, der die anderen beherrscht –, dann handelt er ausgeglichener und bewegt sich sicherer in der Welt.

Die Fußanalyse ist ein Versuch, dem Klienten einen Raum zu bieten, wo er sich selbst finden kann, und ihm die chronischen Muster zu enthüllen, die ihn sein Leben lang begleiteten und viel von seiner Energie aufgebraucht haben. Jeder Klient, der uns zur Fußanalyse aufsucht, spiegelt auch einen besonderen Teil von uns selbst wider. Der Fußanalytiker ist selbst genau mit dem Aspekt beschäftigt, den der Klient zeigt. Indem er dem Klienten einen Spiegel vorhält, kann der Analytiker mit der Klarheit eines Außenstehenden beobachten und erhält gleichzeitig Einsicht in seine eigenen chronischen Muster. Zu sehen, wie andere mit ungelösten Themen fertig werden, ist lehrreich und gibt die Gelegenheit, persönliche Bewältigungsmechanismen zu verändern. Als Fußanalytiker habe ich gesehen, wie verschieden die Menschen an dasselbe Problem herangehen und ihre eigenen Lösungsstrategien entwickeln.

Für unsere Klienten ist die Analyse der Versuch, zu einem Durchbruch zu gelangen. Sie kommen, weil sie die Meinung einer anderen Person hören wollen – sie bitten nicht um Rat, sondern wollen ein vollständigeres Bild von sich selbst. Wenn sie Erfolg haben, verändert sich ihre Einstellung, und das wirkt sich auf ihr Verhalten und ihre Umwelt aus. Das Zusammenspiel ihrer inneren Kräfte zeigt sich in ihrer äußeren Lebenssituation, denn die Energie kennt keinen Unterschied zwischen innen und außen. Die Lebenssituation ist eine direkte Folgeerscheinung des inneren Zustandes. Die Fußanalyse ist der Versuch, zu einer besseren Lebenssituation zu gelangen. Wenn der Klient tatsächlich bereit ist, seine unbekannten Anteile zu sehen und offene Themen abzuschließen, hat er die Chance, sein Leben durch sein neues Wissen zu verändern. Eine Situation als das zu akzeptieren, was sie ist, der erste Schritt zur Transformation.

Sinn der Analyse ist es, ungelöste Themen bewußtzumachen. Wenn der Klient sie erkennt und ihm klar wird, daß er sie beenden muß, und er das dann auch tut, können wir behaupten, daß sich ihm neue Möglichkeiten im Leben eröffnet haben.

Der Fuß enthüllt die persönliche Geschichte und die Gewohnheiten des Klienten – alles Themen, die nie beendet worden sind. Insofern als diese Menschen Unerlöstes mit sich herumtragen, berauben sie sich nicht nur ihrer persönlichen Kraft, sondern vergessen sogar, daß es sie gibt. Sie vergessen das Prinzip, daß uns Kraft zufließt, wenn etwas abgeschlossen wird. Wir können sie dazu verwenden, etwas Neues zu erschaffen. Wir sollten unserem Klienten eine Liste der Themen geben, die er offensichtlich noch nicht abgeschlossen hat, damit er sehen kann, wo er Kraft verliert und wo er sich anstrengen muß, seine chronischen Muster zu lösen.

Als Fußanalytiker erlebe ich nicht nur die tiefe Freude und die starke Beziehung, die während der Analyse entstehen. Jeder neue Fuß schenkt mir darüberhinaus die Gelegenheit, mich selbst zu entdecken und die ungelösten Themen meines Lebens zu sehen. Jede neue Begegnung gibt mir den Anstoß, aufzuwachen und etwas zu tun.

*Informationen zur Grinberg-Methode
im deutschsprachigen Raum:*

Daniela Keller
Lagergasse 3/2
A–1030 Wien
Tel.: 01-715 74 63
Fax: 01-715 74 64

Anna Legeret
Av. Ruchonnet 3
CH–1003 Lausanne
Tel. und Fax: 021-320 23 14

GOLDMANN

Ganzheitlich Heilen

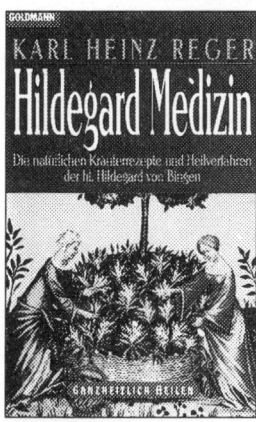

Karl Heinz Reger,
Hildegard Medizin 13791

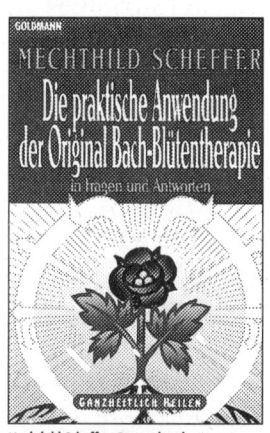

Mechthild Scheffer, Die praktische Anwendung der Original Bach-Blütentherapie 13793

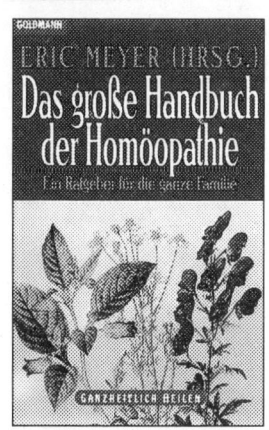

Eric Meyer (Hrsg.), Das große Handbuch der Homöopathie 13789

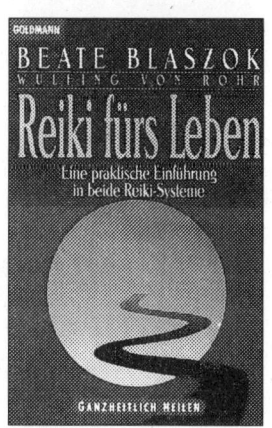

Beate Blaszok,
Reiki fürs Leben 13769

Goldmann · Der Taschenbuch-Verlag

GOLDMANN TASCHENBÜCHER

Das Goldmann Gesamtverzeichnis erhalten Sie im Buchhandel oder direkt beim Verlag.

Literatur · Unterhaltung · Thriller · Frauen heute
Lesetip · FrauenLeben · Filmbücher · Horror
Pop-Biographien · Lesebücher · Krimi · True Life
Piccolo Young Collection · Schicksale · Fantasy
Science-Fiction · Abenteuer · Spielebücher
Bestseller in Großschrift · Cartoon · Werkausgaben
Klassiker mit Erläuterungen

✳ ✳ ✳ ✳ ✳ ✳ ✳ ✳ ✳

Sachbücher und Ratgeber:
Gesellschaft / Politik / Zeitgeschichte
Natur, Wissenschaft und Umwelt
Kirche und Gesellschaft · Psychologie und Lebenshilfe
Recht / Beruf / Geld · Hobby / Freizeit
Gesundheit / Schönheit / Ernährung
Brigitte bei Goldmann · Sexualität und Partnerschaft
Ganzheitlich Heilen · Spiritualität · Esoterik

✳ ✳ ✳ ✳ ✳ ✳ ✳ ✳ ✳

Ein SIEDLER-BUCH bei Goldmann
Magisch Reisen
ErlebnisReisen
Handbücher und Nachschlagewerke

Goldmann Verlag · Neumarkter Str. 18 · 81664 München

Bitte senden Sie mir das neue kostenlose Gesamtverzeichnis

Name: _____

Straße: _____

PLZ / Ort: _____